MENTAL HEALTH-PSYCHIATRIC NURSING

精神看護学

精神保健

第5版

半澤節子　太田保之　藤田長太郎　編著

医歯薬出版株式会社

〈執筆者一覧〉

●編 集

半澤《はんざわ》 節子《せつこ》 自治医科大学看護学部教授

太田《おおた》 保之《やすゆき》 長崎大学名誉教授

藤田《ふじた》長太郎《ちょうたろう》 南大分メンタルクリニック院長

●執 筆〈執筆順〉

半澤《はんざわ》 節子《せつこ》 編集に同じ

河野《かわの》 伸子《のぶこ》 大分大学福祉健康科学部准教授

宮原《みやはら》 春美《はるみ》 長崎大学名誉教授

中根《なかね》 秀之《ひでゆき》 元長崎大学生命医科学域教授

戎《えびす》 正司《まさし》 近森病院総合心療センターセンター長

佐藤《さとう》 博俊《ひろとし》 はりまやばし診療所院長

服部《はっとり》 祥子《さちこ》 大阪人間科学大学名誉教授

渋谷《しぶや》 恵子《けいこ》 高知大学保健管理センター医学部分室准教授

浜田《はまだ》 芳人《よしと》 園田病院

太田《おおた》 保之《やすゆき》 編集に同じ

菅崎《すがさき》 弘之《ひろゆき》 すがさきクリニック院長

藤田《ふじた》長太郎《ちょうたろう》 編集に同じ

小島《こじま》 操子《みさこ》 大阪府立大学・聖隷クリストファー大学名誉教授

川名《かわな》 典子《のりこ》 杏林大学大学院保健学研究科客員教授

田村《たむら》 恵子《けいこ》 京都大学大学院医学研究科教授　がん看護専門看護師

前滝《まえたき》 栄子《えいこ》 京都大学医学部附属病院　がん看護専門看護師

市原《いちはら》 香織《かおり》 京都大学大学院医学研究科人間健康科学系専攻博士後期課程

加藤《かとう》 寛《ひろし》 兵庫県こころのケアセンターセンター長

松本《まつもと》 俊彦《としひこ》 国立精神・神経医療研究センター精神保健研究所薬物依存研究部部長
/同センター病院薬物依存症センターセンター長

This book was originally published in Japanese
under the title of :

SEISHIN-HOKEN, SEISHIN-KANGOGAKU
(Mental Health-Psychiatric Nursing)
Editors :
HANZAWA, Setsuko et al.

ISHIYAKU PUBLISHERS, Inc.,
7-10, Honkomagome 1 chome, Bunkyo-ku,
Tokyo 113-8612, Japan

第５版の序文

本書（第５版）は精神医学，精神保健学，心理学，精神看護学の発展に貢献された先生方が執筆された第４版を受け継ぎ，成長，発達，社会適応の側面から心の健康をとらえるという基本的な考え方に立って編集しています．序章「精神保健とはなにか」，第１章「心の発達」，第２章「セクシュアリティと精神保健」，第３章「生活の場とクライシス（精神的危機）」といった総論部分，第４章「医療現場における精神的危機」，第５章「がんと共に生きる人の精神保健」，第６章「災害後の精神保健活動：看護職のこころのケア」，第７章「アディクションと精神保健」といった各論部分により構成しています．いずれの章も，人生で出会うさまざまな事柄と精神の健康について理解を深めるために不可欠な内容です．このたび，第７章「アディクションと精神保健」という新たな章が加えられています．著者の松本俊彦先生は，物質関連問題，すなわち物質使用が引き起こす健康被害や社会的な弊害に関し，数々の講演をされ，マスコミでもよくお見かけする先生です．松本先生に本章を執筆いただくことで，わたしたちの当たり前の身近な生活の有り様と心の健康とは強くつながり合っていることを実感します．心の健康をより身近なこととして理解しやすくなったのではないかと思います．

本書を学ぶことで，人は人生のどこかで心の健康が損なわれるかもしれないと理解するようになるでしょう．それはあなたの家族かもしれないし，親友かもしれません．また，あなた自身かもしれません．人は学校や職場，あるいは家庭で，思うようにならないことを山ほど経験し苦悩します．ときには自らの対処能力を超え，家族や友人による十分な支えも得られず，心の健康を保てなくなるかもしれません．小学校でのいじめ，中学校での不登校やひきこもり，解雇，破産，結婚，離婚，定年退職など，人によってはこうした予測しようもなかったできごとを経験します．自分に自信がもてなくなるかもしれません．しかし，たとえ人生のどこかで心の健康を損なってしまうことがあっても，家族の世話に寄りかかるばかりでなく自立して社会の一員として希望する人生を再び送りたいと思うものです．われわれ看護職は，そうした支援の担い手となり，さらに手から手へと支援をつないでいく役割が求められています．

本書は教科書として役立つだけでなく，看護学を専攻する学生にとって人生の道案内的な内容も多く含まれています．看護学生はもちろん，すでに卒業されて日常の臨床現場や地域保健活動において活躍されているみなさんにとっても，実践の手引きとしてお役立ていただけたら幸いです．

最後に，本書の改訂に関してご尽力いただきました医歯薬出版株式会社の編集担当者のみなさま，関係各位に心より御礼を申し上げます．

2020年２月

編　者　一　同

第 4 版の序文

本書（第 4 版）は 1998 年の初版から 18 年目を迎えました．精神医学，精神保健学，心理学，精神看護学の発展に貢献された先生方により執筆された第 3 版を受け継ぎ，人間の心の健康を成長，発達，社会適応の側面から捉え，心の健康を守るという「精神看護学」の考え方に基づいています．

本書は，序章「精神保健とはなにか」，第 1 章「心の発達」，第 2 章「セクシュアリティと精神保健」，第 3 章「生活の場とクライシス（精神的危機）」といった総論部分と，第 4 章「医療現場における精神危機」，第 5 章「がんと共に生きる人の精神保健」，第 6 章「災害後の精神保健活動：看護職とこころのケア」といった各論部分により構成されています．いずれの章も，人が人生で出会うさまざまな事柄と精神の健康について理解を深められる内容です．

本書を学ぶことで，人は人生のどこかで精神の健康が損なわれるかもしれないと理解するようになるでしょう．それはあなたの家族かもしれないし，親友かもしれません．また，あなた自身かもしれません．人は学校や職場で，あるいは家庭で思うようにいかないことを山ほど経験し苦悩します．時には自らの対処能力を超え，家族や友人による十分な支えも得られず，精神の健康を保てなくなるかもしれません．小学校でのいじめ，中学校での不登校，高校中退後のひきこもり，就職してからの解雇，破産，離婚など，人によってはこうしたことを意図していなかったこととして経験します．自分に自信がもてなくなるかもしれません．しかし，たとえ人生のどこかで精神の健康を損なってしまうことがあっても，家族の世話に寄りかかるばかりでなく自立し，社会の一員として希望する人生を再び送りたいと思うものです．看護職には，そうした支援の担い手となる役割が求められています．

本書は教科書として役立つだけでなく，看護学を専攻する学生にとって人生の道案内的な内容も多く含まれています．看護学生はもちろん，すでに卒業されて日常の臨床現場や地域保健活動において活躍されているみなさんにとっても，実践の手引きとしてお役立ていただけたら幸いです．

最後に，本書の改訂に関してご尽力いただきました医歯薬出版株式会社の編集担当者のみなさま，関係各位に心より御礼を申し上げます．

2016 年 11 月

編　者　一　同

第 3 版の序文

本書の第 2 版が出てからすでに 5 年余りがたった．この間，精神保健をめぐる状況は大きく変化した．年代別にみても子どもの場合には，不登校だけではなくいじめや軽度発達障害（多動性障害など）の問題がよくとり上げられるようになってきた．また，青年期におけるいわゆる「社会的ひきこもり」の増加，成人期における自殺の増加やうつ病・過労死の問題，さらには超高齢社会を目前としての認知症の問題などは精神保健だけではなく社会的な問題にもなっている．

そしてこうした社会的背景の変化をもとに発達障害者支援法や障害者自立支援法，改正労働安全衛生法，自殺防止対策基本法といったような法律の制定や改正が行われたのもここ 5 年である．

ストレスの多い現代社会では，さまざまなメンタルヘルス上の問題が増える一方でそれらに対応できる家族や共同体の力が衰えているため，行政・福祉的な施策やボランティア活動も含めた対応とともに専門的な支援が求められるようになっている．また，医療現場においても生活習慣病や慢性疾患，癌の末期などでは患者の気持ちや生活背景など精神的な面を考慮したサポートが重要になってきているだけではなく，医療スタッフ間に生じる人間関係の問題等への対処など看護業務を円滑にこなしていくためにも精神保健の知識が必要とされるようになっている．

本書は，こうした社会状況の変化や医療現場におけるニーズの変化を踏まえて内容を一部見直し今回第 3 版を発刊することにした．精神保健とは，精神的健康を維持するだけではなく精神的危機に陥ったり精神障害となった場合にでも，いかに健康な部分をとり戻していくか，を見据えて行う活動である．看護学生はもとより日常の臨床や地域保健活動にとり組んでいる看護スタッフの実践ガイドとしても本書がお役に立てれば幸いである．

2007 年 7 月

藤 田　長太郎

第２版の序文

医学や関連諸科学の飛躍的な進歩は医療内容の専門化・高度化をもたらし，医療が受け持つ範囲を拡大してきた．今日では，保健医学，予防医学，治療医学，リハビリテーション医学などを包括した総合的医療が社会のニーズとなっている．

精神保健は，精神の健康に関する学問であり，精神的健康を維持・向上させる実践活動でもある．変化の激しい現代社会においては，社会的・心理的ストレスに曝される機会が多く，さまざまな不適応状態に対する精神保健的対応が急務となっている．このような精神的問題を取り扱うには，現象として現れた症状だけでなく，その背後にある個人の生活史や対人関係にも目を向ける必要がある．

精神保健的対応を必要とする問題は，実社会の中だけではなく，医療現場にも認められるようになってきた．内科や外科などの一般診療科に通院中・入院中の患者に発現し，身体疾患の治療阻害要因になってしまう精神的問題の頻度は決して少なくない．そのような場合には，過去に解決したと思われていた生活上の課題が再び患者の苦痛の源になっていることが少なからず存在する．それらは，発達過程上の問題，性の問題，職場・学校・家庭・近隣地域などの生活の場で発生する問題などである．したがって，看護スタッフはライフステージ上の諸問題に関する基本的な知識を身に付けておくことが求められている．

さらに今日の医療現場においては，難治性で慢性の身体疾患患者や癌末期患者，サポートシステムの脆弱な高齢患者や児童患者などに対する危機介入も重要な看護業務となっている．また，阪神・淡路大震災を契機に，自然災害・人為災害の被災者が受けるトラウマに対する継続的な精神保健的支援活動の必要性が認識され，その領域における看護スタッフの役割も重要となっている．

本書は，不安や葛藤などの正常範囲の心理的・精神的反応から，明らかに病的状態までの幅広い精神状態に対して適切な精神看護を実践するために，個々の問題の医療現場における位置づけを明らかにし，その理論的理解と臨床的理解を深めることを目的とした書である．看護学生はもちろん，日常の臨床において，看護スタッフの実践の手引きとしても少しでもお役に立てれば幸いである．

2001年7月

太　田　保　之

序　文

医学や関連諸科学の飛躍的な進歩は医療内容の専門化・高度化をもたらし，医療が受け持つ範囲を拡大してきた．今日では，保健医学，予防医学，治療医学，リハビリテーション医学などを包括した総合的医療が社会のニーズとなっている．このような現象の社会的背景には，人口の高齢化，疾病構造の変化，人々の健康に対する関心の高まりなどが存在しており，医療や福祉における看護スタッフの果たす役割は量的にも質的にも極めて大きなものになっている．これを受けて新しくカリキュラム改正が行われ，従来各看護学でバラバラに扱われた内容と，精神保健などを統合して精神看護学として独立した．

精神保健は，精神の健康に関する学問であり，精神的健康を維持・向上させる実践活動でもある．変化の激しい現代社会においては，社会的・心理的ストレスに曝される機会が多く，さまざまな不適応状態に対する精神保健的対応が急務となっている．このような精神的問題を取り扱うには，現象として現れた症状だけでなく，その背後にある個人の生活史や対人関係にも目を向ける必要がある．

精神保健的対応を必要とする問題は，実社会の中だけではなく，医療現場そのものにも認められるようになってきた．内科や外科などの一般診療科に通院中・入院中の患者に発現し，身体疾患の治療阻害要因になってしまう精神的問題の頻度は決して少なくない．そのような場合には，過去に解決したと思われていた生活上の課題が再び患者の苦痛の源になっていることが少なからず存在する．それらは，発達過程上の問題，性の問題，職場・学校・家庭・近隣地域などの生活の場で発生する問題などである．また，それらの問題が常に明確な形で顕在化するとは限らない．表現型を変えて関連問題として露呈することもあるし，不安・抑うつなどの精神症状として現れることもある．別の身体症状として出現することも知られている．したがって，看護スタッフはそれらのライフステージ上の諸問題に関する基本的な知識を身に付けておくことが求められている．

さらに今日の医療現場においては，難治性で慢性の身体疾患患者や癌末期患者，サポートシステムの脆弱な高齢患者や児童患者などに対する危機介入も重要な看護業務となっている．慢性疾患や障害を抱えて生活する患者が増加し，人生に関する価値観も多様化しているため，従来の疾患単位を中心にした知識では対応不可能な問題に直面することが多くなっている．看護スタッフには，患者やその家族が有するニーズを的確に把握する感性，生命の尊厳に対する倫理観，高度の専門知識を基盤とした総合的な分析力・判断力・実践力，他の医療スタッフとの協調性などが求められている．さらに，対人関係の心理学やコミュニケーション論に関しても予備知識が必要である．

本書は，不安や葛藤などの正常範囲の心理的・精神的反応から，明らかに病的状態までの幅広い精神状態に対して適切な精神看護を実践するために，個々の問題の医療現場における位置づけを明らかにし，その理論的理解と臨床的理解を深めることを目的とした書である．看護学生はもちろん，日常の臨床において，看護スタッフの実践の手引きとしても少しでもお役に立てれば幸いである．

1998年8月

太　田　保　之

Contents

序 章　精神保健とはなにか　（半澤節子）　1

1 精神の健康とストレス …… 1

2 精神の健康と心身の変化 …… 1

●事例：中学生の弟のひきこもり …… 2

3 精神の健康とライフサイクル，セクシュアリティー，生活のなかのクライシス …… 2

4 精神の健康と医療現場，災害被害者，アディクション …… 4

5 精神の健康と社会とのかかわり …… 5

第1章　心の発達　（河野伸子）　7

1 はじめに …… 7

2 発達の様相 …… 7

●発達の原則 …… 7

●世代を通してつながるいのち …… 8

3 ライフサイクル（人生周期）という考え方 …… 9

4 各ライフサイクルにおける発達 …… 10

1）出生前の時期 /10　2）乳児期（出生～1歳半ごろ）/11
3）幼児期前期（1～3歳ごろ）/13
4）幼児期後期（遊戯期）(3～6歳ごろ）/14
5）学童期（およそ6～12歳）/15
6）青年期（およそ10～30歳）/16
7）成人期（およそ25～30歳から65歳まで）/17
8）高齢期（老年期）(65歳以上～死まで）/19

第2章　セクシュアリティと精神保健　（宮原春美，中根秀之）　21

1 人間の性（セクシュアリティ）とその発達 …… 21

1）性の捉え方 /21　2）セクシュアリティの意義 /24
3）セクシュアリティの発達 /27　4）セクシュアリティへの対応 /30
5）性に関する精神健康問題 /32

第3章　生活の場とクライシス（精神的危機）　37

1 クライシスとはなにか ……（戎　正司，佐藤博俊）　37

●ストレスとレジリエンス …… 37
●ライフイベント …… 39
●クライシスとは …… 40
●クライシスの分類 …… 41
1）内的成長に伴う危機（発達危機）/41
2）状況的危機 /41　3）社会的危機 /42
●クライシスの発生と経過 …… 42
●クライシスの回避・解決モデル …… 44
●クライシス対処と自殺防止 …… 45
●クライシスにおける看護師・保健師の役割 …… 45

2 家庭における危機 ……（服部祥子）　46

●現代の家庭とその課題 …… 46
1）家庭の現状 /46　2）結婚および夫婦関係 /49　3）親子関係 /50
●家庭における危機的状況 …… 52
1）夫婦関係における危機的状況 /52　2）親子関係における危機的状況 /55
●家庭における危機と今後の課題 …… 59
1）家庭・家族の新しい形と機能 /59　2）高齢社会と家庭 /60

3 学校における危機 ……（渋谷恵子）　61

●学校教育の動向と問題 …… 61
●不登校 …… 63
1）不登校の要因 /64　2）不登校への対応 /64
●非　行 …… 65

1）非行の要因 /65

●いじめ …… 67

1）いじめの要因 /67　2）いじめられる子ども・いじめをする子ども /69
3）いじめに対する対応 /69

●体　罰 …… 69

●発達障害 …… 70

1）発達障害の概要 /70　2）特殊教育から特別支援教育への転換 /71

●社会的ひきこもり …… 71

1）ひきこもりの定義と実態 /71　2）ひきこもりに対する取り組み /71

●養護教諭（学校ナース）の役割 …… 72

4 職場における危機 ……（浜田芳人，太田保之）　73

●職場環境の変化と職業性ストレス …… 73

●職場のメンタルヘルス不調の現状 …… 73

●精神障害と労災認定の現状 …… 75

●産業精神保健の動向 …… 77

●職場のメンタルヘルスケアの実際 …… 78

1）新メンタルヘルス指針と 4 つのケア /78　2）3 段階の予防対策 /79

●産業保健師の役割 …… 83

5 地域における危機 ……（菅崎弘之，藤田長太郎）　84

●地域精神保健の動向 …… 84

●地域における高齢者危機 …… 86

1）高齢者の心理特性 /86　2）認知症高齢者に関する危機 /87
3）認知症高齢者を抱える家族の危機 /91　4）高齢者の自殺の危機 /92

第 4 章　医療現場における精神危機　96

1 医療現場の危機に影響する要因 ……（小島操子）　96

●危機を引きおこす出来事 …… 96

●出来事の受け止め …… 97

●ソーシャル・サポート …… 97

●対処機制／防衛機制 …… 97

1）対処機制 /98　2）防衛機制 /98

❷ 危機のプロセスと看護介入 …… 100

●さまざまな危機モデル …… 100

●危機の問題解決モデル …… 100

●フィンクの危機モデルと看護介入 …… 101

1）危機のプロセス /101　2）危機への働きかけ /103

❸ 慢性疾患・障害における危機 …… 104

●障害を伴った患者の特性 …… 104

●障害の受容に至るプロセス …… 104

●障害の受容に影響する要因 …… 105

●障害受容への援助 …… 106

1）障害受容のプロセスに応じた援助 /106
2）日常生活の援助と日常生活動作の拡大 /107
3）感覚遮断・過負荷に対する援助 /107
4）役割修正・再獲得への援助 /108
5）ソーシャル・サポートと社会資源の活用 /108

❹ 医療現場の人間関係 …… （川名典子） 108

●医療現場の人間関係の現状 …… 108

1）チーム医療 /109　2）医療者間の人間関係 /110

●看護職の精神保健 …… 115

1）看護職のストレス /116　2）看護職の精神保健と自己主張 /118
3）リエゾン精神看護―看護師のための看護師 /119

❺ 医療現場における精神的ケアの実際 …… 120

●治療的・発達促進的環境―看護がもつ潜在的な精神的ケア …… 121

●看護師による積極的な精神的ケア …… 121

1）一般病院のなかの精神的ケアの対象者 /121
2）一般病院における精神的ケアの実践 /122

第5章　がんと共に生きる人の精神保健 129

❶ ホスピス・緩和ケア …… （田村恵子） 129

●ホスピスの歴史 …… 129

1）ホスピスの語源 /129　2）ホスピスの始まり /129

3）近代ホスピスの設立 /130　4）日本のホスピス /130

●ホスピスの理念と原則 …… 130

●緩和ケアの発展 …… 131

1）緩和ケアの定義 /131　2）緩和ケアの適用 /131

2 がんサバイバーシップ；がんと共に生きる人々のエンパワーメント … 131

●がんサバイバーシップ …… 131

1）がんサバイバーとがんサバイバーシップ /131

2）がんサバイバーシップの4つのステージ /132

3）日本におけるがんサバイバーシップ /132

●がん対策基本法とがん医療のネットワーク …… 133

1）がん対策基本法の目的と理念 /133

2）地域におけるがん医療のネットワークづくり /134

3 がんサバイバーの心理とケア ……（前滝栄子） 134

●がん告知とインフォームド・コンセント …… 134

1）がん告知における日本の現状 /134　2）真実を伝える /136

●がん患者の心理的特徴 …… 137

1）がん患者の心理プロセス /137

2）がん患者の主な精神症状とその対応 /139

●終末期の生存の時期におけるケアの実際 …… 142

1）苦痛の緩和 /142　2）その人らしさを重視した日常生活支援 /142

3）十分なコミュニケーション /142

4 がんサバイバーを支援する家族のケア ……（市原香織） 143

●家族の理解 …… 143

1）看護における家族の概念 /143　2）家族の状態のアセスメント /144

●がんサバイバーの4つの時期と家族のケア …… 144

1）急性期の生存の時期の家族のケア /144

2）延長された生存の時期における家族のケア /145

3）長期的に安定した生存の時期における家族のケア /146

4）終末期の生存の時期における家族のケア /147

●死別後の家族のケア …… 147

第6章　災害後の精神保健活動：看護職とこころのケア
（加藤　寛）　151

1 災害の及ぼす心理的影響 ……… 151
●正常な心理的反応 ……… 151
●トラウマ体験と PTSD ……… 153
1）PTSD の歴史的変遷 /153　2）PTSD の主症状 /153
●死別と悲嘆反応 ……… 155
●二次的ストレスがもたらす影響 ……… 155

2 被災者・被害者に対する心理的ケア ……… 156
●こころのケアの必要性と基本となること ……… 156
●必要な戦略 ……… 157
1）積極的に被災者のもとに出向く（アウトリーチ）/157
2）精神的な支援活動であると強調しすぎず，求められていることを行う /157
3）正しい知識をもつ /157　4）精神症状をスクリーニングする /158
5）多職種が連携する /158
●災害後のメンタルヘルスケアの実際─阪神・淡路大震災後の活動 … 158
●東日本大震災後の活動 ……… 160

3 災害救援者の受ける心理的影響とその対策 ……… 160
●災害救援者の心理的影響 ……… 160
●看護職の受けるストレス状況 ……… 161
●災害救援者を守るために ……… 161

第7章　アディクションと精神保健
（松本俊彦）　164

1 物質関連問題の動向 ……… 164
●アルコール関連問題の実態と対策 ……… 164
1）疫学 /164　2）疾病負荷量 /165　3）社会的損失 /165
4）アルコール健康障害対策基本法 /167
●わが国における薬物乱用の推移と近年乱用されている薬物 ……… 168
1）覚せい剤 /168　2）睡眠薬・抗不安薬 /169　3）大麻 /169
4）危険ドラッグ /169　5）その他の薬物 /170

2 物質依存症とはどのような病気か …… 171

●「依存症」という病気の歴史 …… 171

1）道徳的問題と見なされていた時代 /171
2）2人の「アル中」の出会いと自助グループの誕生 /171
3）依存症概念の成立 /172

●物質依存症の特徴 …… 172

1）原発性の病 /172　2）慢性・進行性・非可逆性の病 /172
3）否認の病 /173　4）死に至る病 /173
5）交代性・「伝染」性の病 /173

3 物質依存症の治療と回復 …… 174

●治療の歴史 …… 174

1）隔離や罰の限界 /174　2）自助グループの誕生・久里浜方式 /175
3）その後の物質依存症治療 /175

●物質依存症治療の現在 …… 176

1）「慢性疾患」としての物質依存症 /176
2）回復のための選択肢と治療継続性 /177
3）底つき体験・否認打破から動機づけ面接へ /177
4）家族の支援 /178

●薬物問題をめぐる諸問題 …… 179

1）患者の違法薬物使用を知った医療者の対応に関する法的問題 /179
2）刑の一部執行猶予制度 /181　3）ハームリダクション /181
4）学校における薬物乱用防止教育 /182

4 非物質依存症（嗜癖行動）の概念と対策の現状 …… 183

●非物質依存症は存在するのか …… 183

●ギャンブル障害 …… 184

1）ギャンブル障害の実態 /184
2）ギャンブル等依存症対策基本法と治療・相談支援体制の整備 /184

索　引 …… 186

序 章

精神保健とはなにか

1 精神の健康とストレス

本章では，「精神保健とはなにか」という点について説明する．この章で，精神保健というものがどのようなことかをイメージできていると次章以降が理解しやすくなる．精神保健，すなわち「精神の健康」というものは，身体の健康とどう違うのか．つながりはあるのだろうか．

例えば，部活の試合でひどい失敗をしてしまい，そのために部活のみんなに迷惑をかけてしまって，先輩には後でさんざん叱責されたとしよう．自分では日頃から一生懸命練習してきたが，本番では少しも実力を出せずに終わってしまった．あなたなら，どう考えるだろうか．「どうしてこのような状況になってしまうのだろう」と自分にイライラしてしまう人だろうか．それとも「先輩は私のことばかり責めるけど，ほかにもひどいプレイをした人がいたし，先輩は少し不公平じゃないか」と思ってしまうだろうか．眠れなくなってしまうだろうか．食欲がなくなってしまうだろうか．

どんなに幸せな人にも，どんなに愛されている人にも，どんなに人生経験豊かな人にも，人生には自分にとってストレスとなってしまう何らかのできごとが起こるし，それに対処しながらそこそこでやっている人が多いというのが現実だろう．何をがんばってもストレスを避けることはできないし，ストレスを受けると，人のからだは何らかの反応をするようなしくみにあるわけなので，反応した結果として，ときには精神の健康にマイナスの影響が出てきてしまうということがある．また，そうした反応を繰り返しやすい人もいる．

それなら，ストレスによって精神の健康を保っていられる人と，保っていられなくなる人とは，どこがどのように違っているのだろうか．自分自身や周囲の人のことを思いながら，ストレスを受けると人はどのように反応するのか，その反応がマイナスに影響するとき，何が変わるといいのだろうか．

2 精神の健康と心身の変化

少し話を広げて，心身の健康について考えてみたい．人は生まれてから死ぬまでのおよそ80年間で，身体のさまざまな部分のどこかで何らかの変化が起こる．変化には2つの方向性があり，望ましいと思われる変化と，望ましいとは思われない変化である．

望ましいとは思われない変化を経験すると，人はそれまで当たり前のようにできていたことができなくなってしまう．変化した部位が知覚といわれる視覚，聴覚，味覚などに関連する場所であったならどうだろう．お花見に行った桜やコンサートで聴いた音楽に酔いしれる，人の話を注意深く聞いて話の意味を理解する，桜餅を食べておいしいと味わう….

毎年楽しみにしていたお花見は白内障が進んでしまった祖母にとって楽しみではなくなってしまうかもしれない．できていたことができなくなるという体験が増えると，不自由さを感じ，人とかかわるうえで不都合が生じ，もうお花見に行きたいと思わなくなるかもしれない．意欲の減退という精神の健康の問題は，このように私たちの身近なできごとである．ほかにも事例を紹介してみよう．

●事例：中学生の弟のひきこもり

例えば，あなたの3つ年下の弟が，中学2年生のときに学校で友人に無視され，「もう学校には行きたくない」と言って，自宅にひきこもるようになったとしよう．あまり考えたくないかもしれないが，そうしたことを経験している人もいるかもしれない．

1年，2年と年月は過ぎ，14歳だった弟は20歳になったとしよう．弟にとってこの6年間は，この年代の男子が当たり前に経験するはずのさまざまな経験を得られなかったということになる．そのことは彼の社会性の獲得に何らかの影響をもたらす．その時期に達成するはずの発達課題が棚上げされてしまう．同じ年の友人とは話が合わなくなってしまうだろうし，いつの間にか連絡もとらなくなってしまうだろう．

しかし，その後ふとしたきっかけで，弟はコンビニエンスストアのアルバイトを始め，そこの店長にまじめにしごとをする態度に好感をもたれ，かわいがってもらい，失敗を重ねながらも少しずつしごとを覚え，アルバイトをする楽しさを感じられるようになったとしよう．少しだけ自信も取り戻し，高等学校卒業程度認定試験に合格しようと勉強を始めるようになるかもしれない．

人生にはつまずきもあるけれども，ほんのちょっとしたことがきっかけとなって，自分自身の大切さを思い出し，これからの人生について考えられるようになるかもしれない．人の成熟において重要な「集団のなかでの社会性の保持」と「発達課題の達成」が，日々の生活のなかでこのようにプラスの方向に進むようになる．逆にマイナスの方向に進むこともあるだろう．いずれの方向にも進む可能性はある．

3　精神の健康とライフサイクル，セクシュアリティー，生活のなかのクライシス

「第1章　心の発達」では，誰もが通る「人生の時期」をライフサイクル（人生周期）という段階を追って，どのような時期のどのような人生の課題によって，精神の健康を崩しやすいのかを理解する．先に紹介した事例の数人の登場人物も，それぞれが人生の発達段階のどこかでその発達課題に向き合い，心理・社会的危機を経験している．人は集団のなかで，人と人とのあいだで社会性を育み，その時期の重要な他者との人間関係を通して発達課題を達成し続け人格を成熟させていく．看護学を学ぶ学生のみなさんにとって，こうした集団としてまず思い浮かぶのは，両親やきょうだいといった家族であ

ろう．過去から現在までを考えてみると，保育園や幼稚園，小学校，中学校，高校，大学や専門学校，あるいはアルバイト先の職場などで出会った人の顔が思い浮かんでくるかもしれない．

しかし，たとえ適切な集団でこうした出会いがなかったとしても，人はどの発達段階でも過去を意味づけし直しとらえ直すことができる．現在をどうとらえ，未来をどうプランニングしていくかは自分次第で変わってくる．多様な生き方を選んでもいいと気づくようになるかもしれない．もっと自由に，もっと無理しない楽な方法で，発達課題に向き合うことができるようになるだろう．

「第2章　セクシュアリティーと精神保健」では，「性」のとらえ方にはいくつかの側面があることを理解する．母性看護学では女性が妊娠するために男女のセックスがあること，女性が子どもを授かり妊娠を継続し出産し育児をするという発達課題について学ぶ．一方，精神保健では，女性とは異なる男性の身体の形態機能の特徴や性的欲望といった理解を前提として，男女のセックスは妊娠のための手段だけではないことを理解する．本章では「セクシュアリティー」を生物学的，心理学的，社会文化的な性のとらえ方を包括した概念として説明し，性的な行為の対象として選択する性が異性ではない場合があることを学ぶ．また，婚姻という法律婚か事実婚か，各国の違いもあるが，同性愛による婚姻を認めている国とそうではない国の違いもある．セクシュアリティーは乳幼児期から老年期に至るライフサイクルにおける経験を通じて発達していくが，セクシュアリティーの話題は精神保健や母性看護学だけでなく，社会学や法学という分野にも興味深く学んでいくとさらに理解は深められる．

例えば，同性を恋愛対象とし結婚願望をもっている人があなたの友人であった場合，友人のセクシュアリティーはそれまでのライフサイクルの経験のなかで発達してきた結果としてこうした事実があることをそのまま受け止められるようになる．そうしたあなたの理解は，友人にとってかけがえのない理解者のひとりとなり，自分を責めてしまう気持ちにとらわれて精神の健康を崩してしまうことを防ぐ手立てとなるかもしれない．友人としてどのように支えられるだろうかということを考えられるようになる．

「第3章　生活の場とクライシス（精神的危機）」では，精神的健康に影響を与える心理的ストレスと，それによって生じる可能性のあるクライシス（精神的危機）について理解する．自分に，あるいは家族に起こったできごとをきっかけとして，うまく対処できないストレスフルな状況が長引くとクライシス（精神的危機）となり，何らかの心理的・身体的反応が生じる．こうした状況にあることに気づくことができると，その対処法として効果的なことを取り入れ，ストレスに対するコーピング（対処行動）がうまくできるようになる．

しかし，人によって同じ経験をしていても，そのことが強いストレスとなってしまう人とそうではない人がいる．その人の認知機能，すなわちものごとをどう受け止めやすいのかという思考のパターンのようなものが人によって異なり，また，他者と良好な関係を結ぶ対人関係能力ということも合わせた個人の特性，さらに，その人の養育的な環境や支援体制といった集団の特性も影響を及ぼす．場合によっては心身のバランスを大きく崩し，病的な状態になってしまう．

クライシスの分類を学ぶと，人生には多様なクライシスが待ち受けているけれども，人はそれを一つひとつ乗り越えながら生きる力をつけていることがわかる．自分自身のことや家族のこと，さらに看護の対象となる人がどのようなクライシスを抱えているかを考えやすくするだろう．生活の場，すなわちその人を取り巻く環境について十分に情報を得たうえで現在の状況を理解できるようになる．

4 精神の健康と医療現場，災害被害者，アディクション

「第4章　医療現場における精神危機」では，医療現場に着目し2つの話題について理解する．ひとつは，医療現場を受診している慢性疾患や障害をもちながら生活している人びとが自身の病状や障害をどのように認識しているのか，つまり障害受容という点である．障害受容のありようには医療従事者との信頼関係が影響している．もうひとつは，医療従事者同士の人間関係という点であり，医療現場で看護職は多様な専門職との連携や調整を通して日々しごとをしていることを理解する．

「第5章　がんと共に生きる人の精神保健」では，わが国の死亡率を主要死因別にみたとき最も高いがんという疾患をもつ人に着目し，人生の終末期という発達段階にある人の精神の健康について理解していく．例えば，治療の効果が乏しい状況となっても，痛みのコントロールや心理的苦痛を緩和しながら，人生でやり残したことを成し遂げようとし，その人と家族にとってのクオリティー・オブ・ライフを実現するという選択をする場合がある．また，医療従事者が想像する以上に，患者や家族は再発に対する精神的・心理的な不安を感じながら社会生活を営んでいる．看護職にとって，今日の疾病構造をみても，最も多く出会うがんという疾患をもつ人を理解し，精神の健康を保つためのケアを考えられるようになっておきたい．

「第6章　災害被害者の精神保健活動：看護職とこころのケア」では，突然の災害や大事件に遭遇した経験をもつ人の精神の健康について理解する．

例えば，東日本大震災によって住み慣れたわが家が全壊してしまったという場合，津波でわが家の大黒柱であった父親は行方不明となり，自営業は閉めざるを得ず，その後母親と祖母と娘は仮設住宅を転々としながら，祖母の年金と母親のパートで何とかやりくりをし，あっという間に数年間が過ぎていったとしよう．中学1年だった娘は18歳になり，狭い仮設住宅を離れて，看護を学ぶために進学し，母親は日々パートに忙しく，75歳になる祖母は震災前には近所を歩けば「お茶っこ飲んでいけ」と声をかけてくれていた顔見知りのいない仮設住宅に取り残され，日々孤独感を強めてしまうかもしれない．まわりもみんなひっそりと暮らしている．祖母は何をするでもなく毎日テレビばかり見て過ごす．家にばかりいてもよくないと思うものの，どうすることもできない．そんなある日，「集会所でカラオケやお茶会をしているから一緒に行こう」と同じ仮設住宅のおばあさんが誘いにきてくれた．仮設住宅という仮住まいにも，そこに住まう人びとの交流と絆ができはじめていた．

もし，自分がこのような災害を経験したら，祖母の精神の健康をどのように考えるだろう．思いがけない自然災害は，それまで当たり前のように健康で，楽しく，安心していた生活を一変させてしまう．思っていたのとは違う暮らしはいつまで続くのだろうと思うようになるだろう．災害からの復興はライフサイクルのいつ経験するかによってそ

の影響は異なる．あなたと母親と祖母ではストレス対処能力は大きく異なるし，新たな環境への適応能力も異なる．精神の健康はそうしたことの結果に過ぎない．

「第7章　アディクションと精神保健」では，従来「依存症」といわれていたアルコールや薬物といった精神作用物質の依存症について理解する．また，ギャンブルやインターネット・ゲームといった非物質依存症（嗜癖行動）についても理解する．

アルコールの問題は飲酒運転による交通事故として報道されることが多い．運転手に多量のアルコールが検出されたという話は，交通事故という加害行為を引き起こす薬物が日常いとも簡単に入手できる依存性のある物質であるという事実をつきつける．本章ではアルコール問題をもつ人とその周囲にいる人にどのようなことが起こるのかを理解する．飲酒運転以外にも，児童虐待や夫婦間暴力，自殺といったことに，実はアルコール問題がかかわっていたということも多い．また，薬物に関しては，法律で規制されている薬物として，覚せい剤や大麻など以外にも，医師が処方する精神作用物質の薬物の問題について学ぶ．こうした問題をもつ人の回復について，物質依存症の特徴を踏まえながら，病気を治す人と病気を治してもらう人といった従来の医師–患者関係とは異なる，「自助グループ」という治療的な集団や，「ハームリダクション」という薬物使用量の低減をねらい，被害を最小化しようとする取り組みにより，本人や家族の健康被害のみならず，犯罪などの社会的な二次障害を減らす取り組みについて学ぶ．さらには，学校保健などでこうした問題をどのように学ぶことが望ましいのかについても考えていく．最後に物質ではないが，依存症という範疇で強迫的なギャンブルやゲーム，食行動などの問題行動として嗜癖行動を理解する．

5　精神の健康と社会とのかかわり

最後に，「精神保健とはなにか」という問題提起のまとめを述べておきたい．人はさまざまなライフサイクルの変化やストレスがあったとしても，ホメオスタシスという心身機能によって，健康を保持しようとしているし，病気やケガになったとしても自然治癒しようとする力をもっている．わが国の平均寿命は年々伸びていることは，そうした本来の機能が最大限に発揮されやすい環境に生きている証でもある．一方で，自ら命を絶とうとする人の多さは，国際比較したときに先進国とは思えない多さを維持している．こうしたギャップを思うとき，ストレス脆弱性というストレスに対する回復力の弱さと，回復を促す社会的要因の問題に気づかされる．

首都圏を電車で移動すると，列車の遅延を知らせるアナウンス，それも信号故障などではなく，人身事故による遅延の多さに驚かれた人もいるだろう．精神の健康が保てなくなった人のなかには，たとえば，自分や家族の将来を悲観して，「生きていてもしかたがない，死んだほうがましだ」と思うような状態，すなわち，自殺念慮《じさつねんりょ》といって自ら死を選ぼうという気持ちで頭がいっぱいになってしまう人がいる．さらに，自殺企図《じさつきと》といって自殺することを決断し，どのような行為によって死に辿り着こうかと考える状態になる人がいる．そして，実際にそうした方法を実行してしまうと自殺未遂あるいは最悪の場合には自殺既遂となってしまう．その結果，列車が遅延する．しかし，人が自ら死に辿り着く方法がいくつかあるなかで，なぜ列車に飛び込むという方法を選んだのだろうか．列車には多くの乗客がいてスケジュールに影響を及ぼすことになるし，運転士にとってはそのショックは後を引くだろうし心的外傷になるかもしれない．列車の事故は損害賠償という経済的な問題を家族に課してしまうかもしれない．そこには，死という人生最後の幕引きを自らの意思で行おうとしながら，他者とのかかわりのすべての終焉を求めている人にとっての「他者」，すなわち「社会」との何らかのつながりを求めようとする思いを感じられないだろうか．みなさんはどのように思うだろう．

また，県営住宅で単身生活をしていた高齢者が人知れずに亡くなっていたといった報道，ひきこもりの男性が同居していた父親に殺されるといった報道など，前向きな，少なくとも今の生活を維持しようという最小限の生きることを願うということさえ，やめてしまう人の心理を考えてしまう．列車に飛び込むというような行動力はないものの，この先も生きていくことへの気持ちはすっかりなくなってしまい，周囲から孤立し支援を拒否したりしながら，やがて生命活動が終わることになる．あるいは，息子を殺してしまう父親の心理には，ひきこもりの息子をもつ親として焦燥感，家族の内と外のあいだにある巨大な壁に圧倒されて冷静さを失ってしまった父親の無力さを感じてしまう．父親の精神の健康は保たれていたとはいえないだろう．

このように考えていくと，人が生きていくという有り様は，個体の生命活動が維持されるという側面だけでなく，その人を取り巻く「社会」とどのようなかかわりをもっているのかという側面がさまざまな影響を及ぼしていることに気づく．つまり，精神の健康，さらには心身の健康を考えるうえで，わたしたちは日々の暮らしのなかで，他者との多様な関係を保ちながら生活し，そうした他者とのつきあいによって成り立っている．人がどのように生活し，どのように悩み，人と人が助け合い，傷つけ合い，ライフサイクルを進んできたのか，また，これからどうなることを願っているのか，こうしたことが人の精神の健康を考えるということにほかならない．

精神の健康を考えること，すなわち精神保健を学ぶうえで，多くの看護学生にとって人生はわずか20年そこそこなので，自身が経験したことのないライフサイクルにある人の思いを想像することは難しいかもしれない．しかし，身近な人をイメージしてみてほしい．あるいはフィクションでしか伝えられない話題を扱っているテレビのドラマや映画なども，事実に限りなく近づけて人の生きざまを描いたものがある．こうしたものも精神の健康について学ぶ教材となる．興味をもって学んでいってほしい．看護の対象となる人を理解しやすくなることに加えて，自身のライフサイクルでのさまざまな出会いや経験をどのように考えたらいいのかのヒントとなる．臆せず人生を進んでいくための知恵となる．みなさんの看護職としての未来に，そして人生に，価値ある学びとなることを願っている．

（半　澤　節　子）

第1章

心の発達

1 はじめに

人は，他の高等哺乳動物と比較して，未熟な状態で生まれてくるといわれている．事実，生まれたときには，自力では立ち上がることも食べ物を得ることもできない．加えて，その後の養育期間も長く，社会的に自分で生活できるようになり家を巣立つには，なお20年近い歳月を要する．生存のためには他者からの養育が必須であること，大人になるまでの時間が長いことが，人の特徴である．

人の発達とは，生まれてから死ぬまでのあいだにおこる時間的変化のことである．蝶が卵から青虫になり，蛹を経て成虫になるように，人も，長い目でみると質的に変化するいくつかの時期に区分することができる．人は，それぞれ置かれた状況のなかで，それまでに獲得した力を総動員し，周囲とかかわりながら，かけがえのない人生を築き上げる．

本章では，各年齢段階における一般的な心の発達を概説する．一般的な発達を知っておくことは，かけがえのないひとりの人を理解することにつながる．支援の場で出会う人や家族が，これまでどのように人生を積み重ねてきたのか，現在向き合っている課題は何か，この先どのように進んでいくのかについて考えてみよう．

2 発達の様相

●発達の原則

次のような場面を想像してみよう．

母親と子どもが一緒に遊んでいる．子どものモゾモゾした動きを見て，母親が「トイレに行こうか？」と誘うが，子どもは「イヤ！」「デナイ！」と言い，遊び続ける．しばらく遊んでいると，子どもが「シッコ，デター」と母親に言いに来る．

公園などでよく見かける光景かもしれないが，何歳ごろの子どもと母親とのやりとりだと考えただろうか．これは2歳3カ月の子どもと母親とのトイレット・トレーニングにまつわる一場面である．この何気ないやりとりが成立する過程においても，さまざま

表 1-1　発達の原則

- 発達の順序は原則として一定である
  2足歩行の獲得も，首がすわり，腰がすわってから，立ち，歩くという一定の順序があり，言葉の発達にも，発声，喃語，一語文，二語文という順序がある．
- 方向性をもって発達する
  体幹から腕や手指の運動へと発達する，中心から周辺へという方向性と，身体の上部から下部に向かって発達する，頭部から尾部へという方向性がある．
- 発達は異なる速度で進む
  神経系の発達は生後数年のあいだに爆発的に進むが，生殖系の発達は10歳前後までは緩やかで，その後20歳までのあいだに急速に進む．
- 発達には男女差や個人差がある
  10歳前後から生じる身体の変化は，一般的に女子のほうが男子よりも1～2年早く生じる．しかし，身長の急激な伸びが，小学校高学年で生じる子もいれば，高校生で生じる子もいる．

な能力がかかわっている．例えば，子どもの膀胱容量の増大，溜める-出すなどの運動の発達，排尿後の濡れた感覚を捉える知覚の発達，他者に自分の状態を知らせる言葉の発達，「イヤ！」という自分の意志（自我）の発達，世話をしてくれる人（この場合は母親）との関係の発達，排泄はトイレで行うという社会性の発達などである．身体を適切に動かせるようになること，自分は他の誰でもない自分自身の主人公であるという主張をすること，人間社会のルールを取り入れることなど，発達は相互に関連しており，その営みを促進するのは他者の存在である．心の発達というと，身体的側面は見落とされがちであるが，身体と心は相互に関連している．そして，身体や心を通じた他者からのかかわりが，また子どもの身体や心を発達させるという，身体と心と社会との相互作用において発達するということを念頭に置く必要がある．

発達の原則としては，他にも**表 1-1** のような内容があげられる．

また，発達とは，以前は，子どもが大人になる過程，できなかったことができるようになる過程として考えられていた．しかし，平均寿命の延びもあり，成人や高齢者の発達にも関心が向けられ，生まれてから死ぬまでの人の一生を統一的に捉えようとする方向になっている．そして，子どもがさまざまな能力を獲得して完成した大人になるという考え方から，人は一生発達するものであり，発達は獲得だけではない喪失や衰退を含めた過程として考えられるようになっている．

●世代を通してつながるいのち

子どもが生まれ，成長していく過程は，同時に，その親にとっては，子どもを受け入れ，養育することを学び，家族になっていく過程でもある．子どもとかかわりながら，親として，家族として成長していく．人は，前の世代からいのちを引き継いで生まれ，他者とのかかわりのなかで育ち，大人になり，次の世代を育成する．そして子ども世代が大人になるころ，親の世代は自分を育ててくれた前の世代（親の親）の介護にかかわり，看取る役割を担う．やがて，自らが介護される側になり，最終的には看取られる（**図 1-1**）[1]．人類は誕生以来，世代を超えていのちをつなぎ，人は，世代を超えたかかわりあいを通して一生発達していく．子どもは育てられることで大人になるが，大人は子どもを育てることを通して親として育てられるのである．人の発達を考える際には，その

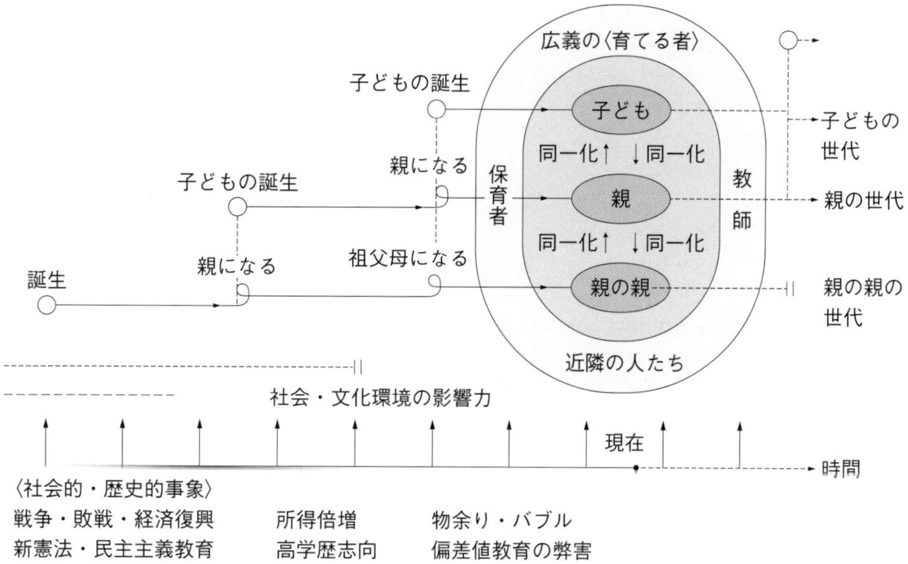

図 1-1　関係発達の概念図（文献 1 より）

人の人生をさまざまな経験を内包しながらその人らしさを保つことで統一的に，そして，さまざまな経験が蓄積されて層化していくことで多層的に理解していく必要があり，ライフサイクル（人生周期）という考えが提唱されている．

ライフサイクル（人生周期）

加えて，子どもやその家族は，単体で存在しているわけではない．親せき，近隣の人たち，友だち，保育者，教師など，多くの人とかかわりながら生活している（**図 1-1**「広義の＜育てる者＞」）．親子の相互作用，家族の相互作用，「広義の＜育てる者＞」との相互作用によって，子どもも親も家族も「広義の＜育てる者＞」も育っていく．後述するように，赤ちゃんが誕生して外界に適応することと同様，親として適応していく過程も大きな変化である．成長の機会である一方，危機もはらんでおり，それらがさまざまな問題を呈することにつながることもある．支援者として，「広義の＜育てる者＞」のひとりとしてかかわる際には，これまで受け継がれてきた家族の歴史や，周囲との多様な関係に思いを馳せながらかかわる必要があろう．

3　ライフサイクル（人生周期）という考え方

精神分析学の始祖であるフロイト（Freud, S.）は，身体的な発達と心の発達が関連しているとし，①口唇期（0～1 歳ごろ），②肛門期（1～3 歳ごろ），③男根期（3～5 歳ごろ），④潜伏期（5 歳～学童期），⑤性器期（青年期以降）に分け，各時期における心の発達および親子関係について言及した．フロイトの弟子であるエリクソン（Erikson, E.H.）は，心の発達における社会とのかかわりをより重視した．エリクソンによると，人の発達には，生物学的に決まった順序があり（漸成説），適切な時期に適切なかかわりがあることで発達するが，それゆえ，各時期には特徴的な心理・社会的危機（分岐点）があり，それに向きあい乗り越えることで獲得する強さがあるとした（**図 1-2**）[2]．各

心理・社会的危機

老年期	Ⅷ								統合 対 絶望，嫌悪 英知
成人期	Ⅶ							生殖性 対 停　滞 世話	
前成人期	Ⅵ						親　密 対 孤　立 愛		
青年期	Ⅴ					同一性 対 同一性混乱 忠誠			
学童期	Ⅳ				勤勉性 対 劣等感 適格				
遊戯期	Ⅲ			自主性 対 罪悪感 目的					
幼児期初期	Ⅱ		自律性 対 恥，疑惑 意志						
乳児期	Ⅰ	基本的信頼 対 基本的不信 希望							
		1	2	3	4	5	6	7	8

図 1-2　心理・社会的危機（文献2より）

時期において危機は，「基本的信頼　対　基本的不信」のような対立項で描かれており，肯定的要素と否定的要素の両方を備えており，肯定的要素が否定的要素を上回れば基本的な強さを獲得するとされている．肯定的要素も否定的要素も人が生きていくなかで避けられないものであり，このような危機への取り組みの積み重ねが，その人らしさを築くのである．

心の発達に関するエリクソンのこの図式は，水平方向と垂直方向に広がりがある．これは，心の発達は，低次の発達段階のなかにより高次の発達の内容も内包されていること，反対に，高次の発達段階で獲得された力によって過去の意味づけが変化することを示している．ある発達段階における適切な環境は大変重要ではあるが，もし適切な環境が得られなかった場合でも，人はどの発達段階でも過去を意味づけし直し，捉え直すことができる可能性を示している．

次からは，出生前の時期，乳児期，幼児期前期，幼児期後期（遊戯期），学童期，青年期，成人期，高齢期（老年期）に区分して各ライフサイクルの発達の特徴を示す．

4 各ライフサイクルにおける発達

1）出生前の時期

人は，受胎後38週（妊娠週数40週）前後に身長約50 cm，体重約3,000 g で誕生する．

図1-2には書かれていないが，誕生前の胎児の時期から，胎児と環境の相互交流は始まっている．胎児は，強い光に反応し，母親の声を聞き分け，あくびやおしっこをする．一般的に妊娠5カ月ごろから母親は胎動を感じるようになるが，それによって，別の生命が身体に宿っているという意識が高まり，母子の交流が盛んになる．母親は胎児に声をかけたり，出産後の生活を思い描いたりするようになる．

胎児にとっては，母体が環境のすべてである．胎児と母親をつなぐ胎盤は，胎児に有害な物質の侵入を防ぐ働きをするが，胎盤を通過し胎児に悪影響を及ぼす物質もある．例えば，アルコールは，胎児に影響し，身体発育障害や精神発達障害を生じさせることが知られている．他にも，環境汚染物質，ウイルス，薬物などの影響が指摘されている．タバコも，流産や早産の危険を高め，低出生体重児の確率を高めることがわかっており，妊婦が喫煙することの害だけでなく，受動喫煙も問題となっている．また，母親のストレスや心身の状態も胎児に影響するといわれている．胎児を健やかに育むためには，妊娠中の母親もサポートされなければならず，周囲の協力が必要である．

2）乳児期（出生～1歳半ごろ）

原始反射

生理的微笑

社会的微笑

エントレインメント

生後すぐの赤ちゃんは，自力では食事を摂ることも移動することもできないため，他者からの養育の有無が生死に直結する．そのため，身体運動機能は未熟ではあるが，周囲からのかかわりを引き出すようなコミュニケーション能力をもっている．生後すぐでは，手に触れたものをギュッと握る（把握反射），頬に触れたほうに口をもっていく（口唇探索反射），口に触れたものを吸う（吸綴反射）など，原始反射と呼ばれる動きがみられる．また，動くものを目で追ったり，人の顔らしい刺激をより長く見つめたりする特徴をもつ．生後1カ月ごろには，まどろんだときなどにみられる微笑み（生理的微笑）がみられるが，生後3カ月ごろには，人を見てニッコリ微笑むようになる（社会的微笑）．リズムと抑揚のある少し高い音によく反応し，言葉に合わせて同期するように身体を動かす（エントレインメント）．小さな手でギュッと指を握ったり，じっと顔を見つめたり，微笑んだりする姿に周囲の養育したい気持ちが喚起される．

人見知り

基本的信頼　対　基本的不信

赤ちゃんは，寒さ，暑さ，空腹などの刺激に無防備であり，不快な状況を泣くことで周囲に知らせる．養育者は，赤ちゃんの泣きに対して抱き上げ，空腹なのか，眠たいのか，オムツが濡れて気持ち悪いのかなど，赤ちゃんの状態を推測して世話をする．その際，養育者は，「おなかがすいたのね」「眠たいのね」「オムツが濡れて気持ち悪いね」など，赤ちゃんを心ある者として，内的状態を言葉にして語りかける．そして，不快な状況が取り除かれ快適な状態になると，赤ちゃんは，満足そうな表情になり，その表情を見て，養育者も満たされた気持ちになる．赤ちゃんの心を推測してかかわる養育者の積極的な姿勢が赤ちゃんの心を育て，そのやりとりのなかで，赤ちゃんは，自らの発信が受け止められ，適切に対応してもらえる体験をする．一方，養育者も，満たされた表情をした赤ちゃんを見て，自らの対応が間違っていなかったことに自信を得る．このようなやりとりを毎日積み重ねて，赤ちゃんと養育者とのあいだに特別な絆が生じる．生後8カ月ごろになると，見知った人と見慣れない人を区別するようになり，見慣れない人に対して，顔を背けたり，泣いたりするなどの不安反応がみられるようになる（人見知り）．エリクソンは，乳児期の心理・社会的危機を「基本的信頼　対　基本的不信」とし，その危機を乗り越えたところで得られる基本的な強さを「希望」とした．これは，特定の養育者との関係を基盤にして，時には不安な体験をしながらも，安全・安心感を積み重ねることで，自分が受け止められ大切にされている感覚，この世界は信頼に足るという感覚を抱くことである．この感覚は，当たり前すぎて意識されないが，失われると通常の生活に大きな支障が出るような人生の土台となっている．

■愛着理論

愛着理論

愛着

内的ワーキングモデル

エリクソンの心理・社会的危機としての「基本的信頼　対　基本的不信」を，親子関係から捉えた理論に愛着理論がある．英国の精神科医であるボウルビィ（Bowlby, J.）は，赤ちゃんが，特定の養育者と近接を求め，関係を維持しようとする行動を愛着行動とした．赤ちゃんは，不安や危険を感じた際に特定の養育者に近接することで，危険を回避し，気持ちを調節してもらう．愛着は赤ちゃんに安全と安心の感覚をもたらし，養育者を安全の基地として積極的な探索活動を行うなど，健康な発達に寄与する．そして，認知発達とともに，実際の近接行動として表れることは減少するが，イメージとして内面化されていき，後の対人関係パターンの基礎（内的ワーキングモデル）を形成すると考えられている．

ボウルビィの示す愛着段階は，**表1-2**のとおりである[3]．

ストレンジ・シチュエーション法

愛着理論は，その後，個人差の研究へと発展し，1歳ごろの子どもを対象に，母子の遊び場面に知らない人が入る，母親が退出する，母親と再会するなどの8つの実験場面を設け，子どもの反応を分類する方法（ストレンジ・シチュエーション法）が開発された．この方法では，安定した愛着をもつ型（安定型）と，不安定な愛着で回避的である型（回避型），不安定な愛着で不安と抵抗を示す型（アンビバレント型）に分類され，養育態度やその後の成長との関連が調査されている．その後，組織化された一貫した型がない「無秩序・無方向型」が加わり，養育者の虐待傾向や後の精神病理との関連が指摘されている．近年は，特定の養育者との安定した愛着から，不安定な愛着，愛着の歪み，特定の対象をもたない愛着障害まで連続的に捉える考え方も出てきており，愛着障害の治療へと発展している．乳児期とそれに続く幼児期前期は，養育者と子どもの関係が育つ時期である．子どもに何らかの育てにくさがある場合，反対に，産後うつ病など，養育者が適切に応答できない場合には，養育者と子どもの関係性の困難が生じやすい．援助者には，子どもの発達を見る目とともに，養育者の状態を見極める目，子どもと養

表1-2　ボウルビィの示す愛着段階[3]

第一段階 （出生から生後8～12週）	じっと見つめたり，目で追ったり，微笑する反応がみられるが，誰に対しても同じような反応を示す段階．
第二段階 （生後12週～生後6カ月ごろ）	特定の養育者（母性的人物）により積極的に反応する段階．
第三段階 （生後6カ月～2，3歳ごろ）	特定の養育者を区別して，積極的に求める段階．後追いや出迎える行動がみられるようになり，見知らぬ人を明らかに警戒するようになる．
第四段階 （2，3歳以降～）	目的修正的協調性の段階．母性的人物が時間的にも空間的にも永続することがわかり，少しのあいだ離れていても安定していることができる．

育者との関係を育てる視点が求められる．

3）幼児期前期（1～3歳ごろ）

共同注意
社会的参照
喃語
一語文
二語文

生後1年間の身体運動の発達は目覚ましい．神経系の成熟につれて，原始反射は4カ月ほどで消失し，3～4カ月ごろに首がすわり，6～7カ月でお座りができるようになる．9～10カ月でつかまり立ちをし，1歳半ごろにはひとりで歩けるようになる．全身の運動発達と連動するように，手指の操作も発達し，3～4カ月ごろにはガラガラなどのおもちゃに手を伸ばすようになり，5～6カ月にはおもちゃをつかみ，振って音を鳴らそうとする．手のひら全体で握る持ち方から，指先で持つようになり，1歳ごろには，積み木を積み上げようとする姿もみられる．欲しいおもちゃを見つけハイハイで移動する，お座りをして自由になった手でおもちゃを振って音を出す，つかめるようになった手で高く積み上げようとするなど，身体運動の発達は，赤ちゃんの探索意欲を高め，探索意欲の高まりが身体運動を活発にする．そして，赤ちゃんは，養育者とのやりとりのなかで，適切に応答されたり，ずれたりした体験を繰り返し，相手にも心があることを知っていく．10カ月ごろには，見たものを指さし，それを共有されることで満足する姿（共同注意）や，養育者の表情を読み取り，自分の行動を変化させる姿（社会的参照）もみられるようになる．この時期は，言葉による表現も飛躍的に発達する．生後6カ月ごろから「マンマンマン…」などと発声されていた喃語は，養育者との関係や見立てる力の発達に後押しされて，1歳ごろに「マンマ」「ママ」などの言葉となる．やがて，「ワンワン！」と存在を示したり要求を表したり，一語で複数の状態を示す一語文から，2歳ごろには，「ワンワン　イタ！」などの二語文となり，語彙数も爆発的に増えていく．

自律性　対　恥，疑惑

この時期になると，食事と排泄，衣服の着脱など基本的な生活習慣上のしつけが開始される．全面的に養育者に依存し，いつでもどこでも対応してもらえたあり方から，養育者との信頼関係を基盤として，社会的要請のなかで自分の身体をコントロールすることを身につける．エリクソンは，幼児期前期の心理・社会的危機を「自律性　対　恥，疑惑」とし，その解決から「意志」が現れるとした．例えば，排泄においては，適切な場所で排泄するという，周囲の状況に合わせて自分の身体をコントロールすることが求められる．排泄に成功すると，子どもは快さを感じ，養育者が喜ぶ姿を見て，自信をもつ．一方，失敗すると，コントロールできない自分の能力に対する恥や疑惑が生じる．自分の欲求ばかりで周囲に合わせられない，周囲の要求に合わせすぎて欲求を満たせないというせめぎあいのなかで，欲求を自分の意志で周囲の状況に合わせて満たすことを学ぶ．

■分離–個体化理論

分離–個体化理論

エリクソンの「自律性」の獲得の過程は，赤ちゃんの気持ちや要求を察して養育者が満たすあたかも赤ちゃんと養育者が一体となっているような状態から，赤ちゃんが養育者との関係を基盤にし，獲得した身体能力を駆使して，少しずつひとりの人間となっていく過程でもある．マーラー（Mahler, M.S.）らは，乳幼児の母子の観察を通して，この時期の親子関係の変化を明らかにした（分離–個体化理論）[4]．分離–個体化理論の各段階は**表 1–3**のとおりである．

幼児期前期のこの時期，子どもは，さまざまな物に興味を示し探索したかと思うと，

表1-3　分離-個体化理論の各段階[4)]

正常な自閉期 （出生～1，2カ月）	生理的な反応が優勢で外界の刺激には反応が乏しい段階（近年の研究によって，生後すぐでも相互交渉の萌芽はみられている）．	
正常な共生期 （2～5カ月ごろ）	自分と母親との区別がはっきりしておらず，あたかも一体であるかのような状態．養育者とのあいだに特定のつながりを結ぶ段階．	
分離-個体化期	①分化期 （6～10カ月ごろ）	外界への関心が増え，母親の顔を探索するなどの働きかけが増える．個体の分化が始まり，母親と自分，あるいは母親とそうでない者を見分ける（人見知り）ようになる．
	②練習期 （10～16カ月ごろ）	ハイハイ，つかまり立ち，歩行と移動能力を広げ，外界と積極的にかかわる．母親を「基地」として，必要なときに戻り，再び探索することを繰り返す．
	③再接近期 （14～24カ月ごろ）	母親と自分は別個の人間であると認識することで，離れることの不安（分離不安）が生じる．母親から離れたがる一方で，急に母親を求めて接近する．かんしゃくが強まったり，人見知りが強まったりすることもある．
	④個体化の確立と情緒的対象恒常性 （生後3年目）	認知発達に伴い，実際の母親と分離しても支えとなる母親像を心のなかにもつことができる．「良い」部分も「悪い」部分も統合された全体像として理解される．

不安になり，母親にしがみつく，手伝おうとするとケチをつけられたとばかりに最初からやり直しをするかと思えば，赤ちゃんのようにすべてをゆだねるなど，自立と依存のあいだを揺れ動き，大変不安定になる．養育者自身も揺り動かされ，親子関係は緊張状態に陥りやすい．子どもが揺れ動いても，養育者が「基地」として構えていられるよう，父親や周囲のサポートが必要になる．

4）幼児期後期（遊戯期）（3～6歳ごろ）

自主性　対　罪悪感

3歳ごろになると，心のなかに自分を支えてくれる養育者のイメージが存在し，養育者から離れていても安心して活動ができるようになる．実際に幼稚園入園など，集団活動に参加する機会が増え，同年代の子どもたちとのかかわりが生じる．エリクソンは，この時期を「遊戯期」とし，心理・社会的危機を「自主性　対　罪悪感」とした．この時期の活動の中心は遊びである．子どもたちは，ブロックを「陣地」に見立てて「戦闘ごっこ」をしたり，「お母さん」，「赤ちゃん」などの役割をもった「家族ごっこ」を盛んに行ったりする．イメージする力の発達により，現実の枠組みを外れて想像豊かに遊びを展開し，同年代の子どもたちと一緒に，協力して物をつくったり，計画したりすることを好む．自主的に積極的に遊ぶなかで，物の使用方法，役割やルール，感情の調節など多くのことを学ぶ．

第一次反抗期

感情調節は，この時期の大きな課題である．赤ちゃんのころは，不快な感情は主に養育者によって調節されていたが，2歳ごろから自己主張が芽生え，親やきょうだい，他の子どもとの気持ちの衝突が増える．第一次反抗期と呼ばれるこの時期のぶつかりあいを通じて，他の人にも気持ちがあること，楽しく遊ぶためには自分の気持ちを調節しなければならないことを学ぶ．言葉の発達もあり，4歳後半ごろから，ほしい気持ちを我慢して相手にゆずるなどの自分を統制する行動が増加する．また，遊びを通じてさまざ

心の理論 性役割 ジェンダー

まな体験をすることは，他者の行動の背景に心があることを理解する「心の理論」の獲得にもつながる．男女の区別にも気づき，同性の親をよく見て性役割を取り入れる．「ピンクは女の子色」と決めつけてしまうような，ジェンダーにまつわる意識も生じる．

遊戯療法

この時期は，自主的に能動的に活動する機会が増える一方，物事の善悪に縛られ緊張が高くなり，選択性緘黙，頻尿，吃音，チックなどが生じることもある．遊びは，不安や緊張を和らげ能動的に体験を受け止め直す作用もあり，子どもの心理治療として用いられている（遊戯療法）．

5）学童期（およそ 6 ～ 12 歳）

勤勉性 対 劣等感

学童期は小学校時代に重なる．小学校入学は，人生の節目となるような大きな環境変化のひとつであり，学校文化に適応すること，同年齢集団との関係構築が課題となる．エリクソンは，この時期の心理・社会的危機を「勤勉性 対 劣等感」とした．ある程度自由にできる家庭的な環境から，学校という場所で，時間的にも空間的にもルールに則り，同年齢集団とともに，社会一般の知識や考え方，技術の習得が求められる．

■思考の発達―ピアジェの認知発達理論

思考の発達

学童期は，物事を検証する力，思考力が劇的に発達する．思考の発達と教育が車の両輪となり，「勤勉性」の獲得が進む．発達心理学者のピアジェ（Piaget, J.）は，思考の発達を，環境との相互作用のなかで，すでにもっている枠組みに環境を合わせること（同化）と環境に合わせて新しい枠組みをつくること（調節）を繰り返しながら複雑になる過程とし，乳幼児から成人までの思考の発達を大きく 4 つの段階に分けた．各段階は**表 1-4** のとおりである[5]．

メタ認知能力

小学校低学年は，具体的操作の力を駆使して系統的な学習に入る．親しい人との直接対話（一次的ことば）中心から，不特定多数の聞き手に向けた表現も学ぶ（二次的ことば）．中学年になると，論理的思考を時間的にも空間的にもより活用できるようになり，計画を立てる能力，自分の思考プロセスや行動を客観的に把握する能力（メタ認知能力）もついてくる．そして，高学年にかけて，形式的操作段階に入り，抽象的な事柄につい

表 1-4 ピアジェの認知発達理論の各段階[5]

感覚運動段階 （出生～2 歳ごろ）	もっぱら身体的な活動を通して環境を把握していく．偶発的だった行動が目的のあるものに変化する．また，ものが目の前から見えなくなっても存在することがわかる（対象の知覚的恒常性）．
前操作段階 （2 ～ 7，8 歳ごろ）	模倣，ごっこ遊び，言葉など，実際の活動だけではなく，イメージを駆使する活動が盛んになる．見た目の状況に左右されやすく，自分の視点を離れることが難しい（自己中心的思考）．
具体的操作段階 （7，8 歳～11，12 歳ごろ）	具体的な行動に結びついている場合に，論理的に思考できるようになる．同じ形の容器に液体を入れ，同じ量であることを確認したうえで，一方を細長い入れ物に移し替えたときに，液量は「同じ」であると答えられ，「元に戻せば同じ」（可逆性），「取り去られたり加えられたりしていない」（同一性），「幅を高さが補っている」（相補性）などと理由が言えるようになり，見た目に左右されなくなる（保存の概念の獲得）．また，複数の視点を考慮できるようになる（脱中心化）．
形式的操作段階 （11，12 歳以降）	具体的な行動や現実の経験とは無関係に，仮定のうえで推理すること，抽象的な概念を思考できるようになる．

9歳の壁

ても考える力がついてくる．同時に，学習内容も抽象度が高くなることから，学習上の困難が生じることが「9歳の壁」として知られており，高学年になるにつれて期待される学力が身についていない学習遅滞児の増加が問題になっている．

ギャンググループ

小学校低学年は，まだ親子関係が重視されるが，中学年から高学年になると，友人関係が重視されるようになり，同性であることや興味や行動が似ていることが友人の理由として重要になる．中学年ごろには，秘密基地をつくって共有するなどの親密で閉鎖性の強い徒党集団（ギャンググループ）をつくり，集団における協力や役割を身につけ，感情調節もより洗練されていく．しかし現代では，子どもが徒党を組んで遊べる空間や時間がなくなっているという指摘もある．

この時期，集団活動を通じて，新しいことを学び，目標に向かって挑戦し，達成する喜び，達成したことを周囲から認められる喜びは，社会で役に立つという有能感につながる．一方，自分の不得手なことやできないことにも直面し，劣等感も抱く．そして，大人や教師の評価だけでなく，周囲との比較に目が向き，同年代集団に認められることも自己評価にとって重要となる．失敗や葛藤を生じ，劣等感を抱くことがありながらも，社会に役立つ自分としての価値が見出せることが大切である．

6）青年期（およそ10～30歳）

第二次性徴

小学校高学年ごろから身長の急激な伸びが生じ（思春期スパート），第二次性徴が始まる子どもも出てくる．第二次性徴とは，男性では精通，女性では初潮といった性的な変化が生じ，子どもの身体から，生殖可能な大人の身体に変化することを指す．第二次性徴は一般的に男性よりも女性のほうが1～2年早く生じるといわれている．急激な身体の変化や性の衝動は，大人になる自信を与えることもあるが，受け入れることが難しく，不可解なもの，嫌悪するものとして捉えられることも多い．個人差も大きいため，自分はおかしくないか，他者から見た自分はどうかなど，人との違いに目が向きやすくなり，周囲にも敏感になりやすい．また，この時期は，身体的な変化にとどまらず，思考のあり方も変化する．具体的操作段階から形式的操作段階に入り，自分の経験にとどまらない，多面的・抽象的な思考が可能となる．身体は変化してなじみのないものになり，無条件で受け入れていた価値観を批判的に捉え直す思考力もつくなかで，青年期は自分自身に目が向くようになる．エリクソンは，青年期の心理・社会的危機を「同一性　対　同一性混乱」とした．進路選択や職業選択などの選択の岐路に立たされながら，“自分は何者か”“どのような生き方をするか”など，これまでの自分を振り返り，未来を展望しながら，現在の自分がどうあるかを模索する．何かを選んで取り組み，迷いながら，自分でも社会からも認められる自分をつくっていく．その途上にある試行錯誤する期間を心理社会的モラトリアム（猶予期間）という．何をすればいいのかわからなくなったり（同一性混乱），社会から認められない否定的な同一性を身につけてしまったりする危険もある．

同一性　対　同一性混乱

心理社会的モラトリアム（猶予期間）

第二次反抗期

この時期の身体や思考の変化は，対人関係にも変化をもたらす．これまで養育者に依存して安定していた関係から，心理的に自立を求めるようになる．養育者にはなんでも話をしていたところから，身体的変化や好きな異性のことなどは秘密にしたいと思ったり，冷静な目で，養育者の矛盾を批判したり反発したりする（第二次反抗期）．ブロス

第2の個体化過程

(Blos, P.) は，この時期みられる養育者からの心理的な自立の過程を，3歳ごろまでの分離-個体化理論になぞらえて，第2の個体化過程とした．その過程では，心理的には依存したい気持ちと自立したい気持ちを抱えて，非常にアンビバレントになる不安定な時期を経て，10年ほどをかけて，養育者と心理的にも物理的にも適切な距離感をもてるようになり，養育者を良い面も悪い面もあるひとりの人間として認められるようになる過程が描かれている[6]．子どもが内面を模索し，自立と依存で揺れ動くこの時期は，養育者にとっても試練の時になる．ひとりの人間として尊重し踏み込みすぎず，反発や反抗を受け止めつつ見放さない粘り強いかかわりが必要となる．

チャムグループ
ピアグループ

青年期には，それまで依存していた養育者には頼れない状況になる．そのため，気持ちを共有できる同世代の友人関係が何よりも重要になる．同じような服装にし，お揃いの小物を持ち，秘密を共有し，学校では手紙交換，帰宅してもSNSなどでお互いの信頼を確かめ合う．友人関係は，同じ遊びをして一体感を味わうギャンググループから，同質性を求め，お互いを映しあう鏡のようなチャムグループを経て，それぞれの差異を認め合えるピアグループへと変化するといわれている．養育者ではなく，友人関係が心の支えとなることから，生涯の友を見出すこともあれば，友人関係に悩んだり，傷ついたりすることもある．

現代の日本は，高学歴化によって，身体的に成熟しても，社会に出るまでにまだなお長い時間がかかる．また，現代は，社会のなかで機能していた子どもの世界から大人の世界に参入する通過儀礼が形骸化したともいわれ，大人になることが，個人的な体験として一人ひとりにゆだねられているというところに自由さと困難さが生じている．何かを選ぶことは，その他の選択肢を諦めることでもある．その哀しみと痛みとを背負いながら，大人になるのである．

7）成人期（およそ25～30歳から65歳まで）

親密性　対　孤立

成人期は，青年期において，自分とは何か，どのような生き方をするかを模索した若者が，現実の社会に出て，実際の人間関係のなかで自分らしいあり方を実現していく時期である．仕事を通して社会に貢献しながら自分自身を生きること，異性との親密な関係を築きながら自分自身を見失わないことが課題になる．エリクソンは，成人期前期の心理・社会的危機を「親密性　対　孤立」とした．それぞれ違った背景をもった者同士が出会い，関係を結ぶなかで，相手を尊重しあいながら，時には自分が折れたり，相手を受け入れたりしながら，ともにひとつのもの（家庭や仕事上のプロジェクトなど）を形成する関係に身を置くことである．このように，成人期においては，仕事と家庭ということが大きなテーマとなる．しかし，現代日本では，仕事においては，非正規雇用が増加している現状があり，若者の離職，社会に出ることが困難なひきこもりが問題となっている．また，家庭においては，子どもを授かり，育てることが当然と考えられていた時代から，子どもを「つくるかつくらないか」が選択される時代となっている．どのような職業を選択するか，未婚か既婚か，子どもの有無によって，成人期の生き方は多様になっている．

子どもが生まれると夫婦関係と家族の生活は大きく変わる．それぞれ自立している2人の生活から，世話が必要な存在を迎えることによって，家族は協力が求められ，時に

生殖性 対 停滞

は妥協し折りあいをつけることも必要になる．特に女性は，妊娠・出産・育児を通じて身体面でも心理面でも社会面でも大きな変化がおこる．その変化を受け入れ，適応するためには，多大な労力が必要である．また，子どもを育てることにより，親役割，社会的役割など新たな役割も求められる．エリクソンは，「親密性」に続く成人期後期の心理・社会的危機を「生殖性　対　停滞」とした．「生殖性」には，子どもを生み出すこと，仕事で新たな考えや製品を生み出すことを通じて，次世代を育てること全般が含まれる．例えば，子育ては，楽しいだけではなく，思いどおりにならない出来事，予想外の出来事などへの対処の連続でもある．困難に対処するなかで，子どもの成長を自分のことのように喜ぶ共感性，物事への寛容さ，打たれ強さ，責任感など，親としての成長も生じる．次世代育成に関心やかかわりがない場合は，次世代を担う者への拒否としての虐待や自己停滞に陥る危険をはらんでいる．子どもが生まれれば，即，親になるのではなく，これまでの経験のうえに，子どもとのかかわり，周囲との関係があって少しずつ親になっていく．子育てに困難が生じている場合は，子どもだけではなく，養育者を親へと育てる支援が必要になる．

40歳ごろは，働き盛りで，仕事，家庭，地域のいずれの場所でも社会的責任が重くなる．多重役割を生き，やりがいも大きい反面，負担やストレスも強い時期である．身体的には，運動能力や記憶力が低下し，白髪や老眼など加齢による心身の変化を自覚する．女性は50歳前後で閉経という身体的変化も生じる．身体的な病気も増え，残された時間や死を意識するようになる．仕事の面でも，自分の限界がみえ，退職までのあいだに何ができるかを考えるようになる．このような“人生には限りがある”という自覚によって，再び自分の人生を見つめ直し，これまで生かされてこなかった部分に目が向

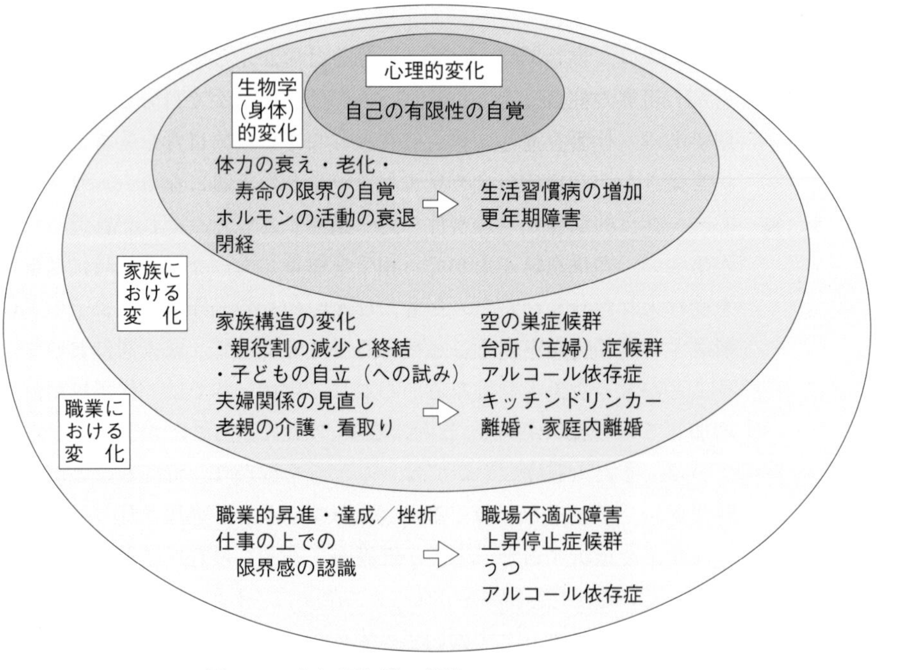

図1-3　中年期危機の構造（文献7．p.160より）

中年期危機

くようになる．これを岡本は中年期危機と呼び，この時期に同一性の再体制化が生じるとしている（**図 1-3**）[7]．人間関係においても，子どもの自立やそれに伴う夫婦関係の見直し，親の介護などの役割変化が生じる．このような変化の大きい40歳代50歳代の時期において，うつ病や自殺が深刻な問題となっている．また，親役割に専念していた場合の子どもが巣立った後に生じる空虚感（空の巣症候群），夫婦関係の見直しによる熟年離婚も問題となっている．岡本は，成人期の同一性の発達は，「自分とは何者であるのか」「自分は何になるのか」という「個としての」同一性の確立・深化のみではなく，「自分は誰のために存在するのか」「自分は他者の役に立つのか」という「関係性にもとづく」同一性の発達，および両者の統合が重要であると述べている[7]．

8）高齢期（老年期）（65 歳以上～死まで）

高齢者とは一般に65歳以上の人を指す．4人に1人が高齢者という現代においては，退職後や子育て後に，シニア・ボランティアなどとして社会貢献する，活動的で生産的な高齢者も増えている．一方で，身体機能の衰え，疾病の増加，親の看取りなどの喪失体験も増える．高齢期は，身体機能の変化と社会的変化が複雑に絡みあい，非常に個人差が大きくなる時期である．

一般に運動能力のピークは10歳代後半から30歳代にあり，その後は低下する．視力においては，老眼や暗所での物の判別が困難になる．聴力は，高音域の音から聞き取りづらくなり，子音や速いテンポが聞き取りづらくなる．さまざまな刺激のなかで注目すべき対象に注意を向ける選択的注意や，2つ以上に同時に注意を払うという分配的注意も加齢の影響を受けやすい．身体機能の衰えは，例えば，自動車の運転の際に，夜間や雨の日の運転が困難になったり，とっさの判断が遅れたりすることにつながる．高齢期は，このような身体機能の衰えと生き方のあいだに折り合いをつけていくことが課題になる．また，加齢に伴い，高血圧，動脈硬化，骨粗鬆症や腰痛などの疾患を抱えることも多い．物忘れや日常動作への支障など認知機能の病的な衰えである認知症の割合も増加する．身体機能の衰え，疾患などにより，なじみの生活習慣を手放したり，日常生活が制限されたりすることもあり，閉じこもりや意欲の低下を招くこともある．

高齢期は，退職や子どもとの関係性の変化など，社会的役割が大きく変化する時期である．慣れ親しんだ職場や人間関係から離れ，家族関係の見直しや地域などに新たな人間関係を構築する課題にも直面する．また，親しい人との死別の機会も増える．配偶者を亡くすなどした場合は，大きな喪失体験であるうえに，ひとり暮らしになる，施設入所となり慣れ親しんだ地域を離れるなどの生活変化も生じやすい．高齢期の問題は，さまざまな要因が複雑に絡みあって生じる．エリクソンは，この時期の危機を「統合　対　絶望，嫌悪」とし，その葛藤から生じる基本的な強さを「英知」とした．死に向きあうなかで，人は自分の人生に光を当て，肯定的な部分も否定的な部分もそのまま受け入れ，意義を見出す一方で，自分を軽蔑し，人間嫌いになったり，絶望を生じたりもしやすい．うつ病や認知症の高齢者への心理療法として，回想法やライフ・レビューが実践されている．これらは，他者とのあいだで，自らの人生を振り返り，他者から尊重されるなかで，自分自身のかけがえのない人生に意味を見出していく作業であるといえる．

統合　対　絶望，嫌悪

回想法

ライフ・レビュー

（河　野　伸　子）

文　献

1）鯨岡　峻：子どもは育てられて育つ―関係発達の世代間循環を考える．p.31，慶応義塾大学出版会，2011.
2）Erikson, E.H., Erikson, J.M.：The Life Cycle Completed a Review Expanded Edition. W.W.Norton & Company, 1997／村瀬孝雄・近藤邦夫訳：ライフサイクル，その完結（増補版）．p.73，みすず書房，2001.
3）Bowlby, J.：Attachment and Loss. Vol.1. The Tavistock Institute of Human Relations, 1969,1982／黒田実郎・他訳：母子関係の理論　新版　Ⅰ愛着行動．pp.313-316，岩崎学術出版社，1991.
4）Mahler, M. S. et al.：The Psyhological Birth of the Human Infant. Basic Books, 1975／高橋雅士・他訳：精神医学選書3　乳幼児の心理的誕生．pp.50-140，黎明書房，2001.
5）Piaget, J.：La psychologie de l'intelligence. 2nd ed. Librairie Armand Colin, 1952／波多野完治，滝沢武久訳：知能の心理学（改訂）．pp.171-292，みすず書房，1998.
6）Blos, P.：A Psychoanaliytic Interpretation. The Free Press of Glencoe, 1962／野沢栄司訳：青年期の精神医学．pp.75-223，誠信書房，1972.
7）岡本祐子：成人期：中年の危機．「講座　臨床心理学5　発達臨床心理学」．下山晴彦，丹野義彦編，pp.151-172，東京大学出版会，2001.

第 2 章

セクシュアリティと精神保健

1 人間の性（セクシュアリティ）とその発達

人間にとっての「性」とは，社会のなかで自分らしく生きていくための基本的人権であり，豊かに生きる意欲の原動力でもあり，また多様な側面をもつものでもある．わたしたちが人間を対象にケアを行ううえで必要な視点として，「性」について理解することは重要なことと考える．

1）性の捉え方

セックス（Sex）

ジェンダー（Gender）

セクシュアリティ（Sexuality）

性役割（Gender role）

性指向（性的方向づけ）（Sexual orientation）

「性」という言葉を聞き，「性」という文字を見て，わたしたちはどんなことを思い浮かべるだろうか．ある人は性器を思い浮かべるかもしれない．または月経・射精・妊娠・出産などの身体におこる生理的な現象や恋愛や性感染症など，さまざまなものを思い浮かべるのではないだろうか．人間の「性」を考えるとき，「セックス（Sex）」「ジェンダー（Gender）」「セクシュアリティ（Sexuality）」という言葉が使われる．さらに性別に関連する行動・認識には，性役割（Gender role）や性指向（性的方向づけ）（Sexual orientation）といった概念があり，それらを整理して理解することが必要である．

(1) セックス（Sex）

セックスという言葉は通俗的な使われ方では「性交」を意味することが多いが，sexはラテン語のsecareが語源であり，「区別」とか「分離」を表す言葉で[1]，本来的な意味は生物学的な雄雌，男女の区別のことであり，性染色体，性腺，性ホルモン，性器などをもとにした男女の性別を指す．

(2) ジェンダー（Gender）

ジェンダー・アイデンティティ（gender identity）

ジェンダーとは性別の社会的側面で，生まれ育つ過程で社会によって育てられた性であり，男らしさや女らしさといった社会的に求められた男女の性役割，行動様式，個人の心理的特徴を意味する．自己の性別認識をジェンダー・アイデンティティ（gender identity）といい，多くの場合，心理的性別と身体的性別は一致しているが，性同一性障害の場合は，これが一致せず「自分の身体は男だが（または女だが）心は女（または男）である」と認識している．

ジェンダーは民族や文化・習慣，宗教，時代の影響を受ける．

(3) セクシュアリティ（Sexuality）

1964年に創設された米国性情報・教育評議会（SIECUS）の中心メンバーであった

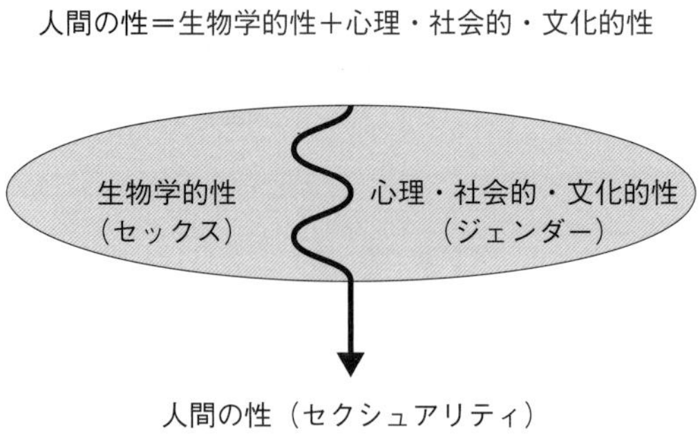

図2-1　セックス，ジェンダー，セクシュアリティの関連

カーケンダール（Kirkendall. L.A.）は「セクシュアリティは人間の身体の一部としての性器や性行動の他に他人との人間的つながりや愛情，友情，違和感，思いやりなど，およそ人間関係における社会的・心理的側面やその背景にある成育環境などもすべて含まれる」[2] と提唱し，ダイヤモンド（Diamond, M.）ら [3] はセクシュアリティについて「人間であることの一部である．それは人間であれば誰でももっているひとつの複雑な潜在能力である」と述べている．

わが国では，医学大辞典[4] のなかで黒田が「セクシュアリティとはセックスとジェンダーを結合した生物学的，心理学的，社会文化的な性を包含した概念」と定義づけしている．またわが国の保健医療領域におけるセクシュアリティの定義として，三木ら[5] は「個人の性的特性と性的対象者との相互作用であり，個人の性的特性として，性の関心度，性の重要度，男性性・女性性の評価が含まれ，性的対象者との相互作用には，共に過ごすこと，言語的コミュニケーション，スキンシップ，相互の思いやり，性行為のありさまが含まれる」としている．このように人の性のありようは単純ではなく多様であることから，国連などの人権にかかわる国際機関では，LGBT（Lesbian, Gay, Bisexual, Transgender）に代えてセクシュアリティの多様性をそのまま認めるSexual Orientation, Gender Identity/Expression, Sex Characteristicsの頭文字をとったSOGIないしSOGIESCという用語を使用している．みながSOGIESCというセクシュアリティをもつ当事者であると言えよう．

セクシュアリティとは非常に抽象度の高い難解な概念であるが，セックス，ジェンダー，セクシュアリティの関連を図式化すると**図2-1**のようになる．

個人の性は個人の人格の一部であり，他者から強制されたりするものでないという権利意識も含めつつ，人間にとっての性について，以後はセクシュアリティを生物学的性（Sex）と心理・社会的・文化的性（Gender）とを包括した概念を表す用語として使用する．参考として1999年に採択された世界性の健康学会（旧世界性科学学会）（World Association for Sexology）の性の権利宣言を掲載する（**表2-1**）．

(4) 性役割（Gender role）

性役割とは，性別に基づいて社会的に与えられた役割ことである．生物学的性別や性別意識がその形成に大きく影響する．性役割とは，自分自身が社会的，文化的に「男」または「女」のどちらの「役割」「らしさ」を望むのかである．

表 2-1　性の権利宣言：Declaration of Sexual Rights[1)]

セクシュアリティとは，人間一人ひとりの人格に不可欠な要素である．セクシュアリティが十分に発達するためには，ふれあうことの欲求，親密さ，情緒表現，喜び，優しさ，愛など，人間にとって基本的なニーズが満たされる必要がある．

セクシュアリティとは，個人と社会的構造の相互作用を通して築かれる．セクシュアリティの完全なる発達は，個人の，対人関係の，そして社会の幸福（well-being）に必要不可欠なものである．

セクシュアル・ライツとは，あらゆる人間が有する生まれながらの自由，尊敬，平等に基づく普遍的人権である．人間と社会の健康なセクシュアリティの健康な発達を保障するために，あらゆる手段を講じて，すべての社会が以下のセクシュアル・ライツを認識し，推奨し，尊重され，実践される環境が生み出すものである．

1．性的自由への権利．性的自由とは，個人が性的な潜在能力のすべてを表現できる可能性をもたらす．そしてこれは，人生のどんな時期どんな状況における，あらゆる形の性的強要，性的搾取，性的虐待をも排除する．
2．性的身体の自律，安全性，安全への権利．この権利は個人的および社会的倫理の文脈において，いかなる拷問，身体切断・不具化，暴力からも解放され，わたしたちが自分自身の身体をコントロールし，楽しむ権利をも意味する．
3．性的プライバシーへの権利．この権利は他者のセクシュアル・ライツを侵害しない限りにおいて，親密さに関する個々人の意思決定や行動を保障するものである．
4．性的平等への権利．この権利は，セックス，ジェンダー，性指向，年齢，人種，社会的階層，宗教，身体的および情緒的障害にかかわらず，いかなる差別からも解放されることについて述べるものである．
5．性の喜びへの権利．性の喜びとは，自体愛を含め，身体的，心理的，知的そしてスピリチュアルな幸福の源である．
6．情緒的性的表現への権利．性的表現は，エロティックな喜びや性的行為以上のものである．個々人はコミュニケーション，身体接触，情緒的表現，愛を通じて，自己のセクシュアリティの表現を有する．
7．自由な性的関係への権利．これは結婚するかしないかということ，離婚するということ，あるいは他の責任ある性的関係を結ぶという可能性を意味するものである．
8．生殖に関する自由で責任ある選択への権利．子どもをもつかもたないか，子どもを何人，どれくらいの間隔で産むのかについて決定する権利，受胎調節手段の十分なアクセスが保障される権利を保障するものである．
9．科学的研究に基づく性に関する情報への権利．性に関する情報が，何ものにも妨害を受けることなく，しかし科学的・倫理的に実施された研究を通じて生み出され，あらゆる社会的レベルにおいて適切に流布されるべきであることに言及した権利である．
10．包括的セクシュアリティ教育への権利．これは生まれたときからライフサイクルを通じた一生の過程であり，あらゆる社会的制度を巻き込むべきものである．
11．性的健康に関するケアへの権利．性の健康に関するケアは，あらゆる性的悩み，問題，障害の予防と治療に対応して利用可能でなければならない．

ホモセクシュアル（同性愛者）

バイセクシュアル（両性愛者）

アセクシュアル（無性愛者）

(5) 性指向（性的方向づけ）(Sexual orientation)

性的な対象として選択するのはいずれの性（異性か同性か両性）かという特性である．前に掲げたジェンダー・アイデンティティと性指向が異なる場合はヘテロセクシュアル（異性愛者），同一の場合はホモセクシュアル（同性愛者），両方の場合はバイセクシュアル（両性愛者），そして性指向がまったくない場合はアセクシュアル（無性愛者）という．ここで重要なのはこの基準はセックスではなくジェンダー・アイデンティティである．つまりセックスが男性でジェンダー・アイデンティティが女性，性指向が男性の場合，ホモセクシュアル（同性愛者）と判断しがちだが，ヘテロセクシュアル（異性愛者）になる．

2) セクシュアリティの意義

セクシュアリティは生物学的な面だけでなく，心の問題，社会的な面など多面的な側面をもつことを述べてきた．ここではセクシュアリティの意義について，4つの側面からもう少し具体的に述べる．

(1) 生殖としての性

すべての動物に共通した基本的なものであり，人間以外の動物は一部を除けばそのほとんどが，性は生殖（種の保存）の意味をもち，性ホルモンの生理的作用によって本能的に性行動が行われる．しかし，人間は大脳皮質の発達により自己決定ができるため，「性＝生殖」という図式だけでは捉えられないものである．すなわち子どもをもたない人生を選択することもあるし，子どもをもつにしても，いつごろ何人もつのか計画し，また産み育てる方法も選択できる．すなわち生殖行動を自由に選択することができる．

一方で，近年の冷凍卵の保存や顕微授精などの生殖補助技術の急進的な進歩は，不妊症で悩むカップルには大きな恩恵をもたらしたが，出生前診断により，「胎児がみえてしまう，わかってしまう」といった出産を巡る最近の話題[6]など，ヒトの生殖に関して社会的・倫理的課題ももたらされている．

(2) 快楽としての性

快楽としての性とは性的欲求を満たし，快楽を求めることである．この快楽性は人間だけではなく一部の高度な霊長類にもみられるといわれており[7]，人間だけに特有な意義とはいえないが，生殖行動を自由に選べる人間としては，セクシュアリティの意義も多様である．では性的欲求を満たし，快楽を求めることには性差があるのだろうか．一般的に性欲は男性ホルモン（アンドロゲン）の生理作用と心理的因子が大きく関与しているといわれており，特に男性の性的活動期においては，アンドロゲンが不足すると性欲の減退が引きおこされるといわれている[8]が，アンドロゲンは女性の血液中にも男性の1/10程度含まれている．このためホルモン的には男性のほうが性的衝動，性的欲求が高いといえるが，性衝動や欲求だけで人間は性行動をおこすのではなく，実際の行動は大脳皮質の働きによって影響を受け，経験や学習，環境，生き方などによって左右されるものであり，個人差も大きいといえる．

またわたしたちは五感を通して人とのふれあいを求めるが，五感のなかでも特に深く働くといわれる触覚＝皮膚刺激を通して，快，不快を身近に感じ，お互いの意思や感情を伝え合うことでふれあう安心感や快感を得ることができる．このふれあいの経験は新生児期から始まる．初めは最も身近な母親，または養育してくれる人とのタッチングから始まり，成長するに伴って自分自身が選んだ友だち，恋人，パートナーとのふれあいに発展していく．村瀬は[9]「ふれあいの12段階」（**図2-2**）として示しているが，目と目，手と手，手と身体，手と口，口と口から，究極的には性器と性器（言い換えれば粘膜と粘膜）という，普段は他人には見せないプライベートな部分を含めてふれあうことによって，快感・快楽が得られるものであると述べている．当然このふれあいのプロセスは両者の同意や信頼感・安心感があってのみ成り立つものといえる．

(3) 連帯性，コミュニケーションとしての性

人間にとって，性は人と人の関係を円滑にし，より親密になるためのコミュニケーショ

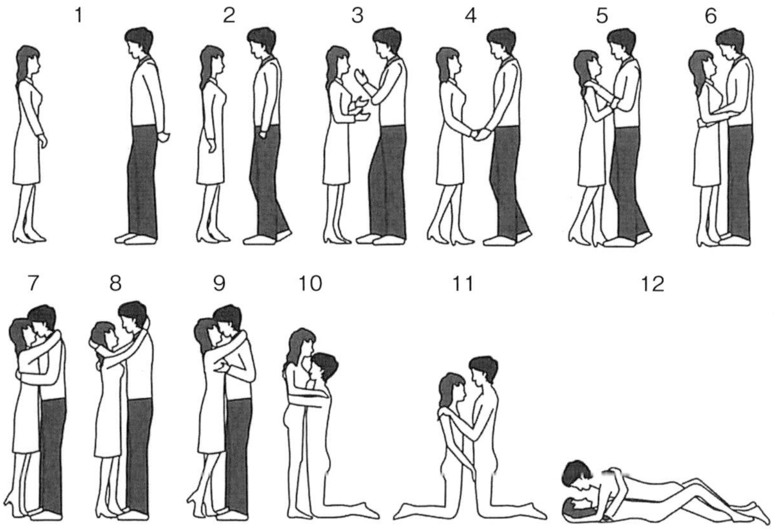

図 2-2　ふれあいの 12 段階（文献 9．p.74 より）

ンとしての側面が大きく，人間特有の意義といえる．恋愛や夫婦愛などといわれる心と心の結びつきは，愛情の豊かな表現や互いの存在を理解しあって結びつきを深め，人格と人格のふれあいを伴いながら信頼しあった関係性のなかで醸成される．そのため人間にとっての性は人間関係そのものであり，豊かな関係を築きあげる一助となる．このようにコミュニケーションとしての性が人間にとって特有な意義とすれば，生殖を伴わない同性愛者の性，障害児・者の性，高齢者の性など，これまできちんと性に向きあってこられなかった人々のセクシュアリティについても，基本的人権のひとつとして考えなければならない．

一方で，自分本位の快楽性だけを求める性行動においては，親密性や連帯感は育まれず，貧しく，不幸な人間関係を形成してしまうものでもある．性暴力や性虐待はその典型ともいえる．

(4)　性別，性役割としての性

まずは生物学的性別についてみると，通常は XX，XY といった性染色体の組み合わせ（遺伝の性）により決定され，性器の構造と機能から男と女に明確に二分できる（性器の性）と思われているが，この男女の違いの目安になる性器はもともと同一のものであることを知っておかなければならない．つまり，発生学上，男女の性器は同一の性腺原基から分化したものであり，妊娠 6 ～ 7 週頃までは胎児の性器はどちらとも区別できない状態である．そして妊娠 8 週くらいから胎児が Y 染色体をもっていれば精巣がつくられ，そこから男性ホルモンが分泌され男性性器へと分化する．Y 染色体がなければ性腺は卵巣となり，男性ホルモンが分泌されないので性器は男性化しない（ホルモンの性）．この分化の過程に変調がおきると両性の中間型の性器（半陰陽：インターセックス）になることもあり，生物学的性別において多様な男女の判別が困難な中間型が存在し，その意味では性別においての連続性を示しているといえる[10,11]（**図 2-3**）．このような連続性は性器だけではなく，脳においても同様のことがおこっていると考えられている[12]．

半陰陽：インターセックス

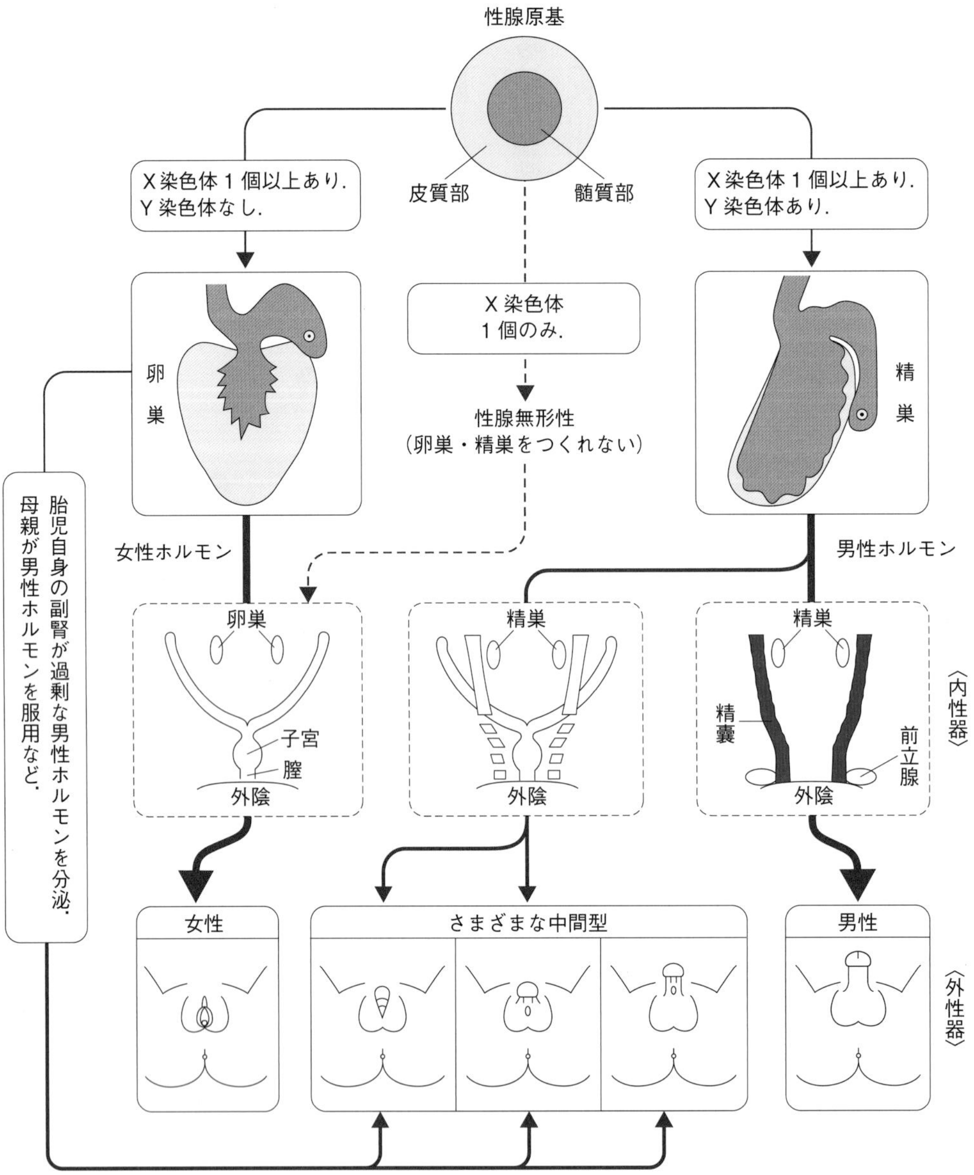

図2-3　性の形態分化（文献9．p.60より）

次に心理・社会的な性別について述べる．「自分は男である」「自分は女である」など，ジェンダー・アイデンティティについて，多くは生物学的な性別と心理的な性別が一致している．しかし，「身体は男性であるが，心は女性である」というように，身体的性別とは反対の性別を認識していることもあり，そのことに苦悩している場合，性同一性障害ということになる．これは性指向（性愛の対象の選択）とは別の概念であり，先に述べたようにジェンダー・アイデンティティと異性愛，同性愛，両性愛，無性愛の性指向とは直接関連がない．性同一性障害については，さらに詳しく後述する．

社会文化的な性，すなわち性役割の性とは男らしさや女らしさ，男性役割や女性役割など個人が存在している社会や文化のなかで，その状況に応じて求められる態度や行動をいう．マネー（Money, J.）ら[13]によれば，性役割とは，ジェンダー・アイデンティティについて公然と表現することとし，ある個人が他人や自分に対して男性である，女性であるということを自分や他人に示すあらゆる言動およびその能力とされている．そして，性役割は社会のなかで学習し，修正されるものであることが大きな特徴でもある．

3）セクシュアリティの発達

セクシュアリティは生涯を通して発達するものであり，また環境や経験，学習の影響を大きく受ける．ここでは各ライフステージにおけるセクシュアリティの発達について概観する．

（1）乳幼児期・学童期前期

通常，人間は生まれたときの外性器の形態によって性別が判定され，判定された性別で養育されるため，名前や服の色，おもちゃの種類や養育者の性別による育児観が子どものセクシュアリティの発達に影響を及ぼす．例えば，女児であれば服の色はピンクや赤などの暖色系のものが多く，おもちゃではお人形やままごとセットなど，いわゆる「女の子らしい」ものが与えられる．また育児観においても男の子には「強くてたくましく」，女の子には「優しくて素直で」といった社会が求める性役割に沿って養育がなされることが多い．このようなかかわりのなかで性同一性（セクシュアル・アイデンティティ：自分は女の子，自分は男の子という認識）が芽生え，2歳6カ月～3歳ごろまでに自分の性別を認識し，3～4歳ごろまでに周りの人の性別を認識していく．この時期，幼児はしばしば性器いじりをしたり，友人や大人の性器への関心を抱き探索行動をとったりすることがあるが，これは性別の自己認識や確認作業に過ぎない．このような性役割は養育者とのかかわりのなかで強化され，5～6歳までには完成されていく．

学童期前期では友人集団への帰属意志が強く，また身体への探求心もより大きくなる．この時期にはスカートめくりをしたり，大人に対して「赤ちゃんはどうしたらつくれるの」「赤ちゃんはどこから出てくるの」といった質問をしたりすることもある．このようなとき，大人は慌てることなく，ごまかさず，その年代に応じた科学的な知識を与えることが必要である．ダイヤモンドら[3]は「基本的な性に関する考え方や行動は人生の初めの10年間に形づくられ，それは大人になってからのセクシュアリティに影響を及ぼす」と述べており，大人は乳幼児のセクシュアリティの発達をポジティブに捉えながらかかわる必要がある．

フロイト
(Freud, S.)

フロイト（Freud, S.）は，人間の性欲は，思春期になって初めて活動がみられるわけではなく，乳幼児期からみられると1905年に発表している．またフロイトは，性の発達を以下のように口唇期，肛門期，男根期，潜伏期，性器期の5段階に分け，乳幼児性欲の発達を，身体の生理的発達を基盤にした快楽帯の推移との関連で示している．

口唇期

a. 口唇期：0～1歳6カ月

母乳やミルクを吸うことで口唇の快感，暖かさや満足を得ること，親に抱かれ，安心することで基本的信頼感をはぐくみ，その後の自尊心や性的感覚の基礎となる．そのためこの時期は何でも口に入れたがり，しゃぶり，吸うことで快感を得る．自己保存欲求に依存した栄養摂取として乳房を吸う行為によって得られる粘膜刺激に伴って身体的快感を追求する．

肛門期

b. 肛門期：1歳6カ月～3歳

快感の中心が肛門周辺に移り，大便の保留・貯留の後に排泄するという行為などによって，排泄のコントロールと同時に自律性を獲得し，親からの分離を好む．

男根期

c. 男根期：3～5歳

性的好奇心が大きくなり快感の中心は性器へと移行する．異性の親に強い愛着を感じ，同性の親をライバル視することもある．男児においては，異性である母親に愛着する．一方で，父親からの去勢不安のためにエディプス・コンプレックスが生じる過程である．その後，親とのかかわりのなかで次第に同性の親をモデルとして同一化・内在化し，自分の理想や社会的規範を形成するエネルギーに昇華させる．男根期の発達課題は「性同一性の自覚（性自認）」と「エディプス・コンプレックスの克服」であるといえる．

潜伏期

d. 潜伏期：学童前期

小学校での仲間とのかかわり，親や周りの大人とのかかわりによって，性役割が強化される．この時期は性的な関心や活動が休止しているようにみられる．

性器期

e. 性器期：12歳以降

口唇期・肛門期・男根期・潜伏期を経て到達する最も成熟した段階である．自らの各身体部位に向けられていた部分的なリビドーが統合され，身体的成熟とともに性器性欲が現れる．快感を性器に統一するエネルギーに燃焼させ，性衝動のエネルギーが自分以外の対象に向けられる．

(2) 思春期

学童後期からの思春期は子どもから大人への移行期であり，第二次性徴が出現し，セクシュアリティの発達でみると激動の時期といえる．

この時期にはひとりの人間としての自己，女性として，または男性としての自己の性を受け止め，自分や他人のセクシュアリティへの理解を深め，態度や行動を主体的に自己決定できる能力を育まなければならない．

第二次性徴

まず，第一にこの時期は生殖器官の急速な発達に伴い第二次性徴が発現する．生理学的・解剖学的な思春期の変化としては，女子では乳房の発達，性毛・腋毛の発生，初経発来がおこり，男子では精巣の増大，性毛・腋毛・髭の発生，射精がおこる．この第二次性徴の程度，発現時期は個人差が大きいが，そのことが正しく理解されていないと，身体の変化に敏感になり，他人と比較し，劣等感を抱え，悩みを抱えることになる．ここでは自己の身体の変化を肯定的に受け止めることができるような科学的な学習をすることが重要である．

また思春期は自己同一性（アイデンティティ）を確立する時期でもある．同性・異性との人間関係，性差や性役割の理解，親からの自立，社会的責任を学んで葛藤を抱えながらも自分とは何か，どう生きるのかを確立していく．しかし，これがうまくいかないと，無気力，無関心，不登校，自殺願望，家庭内暴力へと発展していく可能性もある．

さらに心身に急激におこる性的成熟は，心惹かれる相手に対して近づきたい，親しくなりたいという接近欲・接近欲求をもたらす．近年の若者の性行動として，若年化，カジュアル化，仲間からのプレッシャーによる性行動，二極化が特徴といわれている．性行動は若年化している一方で，人とのかかわりをもちたがらず性行動に関心を示さないグループと無防備な性行動を繰り返すグループに二極化しているといわれている．「セッ

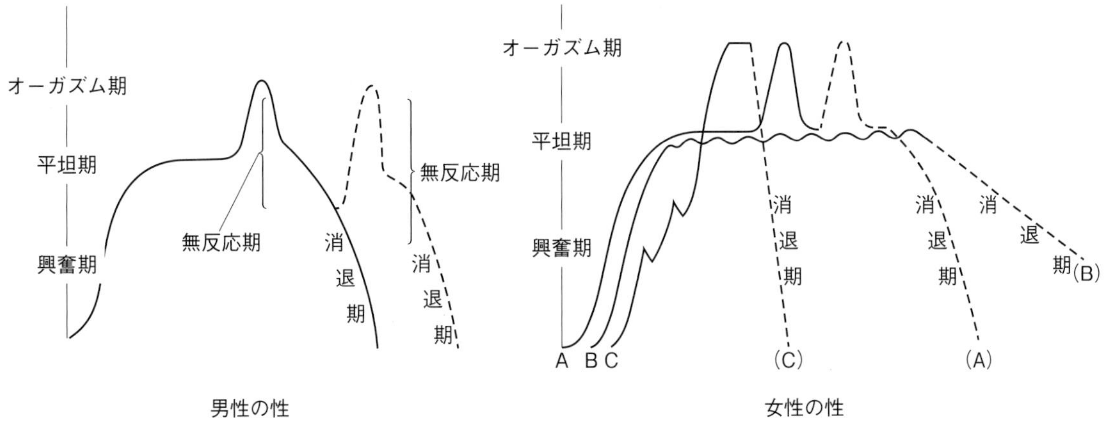

図 2-4　性交に伴う人間の性反応（文献14. pp.28-29 より）

クスなんてみんなしてる」「たいしたことじゃない」「まだ経験していないの？」などといった，仲間からの圧力（ピア・プレッシャー）や性情報の氾濫がこの無防備な性行動につながっており，思春期の妊娠，人工妊娠中絶，性感染症の蔓延の一因にもなっていると思われる．またこの時期の性行動では異性愛に関して取り上げられることが多い．本来，人が誰を性愛の対象として選ぶのか，性指向が誰に向かうのかはその人の自由であるが，この時期には同性愛など，少数派としての性指向も視野に入れておく必要がある．

(3) 成熟期

性機能が最も成熟した時期であり，ほとんどが職業人としてのアイデンティティが確立し，経済的自立を図る．それによって多くはパートナーとの親密な関係を築き，性行動が最も活発化する．

興奮期
平坦期
オーガズム（絶頂期）
消退期

マスターズ（Masters, W.H.）とジョンソン（Johnson, V.E.）は人間の性行為中におこる身体の変化を観察して報告し[14)]，進行順に興奮期，平坦期，オーガズム（絶頂期），消退期の4段階に分けて説明している（**図2-4**）．そのなかで男女のオーガズムの違いは，男性には射精という確実な反応がおこり，比較的単一の反応を示すのに対して，女性は膣や子宮を取り巻く筋肉系や全身の筋肉のけいれんなどがおこり，大きく3つの異なる性反応を示す．しかし，性反応の過程は性差だけではなく，年齢やその日の体調や気分などによっても異なる．また生理的な反応だけでなく，心理的な反応も複雑に絡み合っており，そこには互いの関係性が大きく影響しあうものと考えられる．

この時期，多くは人生のパートナーと親密な関係を築き，子どもを産み育てるという役割が求められており，性の生殖性についてどのような意味をもつのか考えるときでもある．結婚か（事実婚も含めて）独身か，結婚するなら仕事と家庭のバランスをどうとるのか，結婚するとしても子どもをもつ生き方を選択するのかどうかなど，どのようなライフスタイルを選ぶのかを選択をする必要がある．また望まない妊娠と人工妊娠中絶，避妊法の選択，不妊症の問題，性感染症の問題など，この時期はセクシュアリティに関する大きな課題と対峙する時期でもある．

(4) 更年期・老年期

更年期では性ホルモンの分泌低下により，性に関する不調がみられる人が多く，心身のアンバランスは女性だけに限定したものではない．この時期のセクシュアリティは生殖性の意義は小さくなり快楽性やコミュニケーションとしての意義が大きくなる．

女性では50歳前後に閉経（12カ月以上無月経の状態）する人が最も多いので，その前後5年の45～55歳ごろを更年期と呼ぶ．女性ホルモン分泌低下に伴い，性腺刺激ホルモンの分泌が増加して自律神経の失調を招き，のぼせや発汗などのさまざまな不定愁訴症状が発現する．またこの時期は子どもの自立やパートナーとの関係性の見直しなど女性性が大きく揺らぐ時でもある．

男性は性周期がないので女性ほど激しい変化はみられないが，男性ホルモンの緩やかな減少により，身体的・心理的変化があるが，その変化を男性更年期として自覚する人は少ない．最も顕著な症状は勃起障害であるが，これはこの時期発症しやすい糖尿病や脳血管障害との関連や仕事による疲労やストレスの影響もあり，個人差が大きい．いずれにしてもこの時期はもうすぐ訪れる老年期を見据えながら，パートナーとの関係性の再確認が必要である．

老年期は，加齢によって性ホルモンが減退し，性欲や性行動の衰退を招くことは事実である．これに「老人のセクシュアリティなんて」という家族や社会の無理解や偏見，本人の身体の不自由や慢性疾病が絡んで，老年期の性欲や性行動の充足は困難になっている．しかし，性は生きる意欲，豊かな生活実現へのエッセンスとして，超高齢社会におけるセクシュアリティの意義を考えなければならない．

4）セクシュアリティへの対応

これまで性の捉え方，セクシュアリティの意義と発達について述べてきた．これらを踏まえたうえで，われわれ医療者は対象のセクシュアリティにどのように対応したらよいかについて考えてみたい．

(1) 個人のセクシュアリティを尊重し，多様性を受け入れる

ICD-10
国際疾病分類第10版

これまで半陰陽（インターセックス），同性愛，性同一性障害などマイノリティ（少数者）の性について医療現場では「異常」との認識がされてきた時代もあったが，1994年にICD-10（International Statistical Classification of Diseases and Related Health Problems；国際疾病分類第10版）[15,16]において「同性愛はいかなる意味でも治療の対象とはならない」と宣言されたように，半陰陽（インターセックス），同性愛，性同一性障害も当事者のセクシュアリティを尊重し，支持する方向へと変わってきている．医療場面だけでなく個人のセクシュアリティはその発達段階や意義からみても多様であり，個人のセクシュアリティは尊重されなければならない．そのため，われわれはセクシュアリティに関する知識を深め，情報を集め，広く社会に発信する役割もある．

(2) 自己のセクシュアリティを知る

性は個人の問題であり，個人の価値観によって行動は異なるが，われわれは自分と違うセクシュアリティをもつものに対して，理解できないばかりではなく，不快，嫌悪，差別の感情を抱きやすい．しかし，他者のセクシュアリティを理解するためには自分自身のセクシュアリティと向きあうことが有用である．自分の生物学的・心理社会的な性別は？　これまで同性に魅力を感じたことは？　なぜ異性愛なのか？　などのような問いかけのなかから，性は必ずしも論理的に説明できないものであることがわかるかもし

れない．また他者のセクシュアリティへのネガティブな反応は，自分自身の問題に由来する可能性があると気づくかもしれない．自己のセクシュアリティを知ることは，他者のセクシュアリティが多様であることの理解につながるであろう．

(3) 性に関する秘密の保持

スティグマ

われわれ医療者は対象者のケアを通して知り得た情報に関して，秘密を保持することは重要な責任である．特に性については社会的なスティグマがあるので注意が必要である．時として治療上のジレンマを引きおこすことがあるが，その場合は対象の不利益にならないかどうかによって，当事者の同意を得て医療者間で情報を共有することもある．

(4) 医療場面における性的問題を理解する

セクシュアリティに影響する以下の要因について，われわれは知っておく必要がある．

a. 疾病・障害がセクシュアリティに及ぼす影響

・生殖器の器質的，機能的障害による性交障害：
　子宮内膜症，膣炎，陰茎がん，亀頭炎などによる性交回避

・疾病に起因する性的言動：
　統合失調症の症状としての性的幻覚・妄想

・疾病による性欲減退・亢進：
　糖尿病，甲状腺機能低下，抑うつによる性欲減退，躁状態による性行動の活発化

・疾病に対する不安による性行動抑制：
　がんや心筋梗塞，乳がんなどによって，性行動への不安や恐怖があり，性行動が抑制される

・障害者（児）の性的問題行動：
　コミュニケーション障害や社会的マナー欠如による性的問題行動

b. 治療がセクシュアリティに及ぼす影響

・手術・放射線治療，化学療法による全身衰弱：
　治療により全身の衰弱が進み，性への関心や性欲が減退する

・生殖器官摘出による性交障害：
　陰茎や膣などの摘出により性行為における機能障害
　女性性・男性性のシンボル臓器（子宮，卵巣，睾丸）の喪失による性生活の退行

・性ホルモン分泌器官摘出および機能障害：
　卵巣摘出や放射線治療後の人工的閉経による性的機能障害

・治療によるボディイメージの変化や機能障害に伴う問題：
　視覚，嗅覚は性的快・不快に影響を与える．ストーマ造設によるボディイメージの変化や臭気の問題は，当事者やパートナーのセクシュアリティに影響を与えることがある．

・治療薬の影響：
　血圧降下剤，抗うつ剤，精神安定剤は性欲を低下させる作用がある

c. 入院がセクシュアリティに及ぼす影響

・入院が長期間に及ぶと心理面，社会面，セクシュアリティに影響を及ぼし，本人やパートナーの性的不安や性的欲求が充足されない状況となり，さまざまな性的問題が引きおこされることがある．逆に性機能に影響のない患者の場合，入院というプ

ライバシーが確保されない環境において，性的欲求が充足されない状況がおこる．

5）性に関する精神健康問題

(1) 歴史的背景

精神医学のなかでは，性に関する健康問題について以前より扱われている．諏訪望による「最新精神医学」(南江堂，1989年）では，性倒錯として，性欲の対象の異常（獣姦，動物嗜愛，小児嗜愛，死体嗜愛，フェティシズム）と性欲満足の行為異常として加虐嗜愛（サディズム），被加虐嗜愛（マゾヒズム），露出症，窃視症をあげ，必ずしも異常人格者にみられるとは限らないと述べている．このように，性に関する健康問題について，性欲対象あるいは性欲満足の行為の異常であり，精神鑑定あるいは性犯罪との関連が重

DSM

視されていた．しかし，ICDやDSM（Diagnostic and Statistical Manual of Mental Disorders；精神疾患の診断・統計マニュアル）といった診断システムが登場し，性の健康問題についてはより広範囲の精神障害として捉えられるようになった．また，かつて同性愛は「精神障害の分類と診断の手引」(DSM-I)（1952年）において，精神障害とみなされ，社会病質人格障害の章で「性的逸脱」とされたが，DSM-III-R（1987年），ICD-10（1993年）以降，精神医学診断のカテゴリではなくなり，医療の枠組みを外れた．

(2) ICD-10における性に関する健康問題

DSM-5

表2-2にICD-10[15,16]とDSM-5[17]の対比を示す．ICD-10における性に関する健康問題は，F5の「生理的障害および身体的要因に関連した行動症候群」とF6の「成人のパーソナリティおよび行動の障害」に分類されている．F5で扱われるものの多くは，性機能に関する機能障害が主体である．また，F6に含まれるものは，性同一性（性別違和）と性志向に関する問題が主である．

(3) 性同一性障害（DSM-5では性別違和）

a. 定義

1980年DSM-IIIに初めて医学的診断カテゴリとして「性同一性障害」が登場した．性同一性障害は，生物学的性別と性役割および性別意識（性の自己意識，性自認）が一致しないことが特徴である[18]．その診断では，自らの生物学的性別と反対の性の性別意識をもつ性転換症，それが小児期に認められる場合に診断される小児期の性同一性障害，一時的にでも異性に成り代わることを求めて異性装が行われる両性役割服装倒錯症が区別される必要がある．ただし性同一性障害では，性別違和感や性同一性の乏しさ・強さの程度がさまざまであることに注意が必要である．生物学的性別が女性で，性の自己意識が男性である事例をFtM（Female to Male），生物学的性別が男性で，性の自己意識が女性である事例をMtF（Male to Female）と表記する．

FtM（Female to Male）

MtF（Male to Female）

b. 原因

性別決定遺伝子のSRY遺伝子はY染色体の上にあり，発生学的には受精卵ができた段階では，ミューラー管も，ウォルフ管ももつ状態である．XY遺伝子の場合，受精後8週ごろからSRY遺伝子が働き，男性ホルモンのテストステロンの大量分泌を始めると，ウォルフ管が分化し，ミューラー管が退化し，男性性器が形成される．XX遺伝子の場合，SRY遺伝子がないため，10週ごろに，男性ホルモン分泌がおこらず，ミューラー管が

表 2-2　ICD-10 と DSM-5 における性に関する健康問題

ICD-10	DSM-5
F5 生理的障害および身体的要因に関連した行動症候群	
F52　性機能不全，器質性の障害あるいは疾患によらないもの	13　性機能不全群
F52. 0　性欲欠如あるいは性欲喪失	男性の性欲低下障害
F52. 1　性の嫌悪および性の喜びの欠如	
F52. 2　性器反応不全	勃起障害 女性の性的関心・興奮障害
F52. 3　オルガズム機能不全	射精遅延 女性オルガズム障害
F52. 4　早漏	早漏
F52. 5　非器質性腟けいれん	
F52. 6　非器質性性交疼痛症	性器-骨盤痛・挿入障害
F52. 7　過剰性欲	
F52. 8　他の性機能不全，器質性障害あるいは疾患によらないもの	他の特定される性機能不全
F52. 9　特定不能の性機能障害，器質性障害あるいは疾患によらないもの	特定不能の性機能不全
F6　成人のパーソナリティおよび行動の障害	
F64　性同一性障害	14　性別違和
F64. 0　性転換症	青年および成人の性別違和
F64. 1　両性役割服装倒錯症	
F64. 2　小児（児童）期の性同一性障害	子どもの性別違和
F64. 8　他の性同一性障害	他の特定される性別違和
F64. 9　性同一性障害，特定不能のもの	特定不能の性別違和
F65　性嗜好障害	19　パラフィリア障害群
F65. 0　フェティシズム	フェティシズム障害
F65. 1　フェティシズム的服装倒錯症	異性装障害
F65. 2　露出症	露出障害
F65. 3　窃視症	窃視障害
F65. 4　小児性愛	小児性愛障害
F65. 5　サドマゾヒズム	性的サディズム障害 性的マゾヒズム障害
F65. 6　性嗜好の多重障害	
F65. 8　他の性嗜好障害	窃触障害 他の特定されるパラフィリア障害
F65. 9　性嗜好障害，特定不能のもの	特定不能のパラフィリア障害
F66　性の発達と方向づけに関連した心理および行動の障害	
F66. 0　性成熟障害	
F66. 1　自我異和的な性の方向づけ	
F66. 2　性関係障害	
F66. 8　他の心理的性発達障害	
F66. 9　心理的性発達障害，特定不能のもの	

発達して女性性器が形成される．その後，20週以降のアンドロゲンシャワーによって神経系の分化・発達の過程で性差が形成され男性，女性の脳がつくられると考えられる．性同一性障害の病因はまだ解明されていないが，この受精卵から胎児になるまでの発生過程での「アンドロゲンシャワー」に関係しているという説がある．

c. 疫学（有病率）

これまで外来紹介患者，受診者などからの推計がなされている．出生時男性の有病率は0.05～0.014%，出生時女性の有病率は0.002～0.003%とされている．また小児においては，出生時が男性と女性の割合は2：1から4.5：1である．青年期はほぼ同じ割合であるが，成人期には出生時が男性と女性の割合は，1：1から6.1：1である．日本は1：2.2，ポーランドは1：3.4と出生時女性の割合が高いことが報告されている[17]．ただし，性別違和感をもつすべてが医療機関を受診するわけではないため，過小評価されている可能性がある．

d. 性同一性障害者の苦悩

性同一性障害を抱える者は，さまざまな時期・場面で多くの苦悩を感じている．幼小児期から性別違和感をもつ当事者は，親や学校といった周囲から期待される男性または女性としての像と自分が望む像の乖離に悩む．学校では，制服の着用やトイレの使用，友人関係，修学旅行などの団体での行事など学校内外で困難さを感じる．第二次性徴が始まると，その身体的変化に困惑し，自分が男性または女性であることを否応なしに認識させられるため，葛藤を抱える．このような葛藤を相談することも躊躇され，適切な支援を受けることもできず，不登校や抑うつ・不安といった2次的な精神健康問題が引きおこされる場合もある．就職に際しても履歴書の作成に苦労し，社会に出てからも，周囲からの結婚・妊娠のプレッシャーや，組織のなかでの性別に関連した役割を求められ苦悩する．性別移行を行えば，容姿や社会の受け入れで悩むことになる．社会的に自分の望む性として変更してもなお，自分はいわゆるイミテーションではないかと感じることがある．

性同一性障害の診断と治療に関するガイドライン

e. 性同一性障害の診断と治療に関するガイドライン

性同一性障害の1960年代までの，心の性別を身体の性別に一致させる心理的性別変更の試みの多くは，失敗に終わっていた．そのような折，外科技術や内分泌学の進展を背景に，身体の性別を心の性別に一致させるという考えを，ベンジャミン（Benjamin, H.）が提唱した．

わが国では日本精神神経学会・性同一性障害に関する特別委員会において，1997年5月「性同一性障害に関する答申と提言」のなかで「性同一性障害に関する診断と治療のガイドライン」（初版）を公表した．その後改訂を重ね，第4版（2012年）[19]では，若年層での受診者の問題に対する第二次性徴抑制ホルモンによる治療やホルモン療法開始年齢の引き下げへの対応が追加された（**図2-5**）．

f. 性同一性障害の治療

（ア）精神科領域の治療

精神科医による性同一性障害の診断が確定しているか，確定する前であってもジェンダー・アイデンティティに関連する問題があり，当事者自らが治療を希望する場合には，以下の治療を開始することができる．

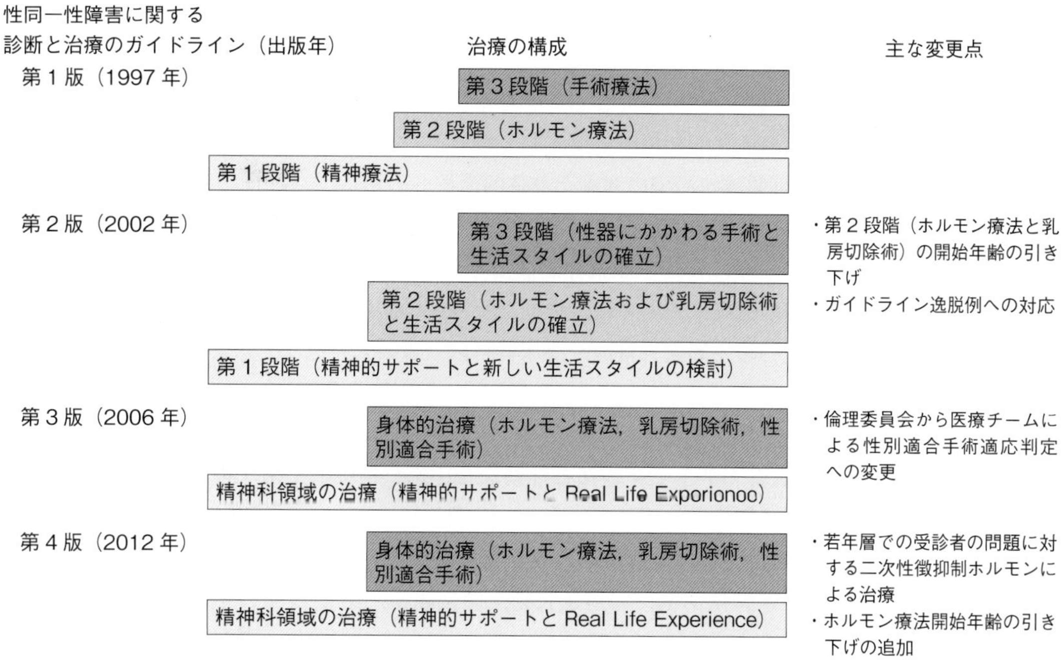

図2-5　性同一性障害に関する診断と治療のガイドラインの改訂の推移

i）精神的サポート（現病歴の聴取と共感および支持）

性同一性の問題を抱えた者は，これまでの生活史のなかで，精神的，社会的，身体的にさまざまな苦痛を受けてきている．このため，治療者は十分な時間をかけて，また注意を傾けて聞き，受容的・支持的かつ共感的に理解しようと努めるべきである．

ii）カムアウトの検討

性同一性の問題について，仮に家族や職場にカムアウト（同性愛や性同一性障害の公表）を行う場合，現在の状況で行ったほうがよいかどうかをはじめ，カムアウトの範囲や方法，タイミングなどについて検討する．必要に応じて，家族面接で理解と協力を求めたり，職場や産業医などとの連携をとったりするなどの方法も検討すべきであろう．また学生の場合は，学校関係者との連携をとるほうがよい場合も多く，特に若年者では家族も動揺することがあり，家族へのケアも必要となることがある．

実生活経験（Real Life Experience：RLE）

iii）実生活経験（Real Life Experience：RLE）

自分が望む性別での生活実現に向けた準備や環境づくりを行う．生活場面でどのような困難があるか，希望する生活を揺るぎなく継続できるかを明らかにする．身体的治療を希望する当事者に対しては，身体的治療を行った際におこりうる種々の変化とその対応を検討する．

RLEを行うなかで，今後の現実的な見通しや将来に向けた目標を検討する．必ずしも生活全般にわたって行う必要はなく，周囲との関係に悪影響を及ぼさない範囲（例えば，自宅内からはじめ，学校や職場以外，休日の外出時など）でもよい．2次的な精神健康問題を引きおこすことがないよう，また本人の適応能力や周囲の許容範囲を超えないように細心の注意を払う必要がある．

iv）精神的安定の確認

性同一性障害に対する治療においては，さまざまな状況やその変化に対して，精神的に安定して現実的に対処できることを確認する．うつ病などの精神科的併存症がある場合には，その併存症の治療を優先して行う．

v）精神科領域の治療の評価と身体的治療への移行

上記の精神科領域の治療を継続した後，当事者が身体的治療への移行を希望する場合は，身体的治療に移行する条件が満たされるかどうかを医療チームにおいて判断する．医療チームの構成については，性同一性障害の診断と治療について十分な知識と経験をもった精神科医，形成外科医，泌尿器科医，産婦人科医などによって構成される．

ホルモン療法

乳房切除

性別適合手術（Sex Reassignment Surgery；SRS）

（イ）身体的治療〔ホルモン療法，乳房切除，性別適合手術（Sex Reassignment Surgery；SRS)〕

MtF の場合：ホルモン療法と性別適合手術（精巣摘出術，陰茎切除術と造腟術および外陰部形成術）のいずれか，あるいはそのすべて．

FtM の場合：ホルモン療法と乳房切除術および性別適合手術（第1段階の手術—卵巣摘出術，子宮摘出術，尿道延長術，膣閉鎖術，第2段階の手術—陰茎形成術）のいずれか，あるいはそのすべて．

どの治療をどのような順番で行うかを検討する．ただし，身体的治療の後も精神科領域の治療は継続される．

（宮原春美，中根秀之）

《文　献》

1）針間克己：セクシュアリティの概念．公衆衛生，**64(3)**：148，2000.
2）日本性教育協会編集：現代性教育研究創刊号．1972.
3）Diamond, M., Karen, A.：Sexual Decisions. Little Brown and Company, 1980／田草川真由美訳：人間の性とは何か．小学館，1984.
4）黒田裕子：セクシュアリティ．「医学大辞典」．伊藤正男・他編，第2版，p.1581，医学書院，2009.
5）三木佳子・他：我が国の保健医療領域におけるセクシュアリティの概念分析．日本看護科学学会誌，**33(2)**：70-79，2013.
6）古市剛史：性の進化，ヒトの進化．朝日新聞社，1999.
7）河合　蘭：出生前診断．朝日新聞社，2015.
8）高田晋吾：男性ホルモンから見た性差．診断と治療，**98(7)**：1099-1104，2010.
9）村瀬幸浩：最新版セクソロジー・ノート．十月舎，2004.
10）沼崎一郎：気づきと目覚めのジェンダー．看護教育，**51(9)**：825-829，2010.
11）橋本秀雄：男でもない女でもない性　完全版．青弓社，2004.
12）新井康允：脳から見た男と女．講談社，1990.
13）ジョン・マネー，パトリシア・タッカー／朝山新一訳：性の署名—問い直される男と女の意味—．人文書院，1979.
14）マスターズ，W.H.，ジョンソン，V.E.／謝国権，ロバート竜岡訳：人間の性反応．池田書店，1980.
15）融　道男・他訳：ICD-10 精神および行動の障害—臨床記述と診断ガイドライン．新訂版，医学書院，2005.
16）中根允文・他訳：ICD-10 精神および行動の障害-DCR 研究用診断基準．新訂版，医学書院，2008.
17）日本精神神経学会監修，髙橋三郎・他訳：DSM-5 精神疾患の診断・統計マニュアル．医学書院，2014.
18）山内俊雄：性同一性障害の基礎と臨床．新興医学出版社，2004.
19）日本精神神経学会・性同一性障害に関する委員会：性同一性障害に関する診断と治療のガイドライン（第4版）．精神神経学雑誌，**114(11)**：1250-1266，2012.

第 3 章

生活の場とクライシス（精神的危機）

1 クライシスとはなにか

WHO の憲章に「健康とは身体的にも精神的にも社会的にも完全によい状態を意味するものであって，ただ単に病気や虚弱でないというだけではない」と述べられている．精神医学の分野でも精神疾患を扱うだけではなく，健康科学や心身医学の基礎科学として，より健康な生活への寄与が求められている．精神的に健康な状態とは，個人が家庭や社会のなかで生活を楽しみ，新しい可能性にチャレンジし，よりよい適応の状態を保てることと考えられる．

クライシス（精神的危機）

ここでは精神的健康に影響を与える心理的ストレスと，それによって生じる可能性のあるクライシス（精神的危機）について述べる．心理的ストレスとそれによる心理的・身体的反応を知り，その対処法を考えようというのが危機介入である．

●ストレスとレジリエンス

ストレス
レジリエンス

すでにストレスは日常用語として定着しているが，レジリエンスはまだなじみが薄い．両方とも物理学用語であり，前者が「外力による物体の歪み」，後者は「それに対する反発・復元力」の意味で使われてきた．つまりストレスとレジリエンスは本来分けて論じることのできない表裏一体の物理現象を説明する用語であった．

ストレス脆弱説
脆弱性
ホメオスタシス（恒常性）
コーピング（対処行動）

ストレスの概念については，早くから精神医学や心身医学に導入され，ストレス脆弱説により個体側の問題（脆弱性）に精神疾患や精神障害の原因を求め，それに対して薬物療法や環境調整などを中心に治療が行われてきたことにおいて重要な役割を果たしてきた．ストレスが個体の脆弱性に対して相対的に小さいときは，ホメオスタシス（恒常性：身体や精神の状態を一定に保とうとすること）の原理が働き，バランスを保った状態で，外見的には特に変わりなくみえる．しかし，個体の脆弱性に対してストレスが相対的に大きく，長期間続いてホメオスタシスを保てなくなると，破綻して病的状態を呈するようになる（**図 3-1**）．先に述べた精神的健康という意味は，心理的にホメオスタシスが保たれている状態ともいえるが，それには個体の脆弱性に応じたストレスに対するコーピング（対処行動）を要する．

一方，レジリエンスの概念[1]は，1970 年代に小児精神医学や発達心理学の分野で，

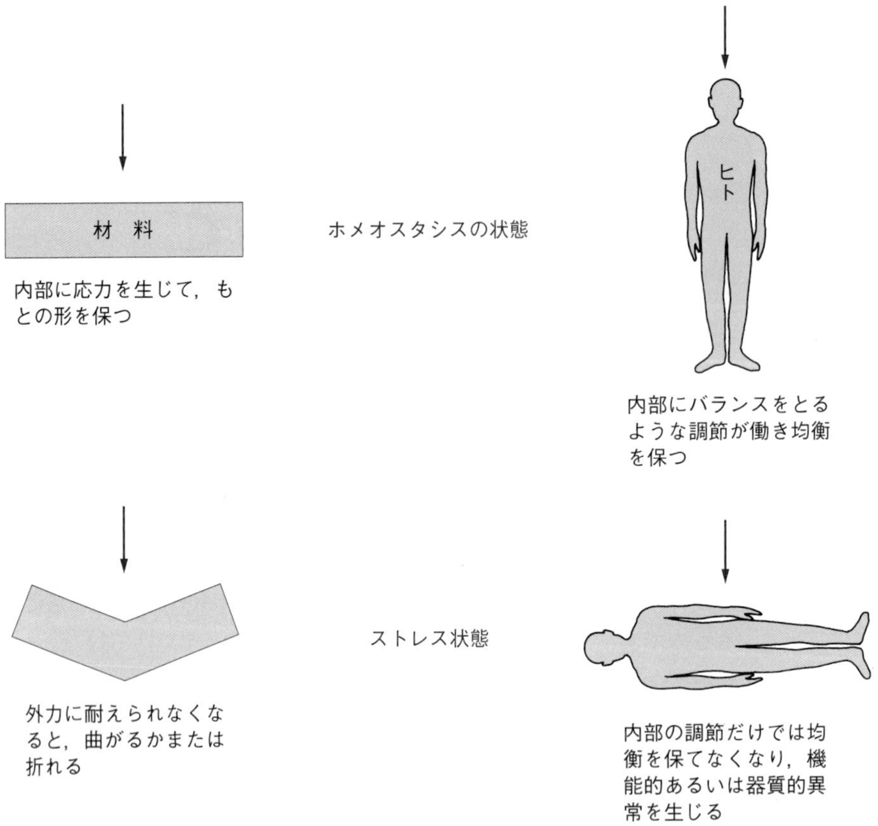

図3-1　ストレスの影響

虐待
トラウマ

リスクに対する早期介入のための基礎研究として，逆境や虐待などのトラウマにさらされた子どものなかに精神障害に至る者とそうならない者が存在し，後者の特性や属性に対して関心が向けられて導入された．1980年代には主として心理学の領域でこの概念は発展していったが，精神医学においても精神疾患に対する防御因子と抵抗力を意味する概念として成人の精神医学にも導入され，その後レジリエンスという用語はさまざまな意味を込めて使われた．

現在それは，防御因子と回復の力動的過程の2つの意味に使用されている[2]．防御因子は，①生物学的次元とパーソナリティの次元からなる個人特性のものと，②家族，社会などの集団特性のものに大別される．例えば，①では認知機能の発達に問題がなく「他人と良好な関係を結ぶ力がある」というパーソナリティの特性，②では養育的な家庭環境や充実した社会資源というような特性があげられる．一方，回復の力動的過程は，脆弱性やストレスを包摂する概念であり，人間が侵襲を被るという受動的な体験によるストレスによりホメオスタシスが崩れ，病的な状態となったとき，これを乗り越え，新たな主体を生み出す能動的な振る舞いの過程を指している．

またレジリエンスは，防御因子と回復の力動過程の両方とも固定したものではなく発達過程に伴って変化すると考えられている．

表 3-1 ホームズらによる変化に適応するためのストレス[3]

順位	ライフイベント	LCU	順位	ライフイベント	LCU
1	配偶者の死亡	100	23	子どもが家を離れる	29
2	離婚	73	24	法律上のトラブル	29
3	別居	65	25	特別な成功	28
4	留置所拘留	63	26	妻が働き始めるか，仕事を辞める	26
5	家族の死亡	63	27	学校に行き始めるか，学校を辞める	26
6	自分の病気・けが	53	28	生活状況の変化	25
7	結婚	50	29	個人的な習慣の変更	24
8	解雇される	47	30	上司とのトラブル	23
9	夫婦の和解	45	31	労働時間や労働条件の変化	20
10	退職	45	32	住居を変わる	20
11	家族の病気	44	33	学校を変わる	20
12	妊娠	40	34	レクリエーションの変化	19
13	性的困難	39	35	教会活動の変化	19
14	新たな家族が増える	39	36	社会活動の変化	18
15	職業上の再適応	39	37	1 万ドル以下の借金	17
16	経済状態の悪化	38	38	睡眠習慣の変化	16
17	親友の死亡	37	39	家族団らんの回数の変化	15
18	違う仕事への配置替え	36	40	食習慣の変化	15
19	配偶者とのトラブル	36	41	休暇	13
20	1 万ドル以上の借金	36	42	クリスマス	12
21	担保物件の請戻し権の喪失	30	43	ちょっとした違反行為	11
22	仕事上の責任の変化	29			

LCU；life change unit value（生活変化単位値）
1 年間の LCU 合計 150-199 軽度ライフ・クライシス
200-299 中等度ライフ・クライシス
300 以上 重度ライフ・クライシス

●ライフイベント

ライフイベント
対象喪失
喪失体験

ホームズ（Holmes, T.H.）らは米国社会で，心理的ストレスを受けたときにそれから立ち直って再適応した状態になるのにどの程度の力が必要かという質問による調査研究を行い，ストレスの大きさを数値化して表した（**表 3-1**）[3]．この内容をみてみると，結婚や退職，妊娠，新たな家族が増えるなどの，人生において誰でもそれぞれの時期に経験する内容（成長に伴うもの）と，死，解雇，法律上のトラブルなどいつ経験するかはわからないが，いつか経験する可能性のある内容（状況に伴うもの）の 2 つに分けられる．この 2 つをまとめてライフイベントと呼ぶ．これらのライフイベントは通常の生活をしている個人におこり，心理的ストレスとなり，場合によってはクライシスを引きおこす．死亡や離婚，病気，退職などは明らかな対象喪失であり，心理的ストレスとなることはわかりやすいが，結婚，新たな家族など，本来うれしい出来事も心理的ストレスになっている．これも今までの慣れた家庭，人間，社会環境や役割を手放すという意味で対象喪失であり，ライフイベントの大部分は喪失体験と考えることができる[4]．

対象には外的対象と内的対象がある．外的対象を喪失する体験の代表例は最愛の人との死別であり，他者も共感しやすいものである．それに比べて内的対象を喪失する体験は他者の共感を得られない場合がある．結婚や出産，昇進など外的には喪失体験とは思えないことも本人にとってはそれまでの自己感や自己イメージという内的対象を無意識

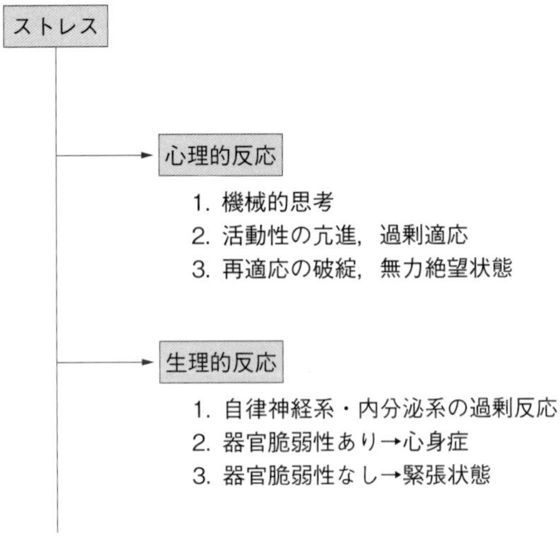

図3-2　心身症の症状形成（文献5より）

対象関係
パーソナリティ
認知機能
発達障害

に喪失する体験といえる．自己（主体）と対象の関係（対象関係）はその人に固有のものであり，意識的にも無意識的にも主観的な意味が与えられているため，客観的な基準で量的に扱えない側面が大きい．あるクライシスの状況がその人にとってどういう意味があるか考えるとき，パーソナリティや認知機能の発達などの問題も重要であり，幼少時の被虐待体験や発達障害などが背景にある場合がその例としてあげられる．これはレジリエンスの概念とも関連している．

●クライシスとは

心身症

クライシスとは，心理的ストレスが原因となっておこる心理的・精神的問題，精神不安定・不均衡である．各種ストレスが原因となって変化がおこっても，それが心理的・精神的なものとして認知されず身体的変化のほうに向いてしまえば心身症となって現れる（**図3-2**）[5)]．心理的なものとして体験されると，不安や緊張という感情変化を引きおこす．そしてこの感情変化がある一定以上に大きくなれば思考や行動に影響を与え，社会生活や日常生活が損なわれることになる．この状態をクライシス（精神的危機）という．

通常，心理的ストレスは絶えず生じており，何らかの感情変化はその都度おこっている．しかし，大部分の心理的ストレスは以前の経験の有無にかかわらず過去に試みたストレスへの対処法を適用して解決を図り，クライシスにまで至ることなく収まっていくが，これはレジリエンス概念の防御因子に関連する．しかし，その心理的ストレスが大きく，今までの解決方法では対処できないとき，クライシスとなって現れる．そして，場合によっては精神的破綻や崩壊という，精神科的治療を要する深刻な状態に至ることもあり，その治療において従来の脆弱性モデルでは薬物療法や心理教育，環境調整などを中心に行われてきたが，今後はそれに加えてレジリエンスモデルにより主体が回復する力動的過程を阻害せず促進するアプローチの開発が期待されている．

表 3-2 クライシスの分類[6)]

内的成長に伴う危機（発達危機）	乳児期，幼児期，学童期，思春期，若成年期，成年期，中年期，老年期，結婚，親子関係，転職，退職，末子が家を離れる，閉経
状況的危機	重要な人の死，身体・精神疾患，失業，離婚，未熟児や障害児の出産
社会的危機	洪水，火事，戦争，地震，市民暴動，火山の爆発，核汚染，暴力的犯罪

●クライシスの分類

ハーバー（Haber, J.）らによればクライシスを次の 3 つに分類している（**表 3-2**）[6)]．

①内的成長に伴う危機（発達危機）

②状況的危機

③社会的危機

これらの危機は単独でおこることも，いくつかの危機が同時におこることもあり，むしろ内的成長に伴う危機以外は重なっておこることが多いともいえる．

1）内的成長に伴う危機（発達危機）

内的成長に伴う危機は発達危機とも呼ばれ，精神発達段階に伴っておこるものである．人は生まれてから一生変化を続ける．身体的のみならず，心理的，社会的変化を伴っている．社会的変化は主として年代ごとに期待される役割の変化ともいえる．したがってライフサイクルから予測でき，誰でも人生のある時期に経験する事柄である．幼児期，思春期，老年期などに特有の危機として，一部は力動精神医学の考えのなかで広く知られている．おこってくる危機をうまく切り抜けられるかどうかや，危機となっても小さな程度に抑えられるかどうかは以下の要因が関与している．

①それまでの成長の危機を無事に切り抜けてきたかどうか

②新しい役割をどう果たすかの例になる適当なモデルが身近に存在するかどうか

③新しい役割を果たすのに相談できて助言してくれる人間関係やシステムが周囲にあるかどうか

④周囲の人が新しい行動を受け入れてくれるかどうか

成長に伴う危機はほとんどの人が経験し，その解決を図っていく．この成長に伴う危機は先に述べたように，人生のある時期に役割変化として現れるので予測可能で，取り込むべきモデルも多い．したがって各段階でのクライシスを切り抜けていくことは，今後の成長危機や他の危機にも解決能力（一種のレジリエンス）を高めるものと考えられる．以前の社会では，実際の年齢と社会のなかで期待される役割が固定しており，役割モデルや，相談にのる先輩，親などが揃っており，本人も周囲も自然にこの危機を乗り越えられた．現代は価値観の多様化という言葉で表されるように，本人の目指すもの，周囲の期待するものが決して一様ではなく，危機に陥りやすい状況となっている．

2）状況的危機

状況的危機とは誰しも経験する可能性が高いものであるが，成長に伴う危機のようには予測できないもので，喪失体験や健康の障害などが含まれる．

ライフイベントの項で述べたように，配偶者の死で代表される喪失体験は心理的ストレスのなかでも大きいもので，予測できない点とその大きさの両方でライフスタイルを急変させ，解決のできない問題を抱えさせることになり，危機を引きおこしやすいものである．ライフスタイルの急変は，家庭環境や役割変化など二次的に広がるストレスをつくり出す．その具体的内容は**表 3-2** に示してあるが，小此木による対象喪失の分類により再分類すると，以下のようにもまとめられる[4)]．

①愛情や依存の対象の喪失（死，別離，失恋）

②暮らし慣れた社会的環境や役割からの別れ（転居，昇進，転勤，転校）

③自己価値（社会的名誉，職業上の誇りと自信，自己像）が損なわれる，または低下

④自己の所有物の喪失

⑤病気などによる身体器官の喪失，身体機能の障害，身体自己像の損傷

現代は，単身者の増加や核家族化などにより家庭の機能が低下してきていること，および産業構造・社会システムの変化，特に雇用の形態が変わり，非正規雇用の人が増えていること，高度情報化社会の到来により経済・情報格差が生じてきていることなど，多くの人が生活や将来に不安をもつようになってきており，状況的危機が生じやすくなっている．

3）社会的危機

社会的危機とは，めったにおこらないがいったんおこれば多くの喪失や広範な環境の変化を伴うものであり，予期できない危機である．火事，洪水，火山の爆発，地震のような自然災害，戦争や暴動などの国家的大惨事，社会的犯罪が含まれる．個人の通常の生活のなかでは普通にはおこらない．おこったときは，ストレスは他に比較できないほど大きなものになる．社会的危機を引きおこすような大きな心理的ストレスがおこったとき，その反応は衝撃，退却，心的外傷後という順に重なり合いながら経過していくとされる．

従来，日本は治安をはじめ災害対策にも優れており安全だと思われてきたが，各地での相次ぐ自然災害，破壊的なテロ行為などの社会的犯罪，少年による凶悪犯罪，ストーカー犯罪などが多発し，安全神話が崩れ，危機管理や被害者の精神的問題に注目が集まりはじめていた．そして 2011 年 3 月 11 日に東日本大震災がおこり，数え切れない対象喪失と絶望，放射能という目に見えない恐怖などを，映像を通して全国民が目の当たりにするという経験を共有した．今後も，東海・東南海・南海大震災が 21 世紀の前半にもおこる可能性があること，世界的な規模でのテロに日本も巻き込まれる可能性があることなど，社会的危機に遭遇する危険が増大している．

また現在では社会的危機によるクライシス問題の研究から，被害者はもちろん災害救助者などにもストレス性障害が出ることが明らかにされ，その後も長期間続く心的外傷後ストレス障害（PTSD）が問題となっている．

心的外傷後ストレス障害（PTSD）

●クライシスの発生と経過

先に述べたようにクライシスは喪失を体験するときにおこりやすい．ハーパーらは，喪失以外に，変化，チャレンジという言葉で分類している．変化とは転居，卒業，就職，

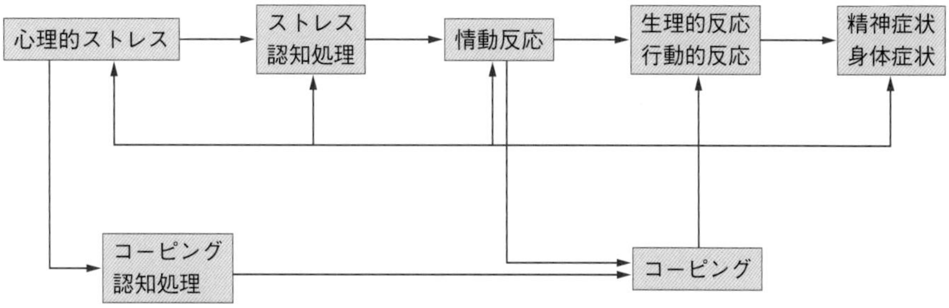

図 3-3 心理的ストレス反応の過程（文献 7. p.50 より）

結婚，子どもができることなどを指し，チャレンジは昇進や転職などを指しているが，これらも前述したように対象喪失と理解できる．クライシスの原因となるストレスはひとつずつおこるとは限らない．ひとつのストレスが発生したときに，同時にいくつものストレスが発生することも多い．田舎に年老いた両親を残し，都会に核家族で住む家族に片親の死亡という喪失がおこったとき，残されたもう一方の親を引き取っての介護，職替え，転勤，田舎への転居など，いくつものストレスが引き続いておこることも多い．クライシスとなりうるストレスがおこったとき，健康な人間がとる反応について矢富は次のように述べている（**図 3-3**）[7]．

「心理的ストレスを自覚したとき，そのストレスが個人にとって重要であるか，意味があるかの認知処理がなされている．重要でない，あるいはその人にとって意味がないと認知されれば，その個人にとっては，もはやストレスとはならない．重要と認知されれば心理的な覚醒度が高まり，そのストレスがその人にとって有害なものであればあるほど情動反応が強くおこる．同時に対処行動により影響を減少させることができるかどうかの評価（認知処理）が行われる．心理的ストレスを変えることができると考えられれば，ストレスをコントロールしようという対処行動がおき，それができなければ積極的受容や逃避，攻撃などの対処行動につながりやすい．情動反応には不安，抑うつ，不機嫌，怒りなどがみられる．情動反応は神経系や内分泌系を経由して，あるいは全身的な生理的反応を引きおこして種々の症状を発現してくる．また，コーピング（対処行動）は心理的ストレスそのものに対してと，ストレス反応の各段階に対してなされる．」

クライシスの原因となりうる心理的ストレスがかかったとしても，すぐに危機的な状態となるわけではない．いくつかの反応を経過して次第に現れてくる（**図 3-4**）[6]．

第 1 段階　クライシスの原因となりうる心理的ストレスが発生する．

第 2 段階　不安として受け止められ，問題の解決あるいは耐えるための工夫がなされる．この努力が効を奏すればクライシスに至らない．

第 3 段階　これまでに解決ができなければ，不安がますます大きくなり，心のバランスが崩れてくる．自分でも取り乱したと感じ，はっきりと考えられなくなり，どうしたらよいかを考えられなくなる．日常生活や対人関係，仕事など生活上のすべての面で変化がおこり，うまくいかなくなる．

第 4 段階　この段階に至ると，今までの通常の解決方法では解決できないとわかり，新しい解決方法を自分自身で見つけ出すか，周囲の手助けを得て解決しよ

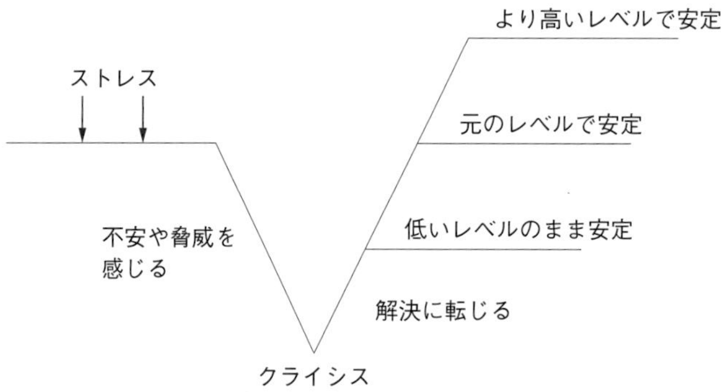

図3-4　クライシスの経過（文献6. p.349より佐藤訳）

うとする．そして，うまくいけば危機的状況は解決され不安はなくなり，生活や仕事はうまくいくようになる．ここで注目すべきことは，単に元のレベルに戻るだけではなく，ひとつの危機的状況を解決し得たことで，より高い適応能力，問題解決能力を身につけ，レジリエンスが発達するということである．

●クライシスの回避・解決モデル

クライシスを生じるかどうかは次の4つの要因が関係する．

①クライシスの原因となりうる出来事を正しく受け止められるかどうか

正しく受け止めることができれば，出来事とその結果おこってくる不安や緊張のあいだの関係を認識でき，解決の手がかりとなる．正しく受け止められなければ，おこっている心の変化との因果関係を理解できず，解決が難しくなる．

②周囲からの援助が得られるかどうか

社会的支援ネットワーク

ひとりでは対処できない場合でも，家族，友人，カウンセラーなどからの助けがあれば，解決の可能性が広がる．危機介入の重要な方法のひとつとして，この援助システムを有効に働かせることが含まれる．古庄らによると，ひとりの人のもつ人間関係の網の目を社会的支援ネットワークと呼ぶ[8]．このネットワークの主として個人的，情緒的なつながりをもつ部分から，社会心理的支援を受けることができるといわれている．個人がストレスに出合った場合，社会的支援ネットワークはストレス認知そのものや，ストレスの結果生じる過程や結果に緩衝として働きかけるといわれている．

③不安を軽減するための対処行動が取れるかどうか

不安やいらいらの解決手段として，スポーツや友人との会話，趣味など，没頭できるものを日常生活の一部として組み込むと，ストレスに対する耐性が高まることが知られている．ストレスの対処行動の代表的なものとしてのスポーツについて，吉松らはスポーツに熱中すればするほど苦悩を軽減できる可能性が高く，ストレスを転換できる，また，スポーツを楽しむことによってストレスによる反応を抑えることができると述べている[9]．

④ストレスに対処しやすい性格かどうか

通常，対象喪失に伴う反応としての悲哀とうつの（正常な過程としての）反応はうつ

悲哀（喪）の作業

病と区別される．愛する対象を失ったとき，悲哀（喪）の作業を通じて現実の対象喪失を受容し，断念してそれを克服することができるといわれている．対象喪失の不安は葛藤を引きおこし，対象喪失の体験は抑うつをもたらすが，それらの情緒体験を心理的な引きこもりで回避する自己愛的な性格者がいて，彼らは対象喪失を受容して断念し，新しい対象を獲得する一連の作業が困難であることが多い．その臨床場面で観察される特徴として次のようなものが考えられ[4]，このようなパーソナリティの特性はレジリエンスに乏しいといえる．

i 特定の対象（人物，組織，集団，仕事）に強い一体感を抱くこと

ii 几帳面，律儀で仕事以外に自分の生活をもたない

iii 特定の対象に執着し，常に一体感を求め，心理的な分離ができない

iv 絶えず周囲からの自己満足の供給を受けて，自己中心的な一体感を満たしている

このようにクライシスの回避・解決モデルは，個体の脆弱性を中心に置いた脆弱性モデルでは不十分であり，抵抗力や自己治癒力，回復力などを強調するレジリエンスモデルを加えたバランスのよいものにしていく必要がある．

●クライシス対処と自殺防止[10]

自殺

クライシスによる最も不幸な結末のひとつに自殺がある．現在わが国では長年にわたり自殺者が3万人前後という先進国のなかでも高い水準にあり，精神保健において大きな問題となっている．そして，2006年に自殺対策基本法が成立し，「自殺は個人的な問題としてのみ捉えられるべきものではなく，さまざまな社会的な因子がその背景にあることを踏まえ，社会的な取り組みとして実施されなければならない」という理念がうたわれ，自殺の原因を個体の脆弱性のみに求めず，レジリエンス概念における社会的な防御因子の重要性が強調されるようになった．2007年には自殺総合対策大綱が発表され，ゲートキーパーの養成（プライマリーケア従事者の資質向上），多重債務者や失業者の相談窓口の整備，職場や地域のメンタルヘルス対策推進などの取り組みが具体的に示された．看護師・保健師へのゲートキーパーとしての期待は高く，それには病気や失業などのクライシス状態で自殺のリスクがある人のストレスとレジリエンスを適切に評価してかかわる能力が求められる．

ゲートキーパー

●クライシスにおける看護師・保健師の役割

具体的内容は以下の各項で家族，学校，職場，地域に分けて述べられるが，看護師や保健師は家族の一員，地域の一員としてのみだけでなく，職業上，成長に伴う危機や状況的危機を扱った経験があり，クライシスの初期治療者の役割を社会的支援ネットワークのひとりとして担っている．そして，その危機介入の基本的な視点は次のとおりである．

①危機の原因となる心理的ストレスとその受け止め方はどうか

②危機の大きさと対処技術の程度はどうか

③患者の利用できる人間関係の社会資源の程度はどうか

これらは，危機の回避・軽減に関与する要因をアセスメントして具体的な計画を立てることから始まる．

これらを遂行する看護師・保健師という職業はそれ自体ストレスの多い職業である．

対人接触では，特にストレスの高い極限状態の患者を対象としており，情緒的緊張と不安にさらされやすい．看護師・保健師自身が自分の心理的ストレスの処理が十分にできないとき，職業上のストレスはますます高いものになるため，看護師・保健師は自分のレジリエンスを高める努力をする必要がある．それにはカンファレンスやスーパービジョン，研修会などへの参加が役に立つ．

おわりに

成長に伴う危機への対処を通じて，個人のストレス処理，危機対処能力が高められると同時に，個人の人間関係や社会資源としてのネットワークが形成され利用しうるようになれば，予測できない状況的危機に対しても，早期に危機介入が行われ，危機の回避や軽減に有効に働くと考えられる．もちろん，それを行うには個人おのおのに固有の問題（対象関係，認知機能，環境）があるという理解が重要であることは言うまでもなく，ストレス脆弱説とレジリエンス概念の統合が望まれる．

ここ20年のあいだに，いくつかの自然災害や社会的事件を契機にストレスに対する急性・慢性の症状の理解・研究が進み，治療にかかわる専門家が増え，社会的支援ネットワークも整備され，クライシスに対する幅広い理解と対応が進んでいる．それに伴い，社会支援ネットワークにおいて看護師・保健師の果たす役割がますます重要視されるようになってきている．

（戎　正司，佐藤博俊）

2 家庭における危機

●現代の家庭とその課題

1）家庭の現状

(1) 家庭・家族の変化

家庭には家族がいる．家族は血縁と姻縁によって結ばれた親族の集まりであり，社会を構成する基本的なひとつの単位である．家庭は家族が日々生活をする場のことをいう．ただ家庭は夫婦や親子などが一緒に生活をする小さな集まりの意もあるので，家族と家庭を区別せず，ほぼ同じものとして用いることも多い．

家族とは

家族は個人や社会に対して次のような機能をもっている（新版心理学辞典．平凡社，「家族」の項目より）

①個人に対しては性的欲求の充足，社会に対しては性的統制
②子どもを産むことによって，個人に対しては親になる欲求の充足，社会に対しては社会成員の再生産
③経済的単位として，個人と社会に対して経済的秩序を維持
④第一次集団として，個人と社会に対して社会化と文化の伝達
⑤情緒的な人間関係の場である家庭をつくり，個人と社会に対して情緒的安定と社会の安定化

このようにさまざまな機能をもつ家族の成員間の人間関係は，長いあいだの共同生活のなかで深まり，また親族なるがゆえの強い愛着も生まれる．この結びつきは家族関係といわれ，家庭の精神保健に最も大きくかかわるものである．

家族関係

家族関係は時代，文化，伝統などの違いによって異なる．例えば日本では「甘えの構造」といわれる日本特有の感情的結びつきの存在が指摘されており[1)]，家族間の融和や愛着が強い傾向にあると思われる．それが日本の家族関係や家庭の危機を引きおこすこともあるし，反対にその解決の糸口にもなりうる．

家庭機能の縮小

また現代は世界的に「家庭のない家族の時代」になりつつある，という指摘もある[2)]．かつての社会では家庭が家族の唯一の共同生活の形態をとるものであったが，現代は父親も母親も幼い子どもまでもが家庭外の何らかの集団やシステムに結びつく比重が重くなり，それに伴って家庭の機能は大幅に縮小され，あたかも家庭という共同の生活場をもたない家族が出現し，増えつつあるという見方である．確かに日本でも仕事を優先して単身で遠方に赴任する父親や，夜遅くまで塾に通う子どもが多い．彼らは家庭に身を置く時間が非常に少ないか，なきに等しい．

このように家庭や家族は文化や時代とともにさまざまな特徴をもつが，いつの時代にもどのような文化においても家庭は家族が生きていくうえの重要な拠点であることは間違いない．したがって現在自分たちの生きている社会における家族関係や家庭機能を十分に認識しつつ，そのうえで家族一人ひとりの幸福の実現を考え，家庭が危機や混乱に遭遇するときにその解決を図ることが家庭の精神保健の目標と考えられる．

(2) 核家族・小家族

現代日本の家庭の特徴として，核家族化，小家族化がいわれている．

日本には歴史的に家父長制が存在し，家族制度として「家」のもつ意義が強かった．三世代や四世代にわたる拡大家族がともに住み，「家」の伝統を継承しつつ生きることが最も一般的な姿であった．

核家族化

しかし戦後，夫婦とその子どもからなる核家族が急速に増加してきた．その結果，親から独立して世帯を営む傾向が高まってきた．**表3-3**は世帯数の年次推移である．核家族は1955年には45.4%であったが，20年後の1975年には6割近くに達し，その後も横ばい状態である．一方，三世代世帯は同じ20年間に43.9%から16.9%に激減し，さらにその後も減じ続け，2013年にはわずか6.6%になった．このようにわずか半世紀のあいだに急激に核家族化が進んだのは，1960～70年代頃より始まった高度経済成長による大量の人口の都市集中が大きな原因で，主として青・壮年の働き盛りの世代が故

表3-3　世帯数の年次推移　（単位%）

世帯別＼年	1955	1965	1975	1995	2010	2013
単独世帯	10.8	17.8	18.2	22.6	25.5	26.5
核家族世帯	45.4	54.9	58.7	58.9	59.8	60.2
三世代世帯	43.9	27.3	16.9	12.5	7.9	6.6
その他の世帯			6.2	6.1	6.8	6.7

（資料：平成25年「国民生活基礎調査」）

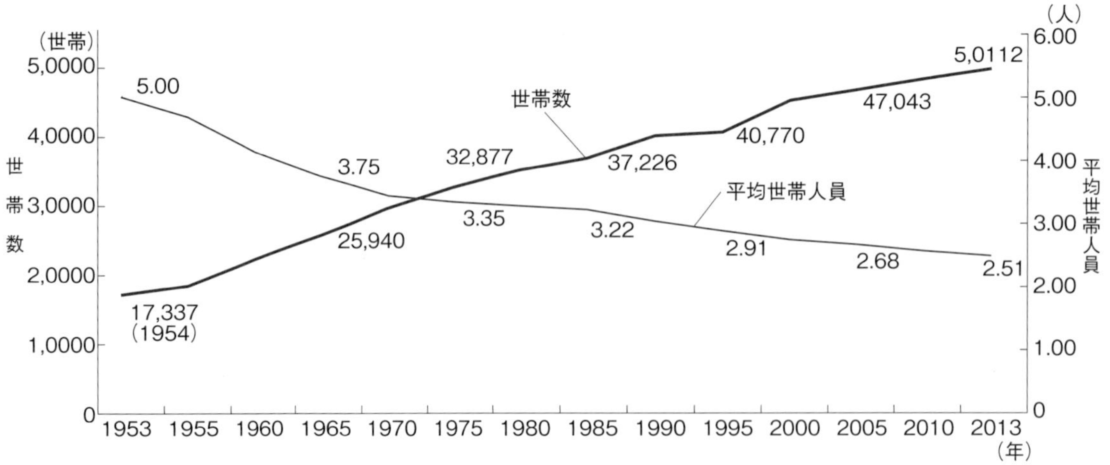

図 3-5　世帯数および平均世帯人員の年次推移

（資料：平成 25 年「国民生活基礎調査」）

郷を離れて生活するようになったからであろう．また個人の自由意志の尊重が強まるにつれ，親世代に縛られない夫婦中心の独自の家庭生活を営むことへの志向性が高まったことも核家族化の動きに拍車をかけたと思われる．

小家族化

さらに近年は家族構成員の減少も強まり，小家族化も顕著になってきている（**図 3-5**）．2013 年の平均世帯人数は 2.51 人という低さで，60 年前の 1953 年の 5.00 人と比べると半数という少なさである．これは結婚をしない青・壮年層が単独で世帯をもつ率が増えていることや，高齢者のみの世帯が多いことにも関係するが，最も関心が寄せられるのは合計特殊出生率が減じていることである．つまり女性が一生のあいだに産む子どもの数の減少で，2003 年には実に 1.29 にまで落ちた．その後，多少回復傾向にあり，2013 年には 1.43 となったが，依然として少子家族化を示す数値であることは確かである．

このような核家族，少子家族は家庭の精神保健に大きな影響を与えると考えられる．夫婦と子ども 1 人の家庭内では，人間関係は夫–妻，父–子，母–子の 3 通りしかない．こうした人間関係のバラエティの少なさは家族内力動に大きくかかわり，家庭内に葛藤が生じた際にその解決のゆとりが少なく，修復も困難になりやすいという指摘が多い．

離　婚

家庭内離婚

また離婚は核家族をさらに解体するもので，家庭の危機を招きやすい．なかには離婚を望みながらも経済的理由があったり，子どもの教育や世間体が理由で離婚できないという，いわゆる「家庭内離婚」も少なくない．この場合は家族間のストレスは離婚とは別の意味で大きい．

父親不在

さらに核家族や小家族における「父親不在」も問題になることが多い．単身赴任や長期出張などの増加は物理的に父親の姿が家庭から消えることを意味する．また「仕事中毒」の父親は，共同生活をしていても妻や子どもにその姿を十分に呈示することがおろそかになり，家族関係に影響を及ぼす．

育児書の功罪

興味深いことに，核家族と育児書ブームとは無縁ではない．1946 年に米国で出版されたスポック（Spock, B.）の「The Common Sense Book of Baby and Child Care（邦訳：スポック博士の育児書)」は育児書のバイブルといわれ，世界中で多くの読者を得た．日本ではそれに続いて多くの育児書も出され，若い親たちは自分の親世代に学ぶ代わりに書物を手本とすることが多くなってきた．それは核家族化している現代に適した方法論かもしれない．しかしそれにより，親は家事や育児を生きた体験や助言を通して訓練することが必然的に少なくなり，孤独と不安に追いつめられ，その結果育児ノイローゼに陥ったり，幼児虐待や放任などの不適切な養育態度をとる危険性をも増していると考えられる．

このように核家族や小家族は，現代日本の今日的な課題にきわめて深くかかわっている．

2）結婚および夫婦関係

(1) 結婚の変化

結婚とは

結婚とは社会的，制度的に承認された永続的な性結合を中心とした男女関係のことをいう．現代社会においては１人の男性と１人の女性が対等で自由な意志をもってなす契約を旨とするが，そのような結婚観が認められるようになったのは歴史的にみてそれほど昔のことではない．日本ではごく近年まで，「家」を中心とする結婚や夫婦のあり方

伝統的な「家」結婚

が伝統的に存在しており，２人の人間の愛情よりも，「家」意識が優先することが多くみられた．

当事者優先の結婚観

それが戦後欧米を中心とする外国の結婚やライフスタイルに関する情報の流入もあり，若い世代を中心に結婚観も加速度的に変化し，当事者の愛情と自由意志を優先する志向性が強まってきた．しかし，自我機能が未熟で対人関係の経験も乏しく，さらに日本人に特有とされる「甘え」[1]と依存の傾向の強さは，建前では自由対等の意志に基づく結婚であっても，本音では未熟な者同士の衝動的な結びつきや不適切な決定である場合も多々みられる．そのような実質的に破綻をきたす危険性の高い結婚を自由意志の名のもとに実行し，しかも核家族化が進み，実家の助言や支援も得られないままに孤立した生活のなかで家庭の危機を招くケースは決して少なくない．古い伝統から脱皮し，欧米の個人尊重型の結婚が根づき成熟するまでの過渡期かもしれないが，結婚とその危機は現代日本の家庭の精神保健に大きくかかわるものといえる．

(2) 夫婦関係の変化

伝統的な夫婦の役割

「夫は社会，妻は家庭」が長いあいだ家庭内の性別に結びついた役割であった．かつて夫（男）は家庭外に７人の敵をもち，それと戦う存在とみなされ，社会に向けての家庭の顔でありリーダーであった．一方，妻は家にあって親に仕え，家族のための家事全般をこなし，それを立派に果たす「内助の功」が理想とされた．

この役割分担は長いあいだ日本のみならず他の社会にもみられる傾向であった．しかし，ヨーロッパでは20世紀初頭よりこの伝統は崩れはじめた．ひとつには第一次，第

女性の就労

二次世界大戦後の労働力の不足が女性を職場に導いたことがある．それにより女性の精神的・経済的自立が進められた．またより豊かな生活を実現するために，あるいは創造的な自己実現のために，女性自らが社会進出を模索し，女性の就労は急速に増加してきた．日本も欧米の影響を受けてその傾向を強めてきた．

このように女性の職場への道が大きくなりつつある現在，従来通りの性別による役割

分担は実質的に無理となっている．男性と女性が役割を固定化せず，より自由な発想でともに分かち合いつつ生きることが夫婦関係の最重要課題となってきている．

夫婦の危機

しかし,家庭における家事や育児などのさまざまな仕事は誰かが果たさねばならない．夫婦は愛と知恵をもって互いに他方を相補い合うこと（相補性）が大切である．しかし，日本の家庭では，夫婦が対等の役割分担をするという地盤が必ずしも十分にできておらず，そのため夫婦間の不和，緊張，葛藤が強まる場合が多い．その結果，家族内力動が危うい方向に向かうことがあり，家庭の危機になりやすい．夫婦のあり方は精神保健の重要なテーマのひとつである．

3）親子関係

(1) 母親と子ども

母親と胎児の結びつき

母親は妊娠と同時に子どもとの共同生活をはじめる．母親と胎児は生物体として強固な結びつきをもって生きると同時に，心理的にも強い共生感をもつ．胎内にいるあいだは子どもの姿・形が見えるわけではないが，母親は胎児が動くのを感じて，わが子の存在を実感し，自分が母親になっていくことを受け入れていく．

一方,胎児はあまりに小さく未熟なので何もできないものと考えられがちであったが,近年の出生前医学の進歩は，胎児にもすでにさまざまな能力が備わっており，生き生きと胎内で活動していることを明らかにしている．例えば胎児は音をよく聞くことができるので，最も身近な母親の声は胎児に達している．母親が優しい気持ちで語りかけると胎児はゆっくりと落ち着き，心音もきわめて平静だが，大きな怒鳴り声や激しい音を急に聞かされると胎児の心音は乱れ，身体も不穏に動くことが多い．このように，母子は生理的にも心理的にも強い結びつきをすでに胎生期からもっているのである．

乳児期の母子関係

次いで乳児期．出生後1年間，人間の子どもは無力なので，欲望の充足は養育者（主として母親）の手にゆだねられる．例えば赤ん坊はお腹が空いても自分では解決することができず泣いて訴える．母親はその泣き声に応えて赤ん坊を胸に抱きしめ，愛撫し，優しい声をかけながら乳を飲ませる．そのとき赤ん坊は空っぽの胃の中に甘くおいしい乳が入ってきて満腹という生理的な充足感を覚えるが，同時に精神的な安らぎも感じるに違いない．このように乳児期の子どもは，空腹の充足のみならず，寒いときに温めてもらい，眠いときに眠らせてもらい，痛みや違和感のあるときにそれを取り除いてもらうなどの欲望や願望を充足させてもらうことにより，安心し，自分は愛され守られているという思いを抱くと考えられる．この愛情をエリクソン（Erikson, E.）は「基本的信頼感basic trust」と呼んだ[3]．乳児とのかかわりの中心は大方の場合母親であることから，人生早期の子どもの精神発達や人格形成に母子関係が深くかかわっていると思われる．

基本的信頼感

幼児期・学童期・思春期の母子関係

やがて子どもは歩行の開始とともに行動の自由を獲得する．また言葉という他者とのコミュニケーション能力を身につけることで，身体的・心理的・社会的に独立した主体として，一歩一歩自己実現を目指す方向に歩んでいく．そのとき母親は，幼児期には子どもの身のまわりの世話やしつけに心をくだき，学童期には家庭生活のなかで子どもの心身の健康や発達を支え，思春期には親離れをして自己のアイデンティティを見出していくのを見守るといった重要なかかわりをもつ．そして成人として巣立っていくわが子と，更年期を迎え老いへと進んでいく母親は，大人同士の結びつきと関係を新たにもち，深めていく．

このように母親と子どもの関係は，いずれを例にとっても，またいずれのライフステージにおいても深くかかわるものであり，精神保健を考えていくうえにきわめて重要なものである．

(2) 父親と子ども

父親の役割の軽視

子どもの発達に関する理論のなかでは，父親の役割は母親のそれに比べると軽視される傾向にある．これは母親には生物体として子どもを産み育てる機能が賦与されているため，父子よりも母子の関係に焦点が当てられてきたことによる．実際父親（夫）は家計の責任を負って主に外で働き，母親（妻）は家庭内の運営と子どもの養育に責任をもつという役割分担の形が，歴史的に長いあいだ一般的であった．そのため母親は，自分を犠牲にしても子どものために尽くし，子どもの養育に生きがいを感じることが自然で，母親の子どもへの愛情は生物学的に賦与されているもの，つまり母性愛は本能とみなされ，“3歳までは母親の手で”といった形で定着してきた．これに対し父親は子ども，ことに乳幼児に対してはほとんど影響のないものと脇に追いやられてきた．

母親中心の親子論

親子論に画期的な視点を切り開いたフロイト（Freud, S.）の理論も，授乳や排泄訓練などの人生早期の子どもの養育はもっぱら母親にまかされ，それを通じて人格形成や社会化がなされ，父親は幼児後期になってはじめて，超自我の形成や乳幼児期の母子の共生関係を破る役割を担って登場するという考えに立っている．さらにボウルビィ（Bowlby, J.）の「愛着 attachment」理論[4]や，クラウスとケネル（Klaus, M. H. & Kennell, J. H.）の「母子の絆 mother-child bonding」理論[5]などが出てくることにより，母子関係の重要性はいっそう強調され，父親と子どものかかわりは影が薄くなっている．

父子関係の重要性

しかし近年，性役割研究のなかで父親の存在の重要性に次第に目が向けられてきている[6]．これは1970年代の米国を中心にはじまったフェミニズム（女性解放運動）や女性学の思潮とも相まって，母親だけが子どもへの養護性をもち，子どもの発達への影響者と考えてきた研究への反省や，母性愛を女性だけのものとする見方に疑問を呈するものも出てきた．また現に父と母の共同育児や，父親の子育て参加の実践が次第に増えてきており，母子関係は重要だが父子関係もまた大切という考え方は現在ますます進んでいると思われる．

日本の父子関係

こうした流れを踏まえつつ，現代日本の父親と子どもの関係を眺めてみると，まず高度経済成長と工業化社会のなかで，職場は家庭から遠ざかり，父親の働く姿が子どもの目には見えにくいという現実がある．農業，漁業，家内工業が主だった時代のように「父親の後姿」を見て子どもが育つということは非常に困難である．さらに日本には単身赴任という独特のライフスタイルもあり，父親の不在もしくは存在感の希薄さが目立つ．それはしばしば母子癒着や自立性の乏しい未成熟な子どもの問題を生み出し，かつ両親としての夫婦の協力関係の弱さや，母親の孤立感をも強めやすいと指摘されている．例えば近年しばしばみられる育児不安はその典型例だが，父親がもし育児に参加すれば，母親の負担や孤立感やうつ状態は随分改善されるはずである．そうした母親支援へのよい効果とともに，父親が直接子どもに触れ，育児やしつけをし，ともに遊ぶことは子どもの社会的な関係の発達や知的側面の成長に大きく関与していることは，多くの研究者の報告にみられる．

父親の育児参加の効果

思春期以後の父子関係

父親の子どもとのかかわりは幼少期も重要だが，思春期以後の自立を模索する時期にはもっと重くなる．この時期の子どもは父親に対して否定的な構えを強めることが多く，父子の緊張関係が出てきやすい．そしてそれは父親自身もまた自己のアイデンティティを試され，危機的状況に陥る可能性を意味する．また青年期以降は，大人になった子どもと父親は自立した人間同士として向き合い，競争したり，モデルとして尊敬したり，助言したりされたりといった関係になることが健康な姿と思われる．

このように父親も母親同様に，子どもとは生涯を通じて深いつながりをもつものといえる．それだけに幼少期からの関係のあり方が強く問われる．父子関係については現在，次第にまなざしが強く向けられてきており，家族が健康な家庭生活を営むうえで大きな鍵となるという認識も高まっている．

●家庭における危機的状況

1）夫婦関係における危機的状況

(1) 夫婦の不和

夫婦間の不和・不一致はいつの時代にもあった．かつての「家」制度を中核に置いた夫婦関係においても，男女2人の自由意志による結びつきを旨とする現代の結婚においても，夫婦の不和はおこっている．これは他人の決定であろうと個人の意志による選択であろうと，結婚というものが過去20年あまりの異なった生活習慣や価値観をもって生きてきた他人同士の結合であり，しかも長い共同生活を営む点では同じであり，完全に平和で満ちたりたものであり続けることはきわめて難しいと思われる．

不和のタイプ

夫婦間の不和は人間的テーマの常でケースにより皆固有の背景をもち，一概には論じにくい．しかし夫婦生活の時間の流れに沿って，最も典型的と思われる形を考えてみよう．

未熟型不和

まず結婚当初は「未熟型不和」が多い．生身の人間，ことに若い世代は健康であれば当然「性」にとらわれる．人間全体としてのふれあいやつながりを体験する前に，性的に接近して親愛感をもち，結婚に至ることがしばしばある．ところが夫婦となり，共同生活を営めば否でも応でも人間としての全貌がみえてきて，性格，趣味，嗜好，価値観，ライフスタイルなどにおける2人の相互性が試される．その際，当事者の寛容さや努力によって2人が新しい家庭をつくる方向に次第に進む場合はよいが，人間的距離があまりに大きすぎて和することが難しいという相手の選択のまずさや失敗がある場合，また結婚生活を営むだけの人格の成熟が達成されていない場合などには，夫婦間が不和に陥りやすくなる．

論争型不和

次いで出産・育児の時期の「論争型不和」がある．結婚後1，2年ごろより多くの家庭で出産や育児がはじまる．働く女性が増加している現在，仕事と育児をどうするかは大きなテーマである．学校教育においては，現代の親はわが子の性別に関係なく幼少期より熱心に教育に目を注ぎ，受験や就職にもかつてのような男女差をそれほど強くは主張しない．ところが，結婚さらに出産と進むにつれ，「男は仕事，女は家庭」という考えが社会的風潮としていまだ十分ある．そのため，それまで男性と肩を並べて生きてきた若い女性たちは仕事を続けるにせよ，やめるにせよ，非常に大きなアイデンティティのゆらめきを感じることがあっても不思議はない．そのことに留意し，夫婦がともに深く考え，理解しあったうえで決定することが望ましいが，仕事をするにせよ，家庭をとるにせよ，思慮，熟考を怠って判断したり，夫の無理解や反対を押して決めたりすることは，夫婦間の不和を生み出すことになりやすい．

また子どもの育児をめぐっても不協和音はおこりうる．母親専業の妻は家にあって四六時中育児をしており，その労苦や疲労や不安を夫が理解してくれないという孤独と不満をもつことがあるし，一方の働く母親は仕事と育児の両立に苦労し，夫の協力を切望するが得られず，ストレス過剰になるかもしれない．このように出産とその後の育児は夫婦間に心理的にも実質的にも大きな課題を投げかけており，そのテーマで論争したり，相手への非難や攻撃的気分を強めることがしばしばある．

不一致型不和

やがて子どもは思春期・青年期に入っていくが，その頃になると，「不一致型不和」ともいうべきものが夫婦間に出てくることが多い．多くの夫は社会の担い手として責任ある仕事をもち，家庭にいる多くの妻もまた，家庭生活の諸事情に通じるベテランになっている．夫婦の歴史も長くなるにつれ，日常生活における夫婦間の相互のかかわりも習慣化し，よく言えば安定，悪くすれば新鮮味の乏しい惰性的な夫婦関係になりやすい．また思春期を迎えた子どもをもつ多くの家庭では，受験が最優先し，子どもの教育という共通テーマに専念して夫婦が団結する場合，一見不和は少ないようにみえるが，ひとたび子どもが挫折や危機を示すとき，夫婦はお互いを非難したり，攻撃する場合がある．また子どもの扱いをめぐって意見や方針がかみ合わず，不一致が深刻になる場合も多い．

分離型不和

次いで子どもは進学・就職・結婚といった道を歩きはじめる時期にさしかかるが，この頃には夫婦間に「分離型不和」が出てきやすい．子どもの教育というかつての夫婦共通の課題はもはやなく，夫婦は再び2人きりとなって向き合わねばならなくなる．個と個の人間関係を成熟させるプロセスが欧米の結婚生活に比して乏しい日本の夫婦は，子どもが巣立つとき大きな危機を迎えるといわれる．皮肉なことに，かつての「家」制度の時代であれば，嫁姑といったつながりが上の世代に対しても下の世代に対しても続いており，大家族の力動があり，夫と妻の2人だけが向き合う必要がなかったが，核家族化した現代は多くの場合，長い老後を夫婦2人で生きていかねばならない．そのとき，夫婦間に人間としての結びつきが乏しく，生き方に違和感があるのに何ら手を打たずにきた夫婦は心が分離しやすく，不和や不協和音に悩むケースも出てくる．

また夫婦の不和のなかで，近年その数が増大し，深刻さも大きい問題として，夫婦間暴力（DV：ドメスティックバイオレンス）がある．これは結婚生活のどの時期にもおこり，多くは夫から妻への暴力で，妻の人権を著しく侵害する社会的問題である[7]．2013年度の夫等からの暴力相談件数は32,110人で，約10年前の2002年に比べて1.8倍の増加である（**図3-6**）．これは相談に訪れる勇気をもつ妻の数値であって氷山の一角と考えられ，実数はさらに大きいと予測できる．夫婦の不和の原因とも結果ともなり得るDVは妻のみならず子どもにも精神的に大きな傷やストレスを与えることが多く，夫婦の不和というテーマを超える家族全体の危機的状況として現在注目されている．

以上，夫婦の不和は結婚生活のどの時期にもおこりうる．もちろんその姿・形はケース・バイ・ケースで，上記のような型とは限らない．しかし，いずれにせよ夫婦の不和は理性的に認識し，解決に向けて努力をすることが望ましい．また心情的にも，愛情・

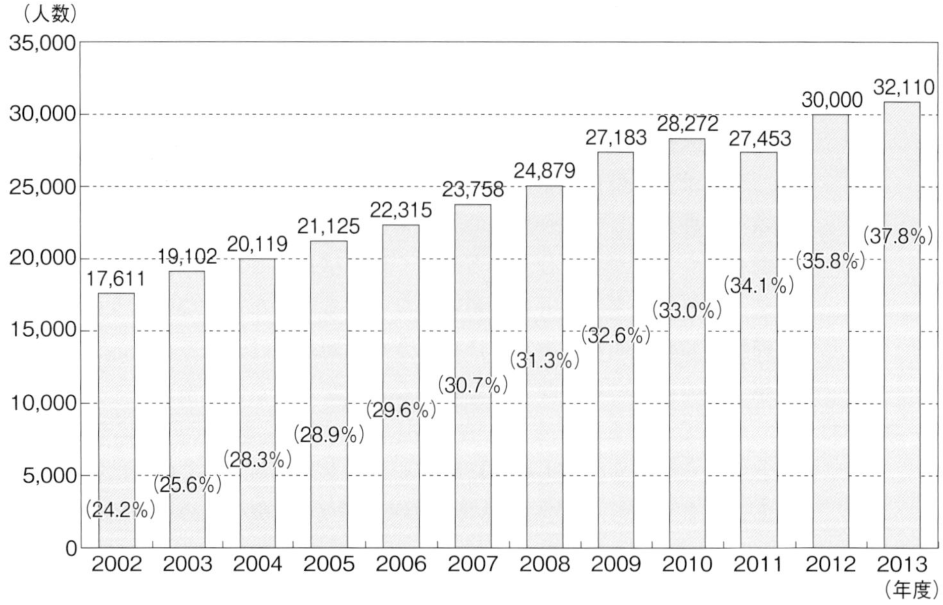

図 3-6　夫などからの暴力の相談件数および相談全体に占める割合（婦人相談所来所相談）
（資料：平成 27 年版厚生労働白書）

理解・敬意をお互いが育て合い，夫婦関係を成熟させていくことが大切である．夫婦の不和はそれを通して成長するチャンスもあるが，解決できない場合は関係の破綻へと進んでいくことになるので，家庭の精神保健上きわめて重要なテーマである．

(2) 離　婚

夫婦の不和が解決できず，夫婦が結婚を解消することを離婚という．離婚は先進諸国を中心にして戦後増加してきた．かつてキリスト教国では，家庭的モラルが離婚に対して厳しい態度をとって歯止めの役割を担っていたが，近年その力が弱体化してきたことや，自由で自己に適した人生を生きることを肯定する価値観の高まりなどがその原因であろう．それに対し日本では，まだ離婚は諸外国に比して少ないし，離婚の上昇率もそれほど高くない．これは「家」重視の伝統の影響，個人の自由より子どものためを思う家庭観，社会がまだ離婚を否定的に捉える価値観などがその理由と考えられる．

離婚は前項で述べた夫婦の不和が，社会的・法的に結婚を解消するところまで至ったものが大半なので，結婚の時間的経緯で類型化した夫婦の不和の形や背景・原因が，離婚にもほぼ当てはまる．最も実際の事例がすべてこの型に当てはまるとは限らない．

若年離婚

離婚はいずれの時期にもみられるが，近年は若年離婚と熟年離婚の増加がしばしば注目されている．若年離婚は，結婚に対する準備の欠如，共同生活を営むだけの人間理解力や努力の欠乏，自分だけの人権と自由と幸福を追求し相手を思いやる心の未発達などがその原因にあげられる．ことに現代の若い成人のなかには，結婚はしたいが配偶者に自分の自由をおかされたり余分な労苦を背負わされたりしたくないとか，子どもは欲しいが自分の生活はじゃまされたくないという人が増えており，入籍しないで同棲する者，結婚しても子どもをもたないいわゆる “DINKS（Double Income No Kids）”，子どもをもっても１人もしくは２人で，自分の生活や職業を優先する者などが多い．これは従来のように結婚や出産という生物学的特性に依拠した生き方のみに縛られない多様な選択を可能にする．しかし選択の幅の広がりは当然迷いや悩みを増す．また自己決定を的確にするだけの人間的成熟度が期待される．これがうまくいかないとき，先に述べた夫婦間の「未熟型不和」から離婚へと進展してしまう危険性が高くなる．

熟年離婚

また，長年生活をともにした中高年の夫婦の熟年離婚がこのところ話題になることが多い．それも妻からの希望によるものが多いといわれる．これは女性が精神的，経済的に自立できる力をつけてきたこと，社会が離婚に対して寛大になりつつあること，寿命が長くなって熟年はまだ人生のやり直しが可能な年代であり，同時にこのまま夫婦が心理的葛藤を抱えて生きるには長すぎる年月がこれから先にあることなどが，その背景にあると考えられる．かつての日本の夫婦関係ならば，うまくいかなくなっても妻の忍耐と犠牲で危機を乗り越えたかもしれないが，自己犠牲や献身が価値を失いつつある現代，夫の定年を待って，または自分で働くことを探してでも結婚を解消して，自立したいと望む妻が出現しつつある．一方，現代の日本の中高年の夫は，“ワーカホリック（仕事中毒）”的に家庭生活をできる限り縮小してまで職務をまっとうしてきた人が多く，定年を迎えて仕事を失ったとき，どのように生きていけばよいのか戸惑いやすい．妻は自由になった時間に趣味や教養や奉仕などの活動をするため地域に活発に出かけていくことも多く，夫婦間の活動の落差が大きくなり，それが離婚要因になることもある．

夫婦関係の過渡期

夫婦のかかわりは時代や文化や価値観によって変わる．現代日本の夫婦関係も古いものから脱皮しつつあるが，まだ新しいものが確立されていない，いわば過渡期的状態にあるのかもしれない．

夫婦はそれぞれ固有の己の人生を生きると同時に伴侶と共存・協力しあって生きていく関係である．これはなかなか難しい．そのためには結婚までの幼少期からの人間的発達が夫婦になる前の準備として必要である．またもし未熟な夫婦が危機的になるなら，それぞれの両親が自立した人間関係を前提として，より解決に向かうよう支援すべきである．親世代も未熟で，若い夫婦の成長を促そうとせず，むしろ自分の子ども側のみ保護・理解・加勢し，親からの独立を阻害する方向に働きかける場合も多い．

家庭内離婚

また，同じ屋根の下で生活していながら，精神的には離婚状態にあるものも少なくない．“家庭内離婚”と呼ばれるもので，経済的理由，もしくは社会的メンツその他が背景にあることが多いが，表面的には取りつくろっていても家庭の機能は危機的な状態にあるのは確かである．これは当事者である夫婦はもとより，子どもたちのメンタルヘルスに著しい影響を及ぼす．

このように夫婦の危機は家庭全体の精神保健を考えるうえできわめて重要なテーマであり，多様な，また幅広い支援・援助・治療・教育なども含めた対応が望まれる．

2）親子関係における危機的状況

(1) 子どもの養育における危機

育児熱心

現代日本の親は育児熱心といわれる．書店の棚には数多くの育児書が並び，新聞・雑誌・テレビなどのマスコミは育児のテーマを頻繁に取り上げ，講演会や講習会でも子育てについてさまざまに取り組んでいる．育児熱心な親が多いからこうした企画が商業ベースにまでのるし，そうした外からの刺激が子育てに熱心に取り組むよう親を駆りたているようである．

育児不安

ところがこの育児熱心が，実は育児不安の要因のひとつになっていると考えられる[8)]．医学が十分発達していなかった時代には，無事に子どもを成人させられるかどうかが大きな課題であった．ところが，現代医学は多くの子どもの病いを克服する技量を有し，極小未熟児でも育てることができるようになり，かつてのように子どもに先立たれる悲しみを親は経験せずに済むようになった．しかし一方では，以前のように親からの伝承，生きた手本や手助けのなかで多くの子どもを育てるのではなく，1人か2人の少数の子どもを親だけで手落ちなく立派に育てねばならなくなった．さらに長い学校教育は親になったときに子どもの成長・発達をより知的に眺める傾向を強め，早期教育，ことに知育に対する情報に敏感で，熱心に取り組む親を増やしている．その一方では見識ある人々からのこの趨勢への批判も聞かされ，また思春期の不登校やいじめの背景に知育偏重があることを指摘する声の大きさもあり，反対方向を示す情報に親はしばしば振り回される．また書物を熱心に読み，あるいは他児と真剣に比較してわが子の成長・発達へのあせりや劣等感をつのらせる．結局，育児熱心のため育児に自信を失い，いらいらしたり，不安，抑うつ，神経衰弱などの神経症様症状を呈したり，いわゆる“育児ノイローゼ”に陥る親，ことに母親の存在が増えているともいえる．

体罰

また近年子どもの育児における親の体罰が問題になることが多い．「子どもを叱るとき，たたく，つねる，けるなどの体罰を用いますか」という質問に「はい」と答えた母親の最も多い特徴として，①育児にいらいらする，②育児に自信がもてない，③子どもが何を要求しているかがわかりにくいなどをあげている研究結果がある[9)]．体罰は子どもへの愛情の乏しい親がするというより，育児の疲れやいらいら感，育児不安，子どもの要求のわからなさなどからおこることが多いと考えられる．体罰は現在しばしば社会問題になっている「児童虐待 child abuse」に発展する危険性もはらんでおり，留意すべきである．

児童虐待

児童虐待は**図3-7**のごとく，近年わが国においても急増しており，子どもの生存すら危ぶまれる事例も稀ではない[10)]．そのため2000年11月には「児童虐待の防止に関する法律」が施行され，2004年4月にはさらに多くの論議を経て改正法が公布され，同年10月施行された．現行法では，児童虐待は特殊な家庭におこる特別な問題ではなく，どこにでもおこりうる子育てのつまづきであり，それを目にした市民は誰でも届け出る責務を負うとしている．

児童虐待の定義は，親が世話をする責務をもつ18歳未満の子どもに対する不適切な行為を行った場合，と定められており，①身体的虐待，②心理的虐待，③性的虐待，④ネグレクトの4つのタイプが考えられる．虐待者は実父母が圧倒的に多い．

児童虐待の背景としては，まず虐待をする親側の要因として，親自身が子ども時代に虐待を受けていたという痛ましい児童虐待の連鎖がある．また，育児・家事能力の不足，子どもへの過剰な期待，情緒不安定や産後うつ病などの精神的問題，さらに経済上のストレス（サラ金地獄，浪費など）や薬物・アルコールへの依存などがあげられる．一方，子ども側の要因としては低出生体重児，多胎児，障害児，慢性疾患をもつ子どもなどは育児に手間がかかり，親の負担も重くなりがちである．また，生まれながらの気質や体質が「育てにくい子」と親に感じさせやすい傾向の子どももあり，その場合親は育児に

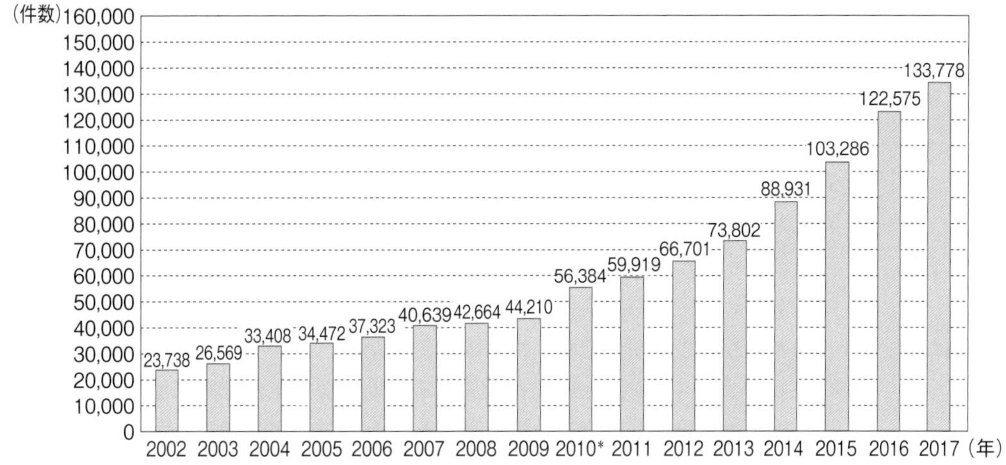

図3-7 児童相談所における虐待相談処理件数の推移

(資料：厚生労働白書，*東日本大震災の影響により福島県を除いて集計した数値)

おいて追いつめられやすく，児童虐待に陥る危険性が高い．

親側も子ども側も孤立しないで，早めの治療的介入や地域の子育て支援のネットワークなどにより，児童虐待の予防や，深刻化することを防ぐ手だてを考えることが大切である．

(2) 思春期における子どもの危機

思春期の特徴

思春期の到来は身体の成熟，ことに性的成熟の開始をもって幕を開ける．出生時すでに人間は男女いずれかの性の形態的特徴をもっているが（一次性徴），性の機能はまだ目覚めていない．そして10余年過ごした後，人間という種属に用意された生物学的プログラムに従って身体内部のホルモンが目覚ましい活動を開始し，男女別々にさまざまな身体変化が発現する（二次性徴）．すなわち男子では，性器（睾丸，陰茎）の発育，声変わり，陰毛・腋毛の発生，精通など，女子では，性器（卵巣，子宮）の発育，乳房の発達，陰毛・腋毛の発生，初潮とそれに続く月経などの特徴がみられる．この身体面の大きな変化は思春期の若者たちの身体像（ボディイメージ）を大きく揺さぶり，新たな身体を自己のものとして喜びと自信をもって受け入れるまでに時間がかかっても不思議はない．そして自己不全感に陥り，身体像を不安定で不確かなものにしがちである．思春期に心気症や心身症，摂食障害などが多い理由のひとつはここにある．

思春期の危機

このような二次性徴の発現とそれに続く成熟過程は性衝動をおこす．これは種の保存という生き物全般に賦与されている再生産に向かう本能的衝動である．この衝動はそれまで依存し，従属してきた親元を離れ，孤独ななかで独立した主体への道を歩む方向に若者を導く．そして「自分は何ものか」「将来何をすべきか」などの課題に取り組みはじめる．これはきわめて大きなテーマで，若者はしばしば不安，過敏，感情の易変性，両価性などの心性を示し，動揺しやすい．このように思春期はそれ自体が危機的状態にあるといえるが，もしそれまでの人格の発達が不適切，不十分で，孤独に耐え自己に向き合うだけの力が培われていないとき，恐怖症，神経症，うつ状態，家庭内暴力，不登校，自殺などに陥ることがある．

対人関係

また思春期は家庭から社会へ，親から仲間へと大きく生きる場や人間関係の重点を変えるときでもある．つまり思春期の若者は仲間を求め，仲間とともに生き，それにより社会的知覚を発達させ，より健全な社会性を身につけていく．親友，恋人，グループ内での仲間などができれば親離れはよりスムーズに進み，自立へと歩を進められるが，対人関係の経験が乏しく，社会性を子どものときから十分に培っていない場合，対人不安や対人恐怖，社会から逃避したり退却したりする退却神経症，アパシー・シンドローム，ひきこもりなどの危機的状況を呈することがある．非行も少なくない．また社会参加を逡巡するピーターパン症候群，青い鳥症候群，シンデレラ症候群などもみられる．

思春期の挫折

このように思春期の若者は性の成熟，親離れ，社会参加という大きな課題に直面する時期で，子どもであった時代とは異なる不安定な空気が家庭に漂うことが多い．そのとき，親はまず思春期の意味を深く理解し，わが子が思春期のテーマに向き合い懸命に生きている姿を受け入れ，支援することが大切である．避けては通れない思春期に子どもが自己発見とアイデンティティの確立を進めていくのを見守り，挫折や失敗があってもそれが成長の糧と思い，肯定的に捉えるべきである．また精神科医やカウンセラーなどの専門家の助力が有効な場合も多いので，家庭内のみに閉ざしてしまわず，より開かれた形で対応することが望まれる．

(3) 親の子離れにおける危機

子離れの困難性

思春期から青年期・成人初期にかけて子どもは親離れをせねばならず，そのために危機的状況に陥りやすいことはすでに述べたが，これは子ども側からのみの問題ではない．親側の子離れの困難性としばしば表裏一体になっていることが多い．つまり子どもが依存的で自立できない現実の裏には，親（特に母親）の意識的・無意識的な子どもを引き止める方向性が介在している可能性が高いということである．親にとっても子離れは大きな課題なのである．

子どもが自立していく頃，親は中年から熟年にさしかかる．職場や家庭での役割や責任を果たし，安定した生活を営むことのできる年代である．特に母親は子育ての最も忙しい時期が過ぎて，ようやく時間的な余裕ができてホッと一息つけるときを迎えたのである．

ところが子どもは手のかかる時期が過ぎるとさっさと親から離れていく．ついこのあいだまで母親と手をつないで歩いた子どもが，今では一緒に出歩くことさえ避け，反抗や攻撃を示したり，無口で秘密主義になったりする．母親はこのような体験を味わう．

母親の更年期

また身体的には閉経期を迎え，女性ホルモンの分泌低下により，「更年期障害」といわれるものが出現しやすく，頭痛，めまい，吐き気，のぼせ感，疲れやすさ，肩こり，関節痛などのさまざまな自律神経症状が現れたり，心理的にも気分易変性，不安，抑うつ，不眠，食欲不振または亢進，神経過敏などの訴えが多くみられる[11]．

このように心身の大きな変化に直面しつつ老いに向かおうとするときに，子離れのテーマに直面するわけであるから，親は孤独と喪失感から危機を迎えることがある．例

キッチン・ドリンカー

えば台所で隠れ飲みする“キッチン・ドリンカー”．これは女性のアルコール依存症のひとつのタイプであるが，子離れの孤独と夫婦間の疎遠，不和などからの逃避である．また，かつては母親を中心とした愛の巣であった家庭が空っぽになったと感じる“エン

空の巣症候群

プティ・ネスト・シンドローム（空の巣症候群）”は，妻が夫にかえりみられず，子ど

もも巣立っていってしまい，ひとり巣に取り残されたと感じるもので，夫のため子どものためと思って今まで毎日毎日家事をしてきたのに，いったい自分の人生は何だったのだろうという虚しさ，淋しさ，喪失感，抑うつ感などに襲われる状況である．

父親の危機

子離れの時期の動揺は母親のみではない．父親もまた子どもの社会的モデルとして試されることが多く，子どもからの反発，軽蔑，無視などを向けられやすい．そのなかで今までの父子関係を考えたり，自分の生き方はこれでよいのかと立ち止まって眺めたりせねばならない．それは自己のアイデンティティを問われることであり，不安や動揺や自信喪失に陥ることにもなる．

いずれにせよ，親離れ，子離れは，親と子双方の人生の大きな課題であり，危機的状況がおこっても不思議はない．家庭のメンタルヘルスに留意して，おのおのがより豊かな人間へと発達していくことが何よりも望まれる．

●家庭における危機と今後の課題

1）家庭・家族の新しい形と機能

家族集団の類型化

家族集団の類型化や分類は学者によって多少異なるが，通常3つの形態に分けられることが多い．すなわち次のとおりである．

①核家族（夫婦と未婚の子女からなるもの）

②複婚家族（一夫多妻や一妻多夫という複合形態のもの）

③拡張家族（結婚後も親と同居する大家族の形）

複婚家族や拡張家族は過去において多くの社会に存在し，また現在もより未開の地に主としてみられるが，20世紀を迎える頃より欧米を中心とする高度産業社会を先頭にして核家族化が進んできた．すでに述べたごとく，日本においても20世紀から21世紀に入りこの傾向はいっそう進展し，伝統的な「家」から，わずか数人の小集団としての核家族への移行が，家族の精神保健を考えるうえの重要な視点であることは論を待たない．

家庭の危機

ところが離婚の最も多い米国を中心とする欧米社会では，すでに従来の核家族さえ解体し，離婚・再婚，非婚などによる新しいヒューマンネットワークともいうべき家庭が誕生し，増加しつつある．それに対し日本では離婚率が相対的に低く，家庭形態は構造上の解体を免れているが，「家庭内離婚」や父親の単身赴任による実質的「母子家庭」も増えており，決して安閑としてはおられない．むしろ，家庭の形を一応表面的に壊さないことで安心し，家庭の問題を最重要テーマとして切迫した思いで考えていない日本のほうが，家庭の危機を正面に据えて家族精神医学や心理学，社会学などの多彩なジャンルにおいて研究や実践が積極的に推し進められている米国より，危険は大きいかもしれない．

新しい家庭・家族観

日本も核家族化や少子化の論議に終わらず，その先の予測も含めて，新しい家庭・家族観を真剣に探索するべきである．その際，欧米を先進的な歩みとしてそこから示唆を得ることがひとつの方策であろうし，日本独自の伝統を重んじながら，新しいものへと転換を図ることも大切であろう．未来展望としては次のような視点が考えられる．

①家庭・家族に関する既成観念を捨てる．例えば今までの伝統的通念では不幸とみなさ

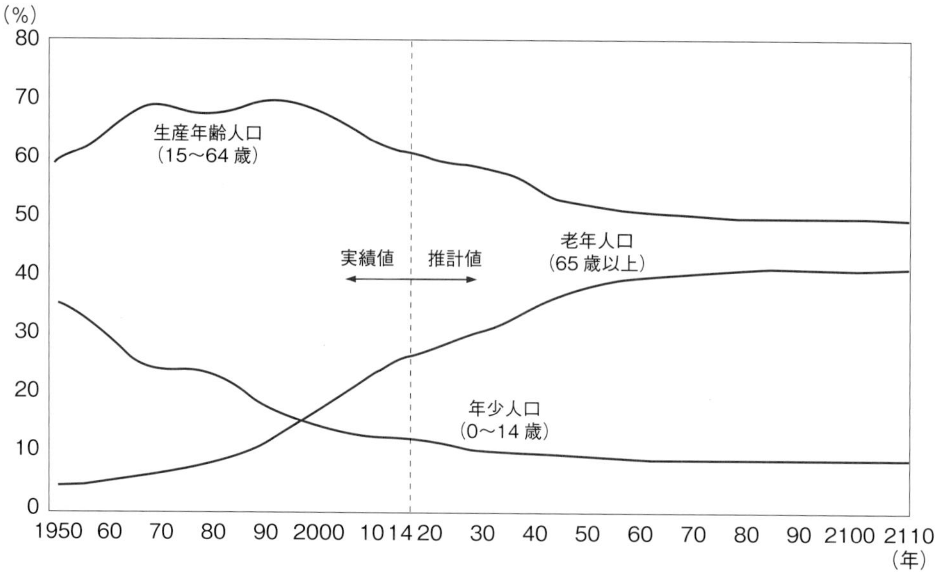

図3-8　年齢3区分別人口構成割合の推移

（資料：平成27年版厚生労働白書）

れた，離婚・再婚・非婚などを直ちに不本意とか異常ととらず，自然で人間らしい生き方であると認めること．

②男性と女性，夫と妻，父と母の役割やあり方について，より自由で柔軟な考えをもつ．個々人がそれぞれにふさわしい個性的で多様な役割をとることを認容すること．

③個々人を支える人間環境として，友人，学校，職場，地域社会，さまざまな施設などにおけるヒューマンネットワークを，重要な機能をもつ人間の生活のしくみと考える．例えば親や家族以外にも親代理や何人もの親らしき人々の加勢を得て，子どもを育てることなど．

④自由で多様な家庭・家族のあり方を支えるだけの人間的成熟と強さをもつこと．自己を確立し，他者を受け入れ，愛しあい，共に生きる力をもつとともに，別れや対象喪失に耐え，ひとりで生きる強さも培うこと．

2）高齢社会と家庭

老年人口

現代は歴史上始まって以来の長寿社会である．老年人口（65歳以上）は1950年には全人口中4.9%だったが，2014年には約5.3倍の26.0%まで増加し，全人口の1/4を超えた．この勢いはさらに続き，2020年には39.9%に達すると推測される（**図3-8**）．これは今後の家庭の精神保健を考えるうえにきわめて重大な課題を提している[12)]．

今後の重要課題

①独居老人の増加をどうするか．

②ひとり息子とひとり娘の結婚というパターンが増える．その際，それぞれの親（4人）のことを考えねばならない．

③心身の健康な親と日常の生活動作（家事，排泄，入浴，歩行など）に障害がみられる親の場合では事情は異なる．特に認知症高齢者の場合，家族だけでは支えきれない場合も多い．施設などの社会的資源，経済的・人的援助などが重要になってくる．厚生

労働省の統計によると，「日常生活自立度Ⅱ」（日常生活に支障をきたすような症状・行動や意志疎通の困難さが多少みられても，誰かが注意すれば自立できる状態）以上の認知症高齢者は2010年には280万人であった．これは今後さらに増加し，2020年には410万人に達すると推測されている．このような現状のなかで，2000年には公的介護保険が導入され，2005年にはその改正も行われたが，なお今後とも認知症患者への対策は国をあげての重要課題と考えられる．

④三世代家族になった場合，世代間の価値観や生き方の違い，嫁・姑の問題，子どもの教育についての意見の衝突などの問題．

⑤高齢者の生きがいと楽しみ，学習や活動の機会を豊かに多彩に用意する社会が必要．

⑥高齢者自らが自己の人生を大切にし，生き生きと保つ努力をし，子や孫は高齢者への敬意と愛情を豊かにもつことの尊さ．

以上のような諸点を視野に入れ，高齢社会をより前向きに積極的に生きるための家庭・家族のあり方を熟慮することが，未来展望として大切であろう．

（服　部　祥　子）

3 学校における危機

●学校教育の動向と問題

いじめ防止対策推進法

いじめによる自殺

2011年，大津市で中学2年生の男子生徒が自殺するなど全国でいじめを巡る問題が相次いだことを受けて「いじめ防止対策推進法」[1]が成立したが，それ以降もいじめによる自殺が後を絶たない．近年，少年犯罪の数は減少したが，1997年の「酒鬼薔薇聖斗事件」をはじめとして，2014年の「佐世保同級生殺害事件」など衝撃的な少年犯罪が繰り返されて少年の心の闇について多くの議論がなされている．

競争による序列化

現在の学校には[2]，競争による序列化や受験戦争の過熱化，学校における集団管理の強化が指摘されており，子どもたちは，小さいときから，塾通いを強いられ，学校は評価され試される場と化し，違いや個性を認められない息苦しいところとなってきている．

家庭内暴力

校内暴力

同時に，からだをぶつけあって攻撃性を発散させる遊びが少なくなっていることや，学力的に落ちこぼれると，それ以外の存在価値を見つけることが難しく，疎外感が強くなり，家庭内暴力や校内暴力が出現してきたと考えられる．それに対して学校は，校則や説教などの管理強化をもって対処しようとしたため，ますます子どもたちは追いつめられて，陰湿ないじめを生み出してきた．

不登校

年々，増加し続ける不登校やいじめなどの問題は，管理的な学校教育の過剰なストレスに押しつぶされた子どもたちの悲鳴であり，危機を訴える警告であると考えられる（**図3-9**）．

同時に，子どもたちを取り巻く家族や教師も，管理的な競争社会のなかで忙しく，ゆとりのない日常生活に追われ，強いストレスを感じており，学校だけでなく社会全体の問題である．

一方，学校は現在の子どもたちにとっても親にとっても魅力を失い，どうしても行かなければならないところではなくなっているといった状況が進んできている．

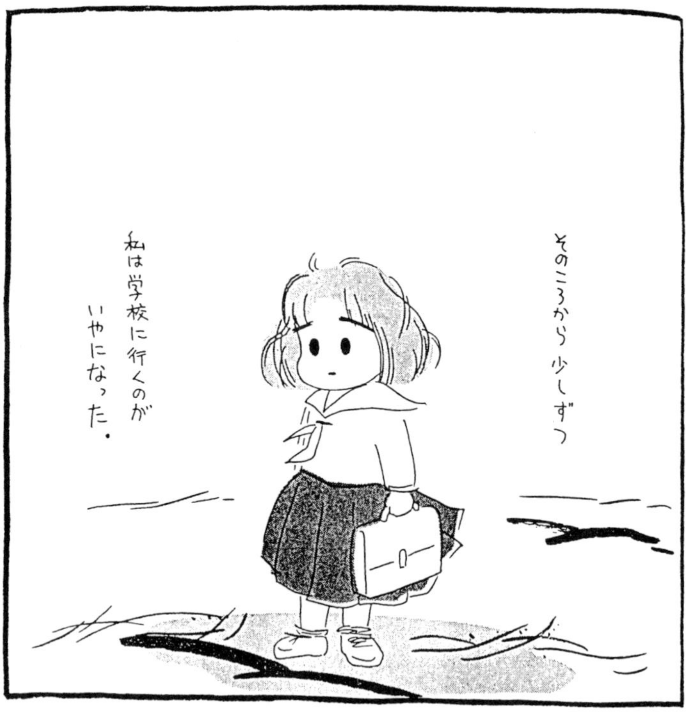

図 3-9　不登校のイラスト

（西原理恵子：マンガ「はれた日は学校をやすんで」（双葉社）より）

このマンガではストレスに押しつぶされそうになり，学校を休む子どもたちの状況がよく表現されている．

近代化があるところまで行き着き，学校はその務めをほぼ果たし，学力観の変革や新しい学校づくりといった制度としての学校の変革が求められていると考えられる．

文化の病

河合[3]は，不登校やいじめを「文化の病」として捉え，文化の改変の兆しがみえてくると，文化の影の部分がさまざまな形でクローズアップされてきて，問題が生じてくると述べている．

スクールカウンセラー

不登校や，校内・学内での種々の問題行動などの対応にあたっては，専門的な心理援助知識が求められることがあり，1995 年度に，文部省スクールカウンセラー活用調査研究委託事業として，臨床心理の専門家であるスクールカウンセラー（SC）の導入を進め[4]，児童生徒の心の問題のケアに効果が認められて，2014 年度には，22,013 人が配置されている[5]．

児童虐待

スクールソーシャルワーカー

しかし，こうした心の問題とともに，児童生徒の問題行動などの背景に，家庭や学校，友人，地域社会など，児童生徒を取り巻く環境の問題が複雑に絡みあい，児童虐待や貧困など特に学校だけでは解決困難なケースについては，積極的に関係機関などと連携した対応が求められる．文部科学省では，こうした背景からより効果的な取り組みを進めるため，2008 年度より，社会福祉などの専門家であるスクールソーシャルワーカー（SSW）に着目し[6]，「SSW 活用事業」を展開して 2014 年度には，1,186 人が配置されている[5]．

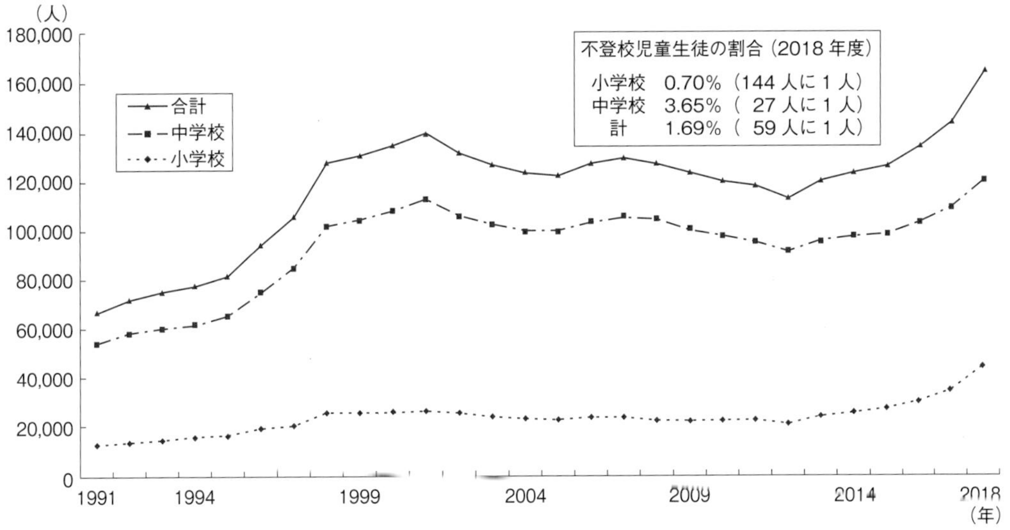

図 3-10　不登校児童生徒数の推移

（文部科学省初等中等教育局児童生徒課：「児童生徒の問題行動・不登校等生徒指導上の諸課題に関する調査結果について」）

危機が，現行の体制が崩れつつあり，新しい価値観へと変革していく時期に出現してくるものであるとすれば，現代は社会構造や教育体制の転換期にあり，そのために生じる混乱も大きいと考えられる．

このような混乱のなかで，実際に，日々の子どもたちの苦しみを受け止め，支える役割を果たしているのが養護教諭である．

養護教諭

以下の節では，学校教育のなかでおこってきている不登校，非行，いじめ，体罰などの問題を取り上げ，養護教諭の果たしている役割について述べる．

●不登校

わが国において，学校に行けない子どもたちが問題にされはじめたのは，昭和 30 年代に入ってからである．

その後，学校に行けない子どもたちは増え続け，当初は，学校に対して強い不安を抱き登校ができないため「学校恐怖症」と呼ばれ，その後，行けないのではなく拒否しているのだと「登校拒否」と呼ばれてきたが，最近では，怠学傾向や無気力型の不登校が増加して，学校へ行けない理由は種々であり，一般的に不登校という名称が広く用いられるようになっている．

文部科学省の，学校嫌いを理由として 50 日以上欠席した児童生徒の数[7]は，1966 年度の調査開始以来，年々増加し続けてきた．これらの状況から，文部省（当時）は，1992 年度には，不登校はどの生徒にもおこりうるものであるという視点に立ってこの問題を捉えていく必要があると発表した．1991 年度より，30 日以上欠席した児童生徒数を調査しており，2001 年度まで増加し続けた後ほぼ横ばいで推移していたが，2013 年度より再び増加し続けている．2018 年度の不登校児童生徒の割合は小学校 0.70%，中学校 3.65%である（**図 3-10**）．

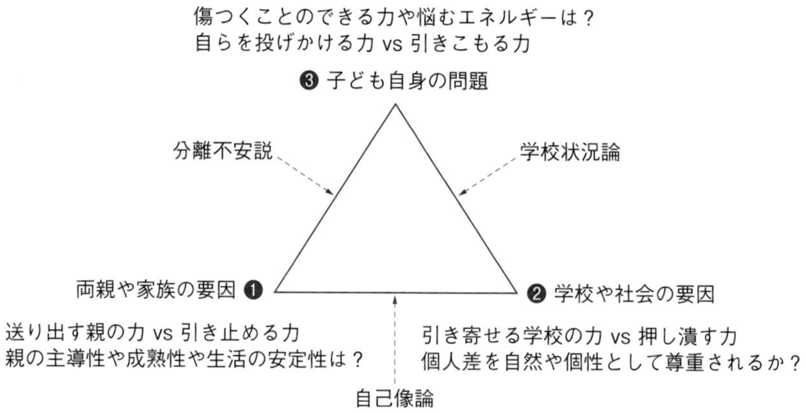

図3-11　不登校の３つの要因
（文献2.　p.58より）

1）不登校の要因

実際には，不登校は，学校状況，本人の心理的要因，家族の要因が複雑に絡みあっておこってくる．杉山は，発達論的にみた子ども自身の心理的要因を中心に，学校，家族の要因とのかかわりから不登校の要因をみている（**図3-11**）[2)]．

登校するということは，発達的にみると次の３点より構成される．

①親離れ，家離れ

②親友を得て，仲間に入る

③未知や勝負に自らをさらす

ほどよい母親表象

対象の恒常性

同性同輩の仲間体験

自尊感情

これらが成立するには，乳幼児期に，不安を中和し苦悩を和らげる，ほどよい母親表象や対象の恒常性が獲得され，自律性や自発性が育っていること，思春期の入口においては同性同輩の仲間体験を必要とし，仲間との摩擦や失敗に耐えるに足りる，ほどよい自己評価や自尊感情が育っていることが必要であり，未知や勝負に自らをさらし，何かを達成した満足感や有能感といった感情を形成していく．

今日の学校状況は，知的学力偏重により，評価され試される場と化しており，子どもはこのような感情の形成に失敗しやすく，退廃への恐れを伴う勝負や冒険の回避，予期不安からの閉じこもりに陥ると考えられる．

■事例　14歳，男子，A君．

A君はきちょうめんで，勉強はよくできるがおとなしく，中学へ入学しても友人ができなかった．中学１年生の３学期に，級友から言葉でからかわれたのをきっかけに，登校できなくなった．母親が登校させようとすると，暴力を振るうようになり，困った両親が，病院の神経科外来に相談に来院した．暴力は徐々に落ち着いてきたが，昼夜逆転の生活で閉じこもりの状態となり，１年が過ぎたころ，本人が来院した．

2）不登校への対応

(1）本人に対して

援助の目標は，自我の確立を援助するということである．

子どもにとって，学校に行けなくなるということは，葛藤状況にあり，それに対して周囲が，ただ登校すれば解決するという考えから登校刺激を続けると，追いつめられた子どもたちは，家庭内暴力，ひきこもり，自傷行為，非行へと行動化したり，強迫症状などの神経症状がみられるようになったりと，二次的にこじらせてしまう．

さなぎの時期

不登校をマイナスとみるのではなく，プラスにみていき，ひきこもりの期間をさなぎの時期とみて，本人自身が安心してひきこもり，退行することで，自我の再編成ができるよう援助することが大切である．

(2) 家族に対して

子どもが不登校になると，家族も子ども同様，大変混乱し，無理に子どもを学校に行かせようとしたり，自分の育て方を責めたりして苦悩する．まず，家族の気持ちを受け止め，支えることが大切である．

何のために，子どもたちが不登校になっているのかを一緒に考えていくことで，家族も変化していく．実際に，自らの価値観を変化させ，ありのままの子どもを受け止めることができるように親自身が成長したり，家族全体が変わっていったりすることが多い．

(3) 学校，家庭，相談機関の連携

最近では，スクールカウンセラーや熱心な養護教諭や担任教諭がうまく対応しているケースが増えている．

悪者探し

不登校の原因は，本人自身も明確な理由がわからないことが多いので，いたずらに原因を追及し，悪者探しをすることは得策ではない．

子どもを取り囲む家族，学校，教育相談機関や医療機関が連携して見守り，子どもの成長を援助することが大事である．

●非　行

非行

学校で，不登校と並んで問題となるのが，非行と呼ばれる逸脱行動をとる少年少女たちである．

警察庁の調べによれば[8]，刑法犯で補導された14歳以上20歳未満の少年は，1983年をピークにやや減少傾向にあったが，1996年度から増加し，2004年以降連続して減少している（**図3-12**）．

中学生，高校生が全体の約6割を占め，万引きや自転車などの窃盗で補導された少年が約6割で最も多く，暴行や傷害などの粗暴犯が続いていて，シンナーなどの乱用や暴走族は減っている．

1) 非行の要因

(1) 社会の変動による非行の様態の変化

戦後の日本の非行の態様の変化について，松本[9]は3つの時期に分けている（**表3-4**）．

逃避型非行

遊び型非行

戦後の社会混乱のなかで生存のために行われたⅠ期の非行や，高度成長期の社会変化に対する反抗の意味がみられたⅡ期の非行では，まがりなりにも社会的な価値観が大きく影響していた．これに対してⅢ期では，非行の低年齢化と，社会的規範に対する意識の希薄な無目的な非行が増えているとされ，“逃避型非行”，“遊び型非行”などと命名

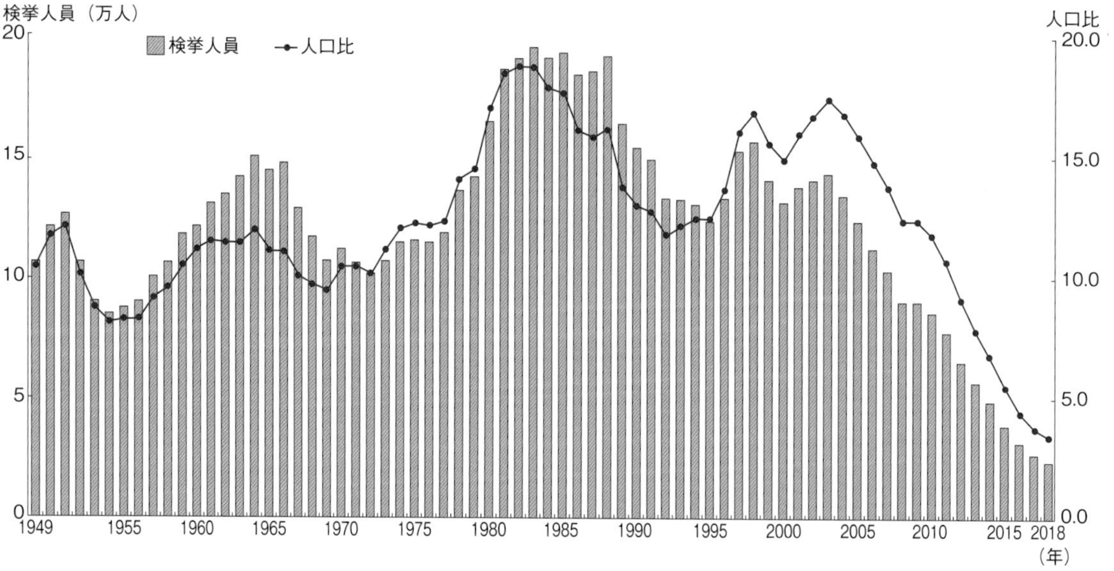

図3-12　1949年以降における刑法犯少年の検挙人員及び人口比の推移
（警察庁調べ）

表3-4　戦後非行史の各時期の性格[9]

	第Ⅰ期 （昭和20～34）	第Ⅱ期 （昭和35～47）	第Ⅲ期 （昭和48～）
ア）非行の主役	年長少年	中間少年	年少少年
イ）非行の生じる「場」	実社会	実社会と保護圏の境界	保護圏内とその周辺
ウ）非行の起きる位相	青年期の出口 学卒後	青年期の真中 就学と就労のあいだ（高校段階）	青年期の入口 在学中（中学段階）
エ）非行文化の型	急性・犯罪者型	葛藤型	逃避型
オ）問題の性格	犯罪問題→	／	←教育問題

されている．

Ⅰから Ⅲへの移行に従い，犯罪問題から教育問題の要素が強まり，現代型非行では，個人・家族の病理が問題であることを示唆している．

彼らは，親の放任や両親間のしつけの不一致などから社会的規範を身につけておらず，不満足な家族関係や，学力面で落ちこぼれるなど家庭・学校のなかで居場所を見出せず，肯定的自己像をもてないまま，自信や安心感のもてない同じような仲間と集まり，不安解消や，現実逃避の手段としてシンナー遊びをしたり暴走族となったりした．

現代の非行少年に心身症状が多く認められ，不登校や家庭内暴力と非行との区別が難しい場合が増えているともいわれている[10]．

自己確認型

影山[11]は，最近の少年犯罪を，空虚な自己を埋めるための「自己確認型」犯罪と命名している．

生島[12,13]らは1996年からの増加を第Ⅳ期として捉えており，加藤[13]は，1997年におきた「酒鬼薔薇聖斗事件」に続く2000年の「佐賀バスジャック事件」などの犯罪に，本来は共同存在であるにもかかわらず，現実の他者とも世界とも完全につながりを見失った孤立した人間のあり方を示す「実存的壊死」をみており，その後刑法犯少年は減少し続けて凶悪化しているとはいえないものの冒頭にあげた「佐世保同級生殺害事件」など犯罪の質の変化が現在まで続いていると考えられる．

急速な体格
体力の増進
性衝動の高まり
居場所
孤独感
欲求不満
いじめ
性非行
信頼に足る存在

(2) 思春期の発達

思春期は，急速な体格・体力の増進，性衝動の高まりがみられる時期であり，家庭や学校に居場所が見出せない少年たちは，孤独感や欲求不満のはけ口を，力による脅しや，弱い者いじめ，性非行といった形で解消する．

これらの少年たちにとって社会は，就職やその他種々の面で，自分たちの参加を拒んでいるものとして体験されることが多く，社会に対して肯定的な自己像をもつことができない．社会（大人）は自分を助け守ってくれる者ではなく，社会に対して恨みや怒りを抱いている．

非行少年に対する治療においては，いかにして，大人が彼らにとって信頼に足る存在となりうるかどうかということが，大事なポイントである．

●いじめ

いじめ防止対策推進法

2011 年，学校側がいじめはなかったとして適切な対処をしなかったことが原因で，大津市で中学 2 年生の男子生徒が自殺する事件がおこったことを契機に，全国でいじめを巡る問題が相次いだことを受けて，2013（平成 25）年に「いじめ防止対策推進法」が成立した[1]．

法律は，いじめについて「心理的または物理的な影響を与える行為によって，心身の苦痛を感じているもの」と定義したうえで，インターネットの悪質な書き込みを含め，いじめの禁止を明記するなど，いじめへの対応について学校や行政の責務を規定している．2018 年度のいじめの認知件数は，543,933 件であり，児童生徒 1 千人当たりの認知件数は 40.9 件であった（**図3-13**）[7]．

学校別では，小学生が多く，いじめの内容については，「冷やかしやからかい，悪口や脅し文句，嫌なことを言われる」「軽くぶつかられたり，遊ぶふりをして叩かれたり蹴られたりする」などが多いが，「持ちものを隠す」，「たかり」などの陰湿なものもみられる．

1）いじめの要因

思春期の子どもにみられるすさまじいいじめの要因として考えられる点をあげてみる[14]．

①子ども社会の人間関係の希薄化

近年の核家族化，住宅の縮小・密集・孤立，近隣関係の希薄化，安全な遊び場がないなどから，子ども同士が小さいときからからだをぶつけあって遊ぶことが少なく，人間関係が希薄で，攻撃性を発散させる限度がわからない．

②異質なものを排除しようとする集団

現代の学校は，管理強化により異質な者を排除しようとする傾向をもっており，クラスのなかで，教師が強く叱ったりしたことを契機にクラスメイトにいじめられる事例もときどきみられる．

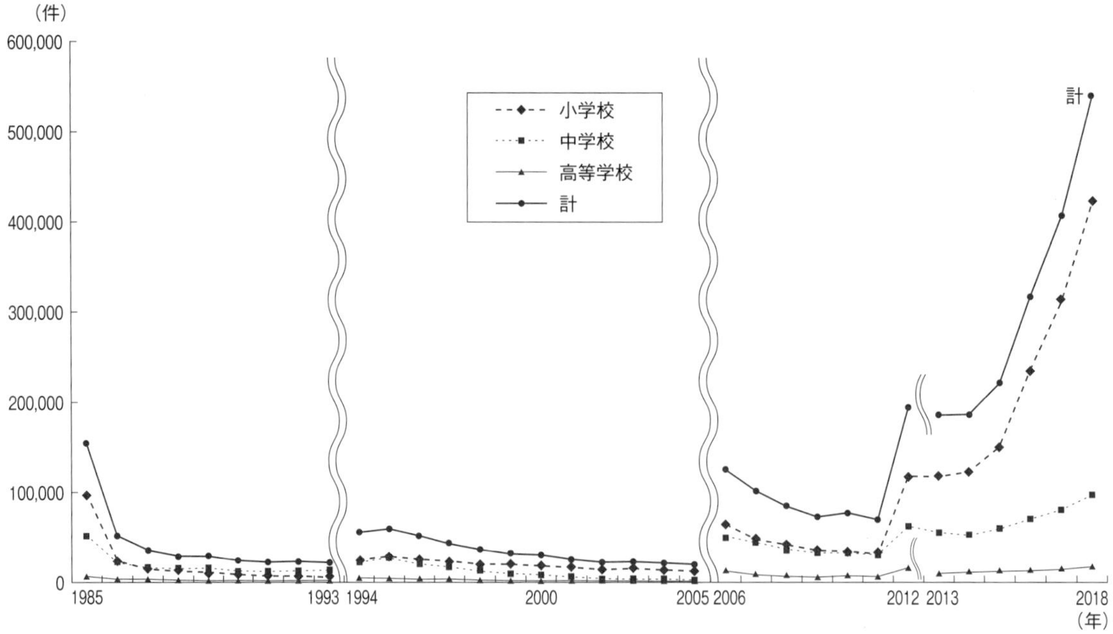

図3-13　いじめの認知（発生）件数の推移

（文部科学省初等中等教育局児童生徒課：「児童生徒の問題行動・不登校等生徒指導上の諸課題に関する調査結果について」）

（注1）1993年度までは公立小・中・高等学校を調査．1994年度からは特殊教育諸学校，平成18年度からは国私立学校，中等教育学校を含める．

（注2）1994年度および2006年度に調査方法などを改めている．

（注3）2005年度までは発生件数，2006年度からは認知件数．

（注4）2013年度からは高等学校に通信制課程を含める．

（注5）小学校には義務教育学校前期課程，中学校には義務教育学校後期課程及び中等教育学校前期課程，高等学校には中等教育学校後期課程を含む．

③嘲笑的，暴力的，加虐的な社会風潮

現代の社会的弱者をなぶりものにし，真面目さをあざ笑う嘲笑文化の広がりは，いじめられるのはそれだけの理由があるからだということで正当化されている．

④ストレスに満ちた家庭，学校の状況

すでに述べたように，受験戦争の激化から，現代の子どもたちは，勉強中心の生活を余儀なくされ，ストレスは高ずる一方である．他方，このような受験体制からドロップアウトする集団が鮮明にされ，「先が見えてしまう」という閉塞的な状況に追い込まれている．

このような閉塞的状況を反映して，家庭内暴力，校内暴力がおこり，その後，学校の過度の管理強化に伴い，陰湿ないじめが生じてきたと考えられる．

したがって，ストレス発散としてのゲーム的，遊戯的ないじめや，学業成績不振による劣等感に起因する弱者に対する加虐的いじめ，学校の過度の管理に対する反抗，落ちこぼれ，無視されることに対して，注意獲得の手段，自己存在の確認としてのいじめ行為が生じると考えられる．

また，いじめに加わりたくないと思っていても，自分がいじめのターゲットにされないように同調したり，傍観者になったりするなどいじめのグループダイナミクスが存在する．

2) いじめられる子ども・いじめをする子ども

いじめられる子どもは，心身面にハンディのある子どもや反対に優等生など，集団にとって異質な者がいじめられやすい．彼らは心身症が既往に多くみられ，自己表現が下手である．

登校拒否，家庭内暴力，心身症，抑うつ状態，強迫症状，神経性食欲不振症といった症状を呈する子どもの症状発現の契機に「いじめられ」体験が関連していることがしばしばである．「いじめられ」をきっかけに，幻覚妄想状態を示したり，自殺未遂や自殺をおこしたりする例もみられる．

一方，いじめをする子どもは，学業のつまずきによって，親の期待に応えられず，劣等感を抱いており，優越感をもつことができる相手をターゲットにして，自分の不安を解消する行為としていじめをする[15)]．彼らは，幼少時から「駄目な子」として周囲から常に叱られ，強い否定的自己像を抱いている．彼らはいじめをするとき，「どうしようもなく寂しかった」，「何だかわからないがいらいらしていた」と述べ，孤立恐怖がみられる．彼らはいじめをすることによって同じ行為をする仲間として連帯感をもち，集団化する．

3) いじめに対する対応

(1) いじめられる子どもに対して

日頃から子どもたちが発する危険信号を見逃さないようにして，いじめの早期発見に努め，スクールカウンセラーの諮問により，学校の相談機能体制を整備する．

いじめから子どもを保護して，心理的な不安や恐怖から解放し，子どもの不安を受容的に聞き，いじめについて子どもと話し合うことによって，事態打開への対応策についてともに考えることが必要である．

わが子がいじめられるということは，親にとってつらく耐えがたい事態である．学校に訴えても問題が解決されないとすれば，親と子は救いのない不安状態に陥る．時には親の被害意識が肥大化し，攻撃的感情が尖鋭化し，学校やいじめた子の親を告訴するという事態となり，問題解決を複雑化させるようなこともある．子どもの精神的安定のためには，まず，親の不安を受容し支えるためのカウンセリングはきわめて重要である．

(2) いじめをする子どもに対して

学校全体として，いじめは絶対許さないという風潮を教師が子どもとつくり，いじめをする子どもに対しては，出席停止などの措置も含め，毅然とした指導をするとともに，いじめをする子どもの心を受容し，守っていくカウンセリングが必要である．

●体　罰

2012 年におきた桜宮高校の体罰自殺事件を契機として，体罰への社会的関心が高まり，事件に伴う緊急調査が行われた．

教員が，児童生徒に体罰を加えることは，学校教育法第 11 条で禁止されており，体罰を行った場合には懲戒処分の対象となる．

2017 年度に体罰により懲戒処分などを受けた者は 585 件で，2013 年度から大幅に減少しているが，これは2012年度の体罰の緊急調査により判明した事案の懲戒処分などが2013年度までに行われたことによるもので，体罰への社会的関心を受けて学校現場での把握が進んだためとみられ，なお事件以前の水準を大きく上回っている．

体罰を受けた児童生徒は，高校生が最も多く，素手で殴られることが多かった．約8割は傷害なしだが，発生した傷害のなかでは，打撲，外傷，骨折・捻挫などが多い[16]．

小学校時代，教師による体罰や拒否的な対応を受けた子どもは，教師に対する不信感が根強く，中学生になり，対教師校内暴力をおこすことがある[17]．

河合は[18]，体罰について次のように述べている．思春期の子どもたちの荒れに立ち向かうには「体を張って」対決する決意がなくては駄目である．だからといって，体罰を用いるのはイマジネーションの貧困である．体罰は，罰するほうが一方的に力を行使するのだから，本当に「体を張った」ことにはなっていない．

●発達障害

発達障害者支援法

2005年4月に制定された発達障害者支援法は，発達障害を早期に発見し，学校教育における発達障害者の支援，就労の支援について定めることにより，発達障害者の自立および社会参加に資するようその生活全般にわたる支援を図ることを目的としている．

自閉症
アスペルガー症候群
広汎性発達障害
学習障害
注意欠如･多動性障害

この法律において発達障害とは，自閉症，アスペルガー症候群，その他の広汎性発達障害，学習障害，注意欠如･多動性障害その他これに類する脳機能の障害であって，その症状が通常低年齢において発現するものとして政令で定めるものをいうと定義されている[19]．

2012年，文部科学省が実施した全国実態調査[20]では，学習面または行動面で著しい困難を示すとされた児童生徒が6.5%程度の割合で存在する可能性が示されており，特別支援教育が本格的に開始してから5年が経過し，通常の学校においても，徐々に浸透しつつある状況が伺えると報告している．

1）発達障害の概要

(1) 自閉症，アスペルガー症候群

自閉症は，3歳までに現れ，他人との社会的関係の形成の困難さ，言葉の発達の遅れ，興味や関心が狭く特定のものにこだわることを特徴とする行動の障害で，そのうち，知的発達の遅れを伴わないものを高機能自閉症という．アスペルガー症候群は，知的発達の遅れを伴わず，かつ，自閉症の特徴のうち言葉の遅れを伴わないものをいう．

DSM-5[21]では，広汎性発達障害の下位分類が廃止されてスペクトラムと捉え，自閉症スペクトラム障害（Autism Spectrum Disorder：ASD）にまとめられている．

(2) 学習障害（Lerning Disabilities：LD）

学習障害とは，基本的には全般的な知的遅れはないが，聞く，話す，読む，書く，計算するまたは推論する能力のうち特定のものの習得と使用に著しい困難を示すさまざまな状態を示すものである．

(3) 注意欠如・多動性障害（Atteention-Deficit/Hyperactivity Disorder：ADHD）

注意欠陥/多動性障害とは，DSM-5では注意欠如・多動性障害とされ，年齢あるいは発達に不釣合いな注意力，および，または衝動性，多動性を特徴とする行動の障害で，

社会的な活動や学業の機能に支障をきたすものである.

2) 特殊教育から特別支援教育への転換

特別支援教育

2006年1月，文部科学省は，小・中学校におけるLD，ADHD，高機能自閉症の児童生徒への教育支援体制の整備のためのガイドラインを策定し[22]，特別支援教育の体制づくりを進めている．特別支援教育とは，これまでの特殊教育の対象の障害だけでなく，その対象でなかったLD，ADHD，高機能自閉症など軽度発達障害のある児童生徒に対してその一人ひとりの教育的ニーズを把握し，児童生徒のもてる力を高め，生活や学習上の困難を改善または克服するために，適切な教育や指導を通じて必要な支援を行うものである[23].

●社会的ひきこもり

不登校や就労の失敗をきっかけに，何年間も自宅に閉じこもり続ける若者の「社会的ひきこもり」に対して社会的関心が高まり，地域精神保健活動として支援策がとられるようになった.

1) ひきこもりの定義と実態

2010年のひきこもりの新ガイドライン[24]では，ひきこもりを「さまざまな要因の結果として社会的参加（義務教育を含む就学，非常勤職を含む就労，家庭外での交遊など）を回避し，原則的には6カ月以上にわたっておおむね家庭にとどまり続けている状態（他者と交わらない形での外出をしていてもよい）を指す現象概念である．なお，ひきこもりは原則として統合失調症の陽性あるいは陰性症状に基づくひきこもり状態とは一線を画した非精神病性の現象とするが，実際には確定診断がなされる前の統合失調症が含まれている可能性は低くないことに留意すべきである」と定義している.

新ガイドラインでは，ひきこもりの出現率について，最も信頼性の高い調査によると，ひきこもり状態にある子どもをもつ世帯は約26万世帯と推計されており，平均開始年齢は22.3歳，20歳代が30～40歳代より多く，男性に多いと報告している.

同年の内閣府調査では[25]，全国で約70万人が準ひきこもりを含む広義のひきこもりの状態にあると推定されている.

2) ひきこもりに対する取り組み

各都道府県，指定都市にガイドラインの配布後は，社会的ひきこもりに対して保健所，精神保健福祉センターなどが中心となって支援に取り組むようになった．ひきこもりの治療においては，まず，家族からの相談，個人治療を経て徐々に同年齢集団に入っていけるトレーニングが必要になる．その際，デイケアやたまり場，フリースペースなど，本人になじみやすい場所を選んでいく必要がある．集団での活動や就労支援に対しては，地域若者サポートステーションなどの民間団体やNPOによる就労支援などがみられるが，複数の立場や部門が柔軟な支援ネットワークとして構築されることが望まれる[26].

●養護教諭（学校ナース）の役割

不登校やいじめの問題が深刻化するなかで，学校における「心の居場所」として期待されているのが保健室にいる養護教諭である．

伝染病

養護教諭は，1905年に，岐阜県で採用された学校看護婦がはじまりといわれている．当時からかなり最近まで，学校保健の大きな問題は，児童，生徒のトラコーマ，寄生虫病や結核などの伝染病を学校で予防治療することであった．

次いで，1947年の学校教育法28条の規定により，養護教諭は，「外科的処置や病気の手当をする」など，保健管理にあたる教員として位置づけられた．

健康管理

健康指導

こころの健康問題

1972年には，保健体育審議会の答申で，身体面のみならず精神面の指導も明文化され，養護教諭の職務は，児童生徒の身体面と精神面の健康管理および健康指導となったのである．現在では，う歯，視力低下などや，心臓・腎臓疾患，喘息・肥満などの慢性疾患の健康管理・指導とともに，不登校，いじめ，リストカット，摂食障害など，心の健康問題が重要な課題となっている．

子どもたちにとって養護教諭は，教科中心の学校教育のなかでただひとり授業をもっておらず，評価する人でないという点は大きく，子どもの側からみると，自分の心を解放し，自由な気持ちで向き合えると思われる．

最初から悩みがあると打ち明ける子どもは少なく，身体の症状を訴えて，優しく聞いてもらい手当てをしてもらっているうちに心も癒されたり，この人なら大丈夫と思えると，徐々に心を開いて，心の苦しみを話しはじめたりする（**図3-14**）．

現代の子どもたちは，毎日を大きなプレッシャーを感じながら生活しており，時に苦しみに押しつぶされそうになる．そんなとき，そばに寄り添ってくれ，心を通わせても

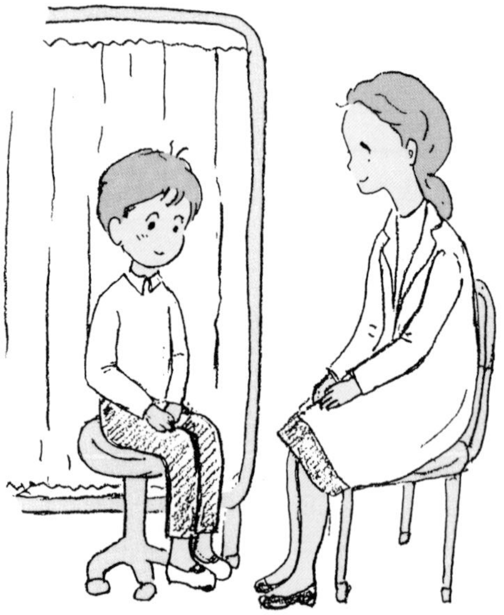

図3-14　養護教諭の役割
養護教諭に，優しく話を聞いてもらい，けがや病気の手当を受けることで心も癒されていく．

らえるならどれほど安らぎと癒しを感じることだろう．

服部[27]は，養護教諭は教師とも看護師とも輪郭のはっきりしない，学校での母親的な存在であることが望まれると述べている．

近年，養護教諭は，子ども，友人，教師，保護者，スクールカウンセラーやスクールソーシャルワーカーと連携しながらチームとして活動することが求められている．

チームとして活動

（渋　谷　恵　子）

4 職場における危機

●職場環境の変化と職業性ストレス

社会の縮図ともいうべき職場は，経済情勢と産業構造の変化を背景に大きく変貌している．1970年代から安定成長期に入った日本経済は1980年代後半にバブル景気を迎えたが，1991年のバブル崩壊以降は官民問わずリストラが増加し，金融システム不安も増幅し，長い低迷期が続いた．

終身雇用制や年功序列制といった日本固有の人事システムが揺らぎ，雇用形態は多様化し，雇用格差や流動化が生じ，能力主義・成果主義が浸透した．コンピューターを中心とした情報技術 information technology（IT）化，オフィス・オートメーション office automation（OA）化や産業ロボットといった技術革新は，重工業中心社会を情報産業社会に転換した．さらに情報化社会によるグローバル化や24時間化は職場のあり方を大きく変えている．価値観も会社主体から個人指向性に徐々に移り変わっており，人間関係にも同じような価値基準の変動が認められる．職場においてもメールやインターネットでの情報共有が当たり前となり，コミュニケーションの質も変わり，人間関係は希薄化している．

職場で働く人には，業務内容（労働時間，仕事の量と質），職場内人間関係（パワー・ハラスメント，セクシャル・ハラスメントなどを含む），職場の組織や人事労務管理体制などによる相当のストレスが加わっていると考えられる．このような状況を強く意識して「職業性ストレス」という言葉が使われるようになり，多くの労働者が「メンタルヘルス不調[注1)]」に陥っている．

●職場のメンタルヘルス不調の現状

厚生労働省が実施している労働安全衛生調査によると，強いストレスになっていると感じる事柄がある労働者の割合は，半数以上を占めている（**図3-15**）．仕事や職業生活に関する強いストレスの内容は「仕事の質・量」(59.4%) が最も多く，次いで「仕事の失敗，責任の発生など」(34.0%)，「対人関係（セクハラ・パワハラを含む）」(31.3%) となっている（**図3-16**）．

注1）厚生労働省の労働者の心の健康の保持増進のための指針では，「メンタルヘルス不調」とは，ICD-10診断ガイドライン「精神および行動の障害」に分類される精神障害や自殺のみならず，ストレスや強い悩み，不安など，労働者の心身の健康，社会生活および生活の質に影響を与える可能性のある精神的および行動上の問題を幅広く含むものをいう．

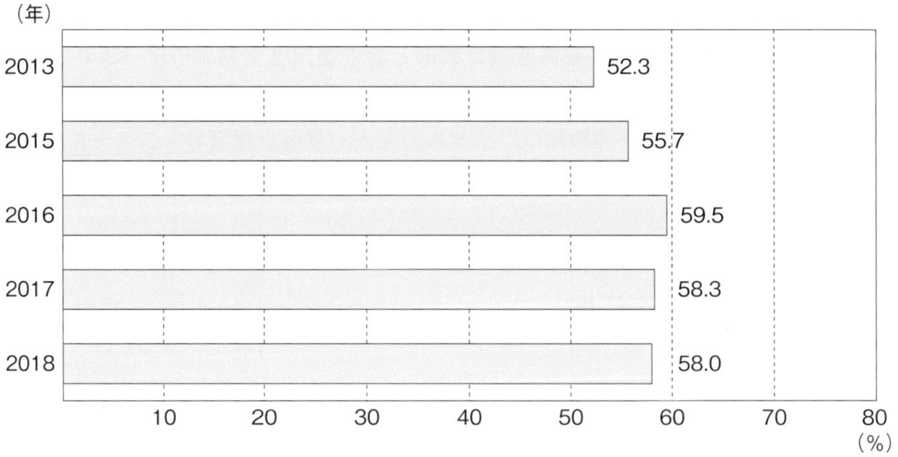

図3-15　強いストレスとなっていると感じる事柄がある労働者割合の推移（労働者計＝100%）
（厚生労働省：労働安全衛生調査．2018.）
注：2014年は当該項目を調査していない．

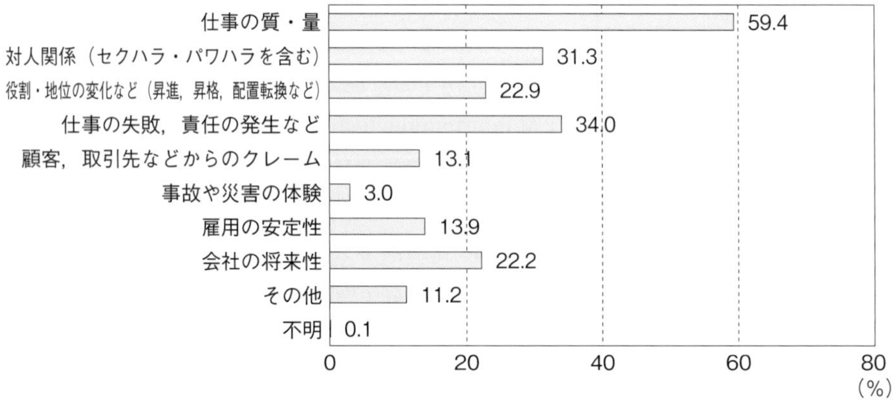

図3-16　仕事や職業生活に関する強いストレスの内容別にみた労働者割合（3つ以内の複数回答）
（厚生労働省：労働安全衛生調査．2018.）

昔から職場で問題となる3Aとして，欠勤absenteeism，事故accident，問題飲酒alcoholismがあげられており，そこにもメンタルヘルス不調の問題が多く含まれている．地方公務員の長期病休者（疾病などにより休業30日以上または1カ月以上の療養者）を例にあげてみると，長期病休者数（10万人率）は2007年度から2,400人台前後で推移しているが，「精神および行動の障害（精神障害）」はほかの主要な疾病に比較すると，明らかに調査年ごとに右肩上がりに急増していることがわかる．2017年度の長期病休者の総数は18,961人であるが，精神障害による長期病休者の全体に占める割合は10万人率で1409.3人（55.9%）となっており，2012年度から連続して50%を超えて推移している．ほかの主要な疾患は，新生物（9.5%），循環器系の疾患（4.3%），消化器系の疾患（2.2%）の順であるが，それらの割合はいずれも減少傾向にある（**図3-17**）．

また頻回な事故は，事故傾性の概念として古くから研究されてきた．最近は発達障害や若年性の認知症の問題も多くなり，メンタルヘルス不調の早期発見の重要な糸口に

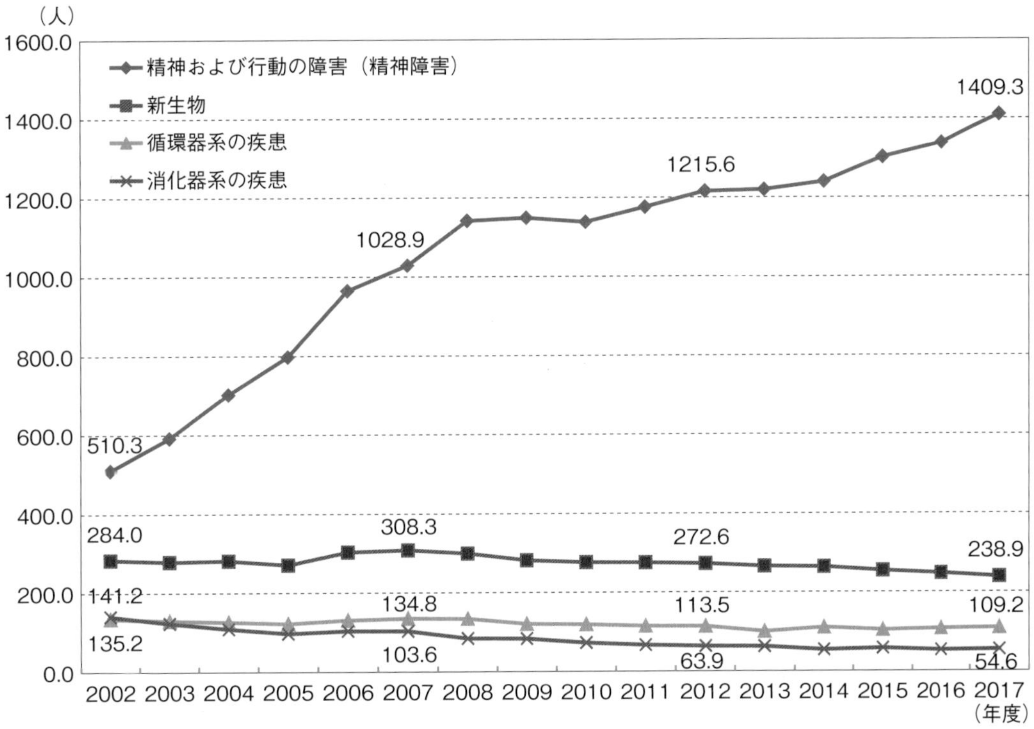

図 3-17　地方公務員の長期病休者の主な疾病別推移（職員 10 万人に対する人数）
（地方公務員安全衛生推進協会．2017 年度．）

なっている．問題飲酒に関しては，事故や労働災害といった職場環境への悪影響や，アルコール依存症およびうつ病の相互関連や合併といった複雑かつ深刻な問題になっている．

厚生労働省が 3 年ごとに実施している患者調査をみると，増加する精神障害のなかでもうつ病[注2)]は 1996 年から 2014 年にかけて約 3.5 倍に増加し，70 万人を超えている．うつ病は労災認定でも急増しており，自殺の重要な危険因子である．自殺者の大多数（95％）は最後の行動に及ぶ前に何らかの精神疾患の診断に該当する状態にあり，そのうちの少なくとも 30％はうつ病を含む気分障害であり，しかも適切な医療を受けていたのは 1 ～ 2 割に過ぎないという報告がある．厚生労働省は 2010 年に「自殺・うつ病等対策プロジェクトチーム」を立ち上げ，2013 年からは改正医療法により精神疾患を追加し「5 疾病・5 事業」[注3)]として地域医療計画に反映させることとした．こうした状況を受けて，職場においてもうつ病対策の重要性が広く認識されるようになってきた．

●精神障害と労災認定の現状

わが国の年間自殺者数は 1998 年に 32,863 人と急増し，2011 年まで 3 万人台が続き，

注 2）啓発書やマスメディアで使われる「うつ病」の定義は多様で混乱や誤解も生じている．例えば「新型うつ病」は専門的に定義された用語ではない．現代の若年者が呈する抑うつ状態を，中高年に多くみられる執着気質やメランコリー親和型性格を基盤としたうつ病と比較して取り上げられた造語である．「うつ病」は学術的な検討や啓発が今後も必要ではあるが，定義の拡散や用語の混乱によってメンタルヘルス対策に支障をきたさないようにすることが肝要である．

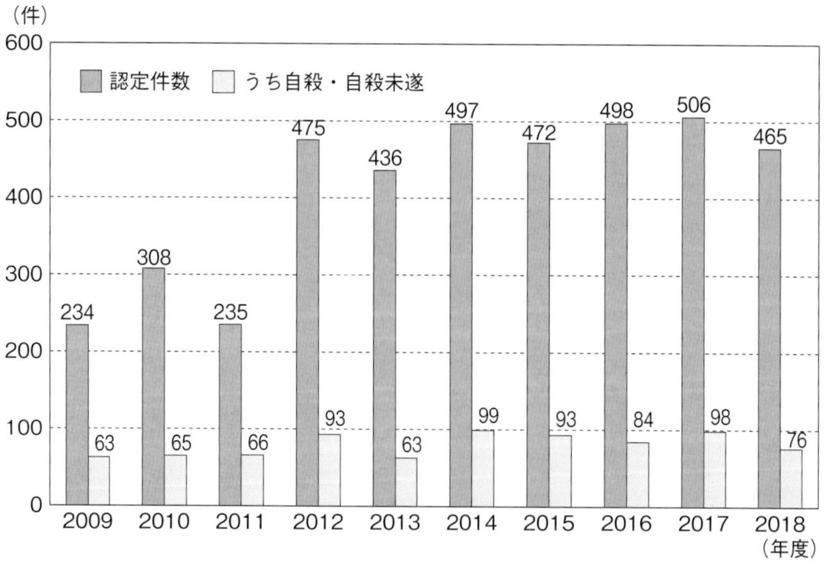

図 3-18　精神障害の労災補償状況
(厚生労働省：過労死等の労災補償状況．2018年度．)

そのうち労働者が8千人から9千人を超えて推移した．警察庁の報告では2015年の自殺者は24,025人で，40歳代が全体の16.9%，次いで50歳代16.6%，60歳代が16.5%となっており，働き盛りの深刻な社会問題として受け止められている．

1999年には厚生労働省（旧 労働省）より，「心理的負荷による精神障害等に係る業務上外の判断指針」が出され，労災認定の対象となる精神障害が心因性精神障害に限定されず，その枠が広がった．

業務による心理的負荷を原因として精神障害を発病あるいは当該精神障害により自殺に至る事案の労災請求件数は増加し，2009年度と比べて2018年度は精神障害の認定件数は約2倍に増えている．2018年度の労災の支給決定件数は465件で，そのうち自殺・自殺未遂の件数は76件であった（**図 3-18**）．労災に認定された精神障害の大半はICD-10のコードF3「気分（感情）障害」，F4「神経症性障害，ストレス関連障害および身体表現性障害」であり，そのなかでもうつ病と重度ストレス反応は過重労働や対人関係によるストレスとの関連が注目されている．

一方，民事訴訟では広告代理店社員がうつ病で自殺した事案に対して，2000年の最高裁判決で注意義務違反という観点から事業者に損害賠償が命じられた．極度の長時間労働（過重労働）とうつ病および自殺とのあいだに相当の因果関係があることが認定され，企業の社会的責任（corporate social responsibility：CSR）の重大性が示された．労働契約法（2008年施行）では労働安全衛生法や労働基準法と相まって，使用者が労働者の生命，身体などの安全を確保しつつ労働することができるよう必要な配慮をする

注3）医療法により，都道府県は，国の基本方針に即して医療計画を定め「5疾病・5事業」ごとに医療連携体制を構築する．「5疾病・5事業」とは，5つの疾病（がん，脳卒中，急性心筋梗塞，糖尿病，精神疾患）と5つの事業（救急医療，災害時における医療，へき地の医療，周産期医療，小児医療）をいう．

表 3-5 職場のメンタルヘルス対策の経緯

事業場における労働者の健康保持増進のための指針	1988年（2007年改正）
心理的負荷による精神障害等に係る業務上外の判断指針	1999年（2009年改正）
事業場における労働者の心の健康づくりのための指針（旧メンタルヘルス指針）	2000年
過重労働による健康障害防止のための総合対策	2002年（2006年・2011年改正）
心の健康問題により休業した労働者の職場復帰支援の手引き	2004年（2009年・2012年改訂）
労働者の心の健康の保持増進のための指針（新メンタルヘルス指針）	2006年
自殺対策基本法	2006年
心理的負荷による精神障害の認定基準	2011年
過労死等防止対策推進法	2014年
労働者の心理的負担のストレスチェック制度	2014年
働き方改革関連法	2018年

ものとして，「安全配慮義務」が明記されている．メンタルヘルス対策に関しても，使用者が怠った場合は安全配慮義務違反として損害賠償責任などの負担が発生する事案が増えている．

しかし，前述の広告代理店では新人女性社員が2016年9月に過労自殺で再び労災認定された．この事案については長時間労働のみならずこれまで不透明であったパワハラ・セクハラに関して本人の心情を自らSNS（ソーシャル・ネットワーク・サービス）で訴えていた．繰り返される過労自殺に対する対策の遅れの深刻さや職場の現状の社会への可視化という情報社会の変化が注目された．

●産業精神保健の動向

職場のメンタルヘルス対策の関係法規を**表 3-5** に示した．

産業精神保健とは，職場での産業保健活動の一環であり，働く人の心の健康を扱う領域である．厚生労働省はメンタルヘルスの基本的な考え方として，「職場のメンタルヘルスケアでは，働く本人自身が，ストレスに気づき，これに対処すること（セルフケア）の必要性を認識することが重要である．しかし，職場に存在するストレス要因は，本人自身の力だけでは取り除くことができないものもあることから，事業所によるメンタルヘルスケアの積極的推進が重要であり，職場における組織的かつ計画的な実施が大きな役割を果たす」と指摘している．

職場のメンタルヘルスに関する国の取り組みとして，1988年に労働安全衛生法の改正により労働者の心身の健康保持増進が事業所の努力義務として規定され，「事業場における労働者の健康保持増進のための指針」が提示された．メンタルヘルスに総合的に取り組む基本的なシステムとして，医師による「健康測定」とその結果に基づく運動指導，メンタルヘルスケア，栄養指導，保健指導といった心身両面にわたる健康づくりを目指すトータルヘルスプロモーションプラン（total health promotion plan：THP）を提唱している．

2000年の「事業場における労働者の心の健康づくりのための指針（旧メンタルヘルス指針）」によってメンタルヘルス対策の原則的な実施方法が総合的に示された．2004

年に「心の健康問題により休業した労働者の職場復帰支援の手引き」が公表され，精神障害によって長期休業した労働者の職場復帰支援の具体的なあり方が示され，多くの事業所で活用できる内容になっている．

2006年に「労働者の心の健康の保持増進のための指針（新メンタルヘルス指針）」が策定された．そこでは，事業者が自ら事業場におけるメンタルヘルスを積極的に推進することを表明するとともに,「個人情報保護」および「衛生委員会等における調査審議等」を重視し，職場復帰支援など実効性のある「心の健康づくり計画」を実施する必要があるとされた．また同年に成立した自殺対策基本法では，事業者の責務として雇用する労働者の心の健康の保持を図るため必要な措置を講ずるように努めることが記された．

労災認定は「心理的負荷による精神障害等に係る業務上外の判断指針（1999年）」に基づいて行われてきたが，2009年に「職場におけるひどい嫌がらせ等による」心理的負荷などを反映して改訂が行われ，2011年に「心理的負荷による精神障害の認定基準」が新たに定められた．2014年には「過労死等防止対策推進法」が施行された．また同年の労働安全衛生法の改正では，労働者の心理的負担のストレスチェック制度の導入が決まり，2015年から施行された．

2018年6月には働き方改革関連法が成立し，2019年4月から時間外労働の上限規制（労働基準法）や労働時間の客観的把握（労働安全衛生法）などが順次，段階的に施行された．さらに労働者の医師面接指導の時間外労働の基準が月100時間から月80時間と引下げられ，ハラスメント対策の法制化や防止対策が強化された．

産業精神保健における今後の課題は多様である．これまでのメンタルヘルス対策は主に大企業を中心に行われている．全国の事業所の9割以上が従業員300人未満の中小企業であり，事業所の規模が小さくなるにつれてメンタルヘルスケアへの取り組みが低下している現状がある．また，非正規労働者（正社員以外の契約社員，パートタイム労働者，臨時・日雇い労働者または派遣労働者）はメンタルヘルス不調の割合が高いことが推察されるが，こうした問題の調査研究は少ない．さらに働く女性や増加する外国人労働者の労働支援体制，単身赴任・海外赴任や交代制勤務など多岐にわたる対象の支援が課題となっている．

●職場のメンタルヘルスケアの実際

1）新メンタルヘルス指針と4つのケア

「労働者の心の健康の保持増進のための指針（新メンタルヘルス指針）」において，下記のような4つのケアを主体とした一次予防から三次予防までを含む包括的指針が提示された（**図3-19**）．

①セルフケア：労働者自身によるストレスやメンタルヘルスに対する正しい理解，ストレスへの気づきと対処など

②ラインによるケア：管理監督者による職場環境などの把握と改善，相談への対応や職場復帰における支援など

③事業場内産業保健スタッフなどによるケア：産業医，衛生管理者などによる職場の実態の把握，ラインによるケアへの支援，具体的なメンタルヘルスケアの実施に関

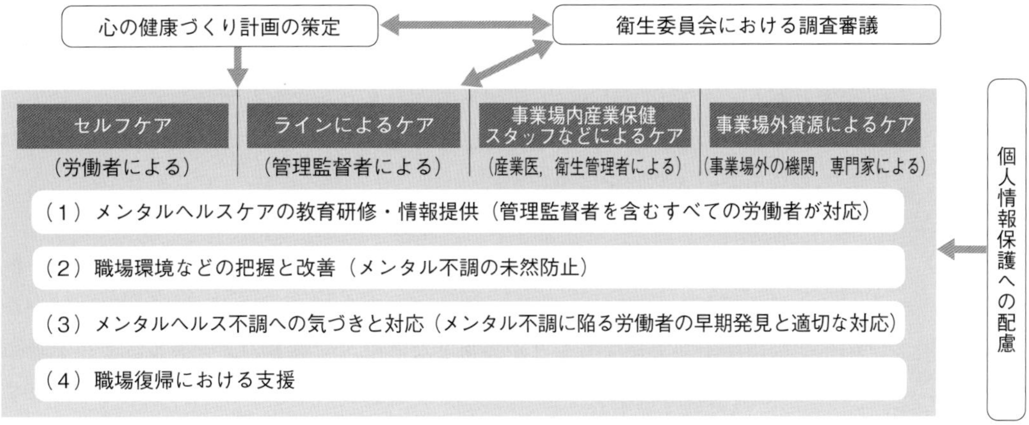

図 3-19　4つのメンタルヘルスケアの推進

（厚生労働省：労働者の心の健康と保持増進のための指針．2006.）

する企画立案など

④事業場外資源[注4)]によるケア：ネットワークの形成および参加，職場復帰における支援など

さらに4つのケアが適切に実施されるよう，事業場内の関係者が相互に連携し，以下の取り組みを積極的に推進することが効果的である．

①メンタルヘルスケアを推進するための教育研修や情報提供

②職場環境などの把握と改善

③メンタルヘルス不調への気づきと対応

④職場復帰に対する支援

2）3段階の予防対策

メンタルヘルスケアの具体的なアプローチとして，キャプラン（Caplan, G.）が地域精神医療のなかで用いた「3段階の予防対策」という概念の応用が有用である．

①一次予防：メンタルヘルスの啓蒙と精神障害の未然予防

②二次予防：メンタルヘルス不調の早期発見と対応

③三次予防：職場復帰と再発防止

（1）一次予防

「心とからだの健康づくり」をコンセプトとしたTHPにより職場全体を対象としたメンタルヘルス対策の基本的なシステムが提示された．一次予防としての教育研修および情報提供では，メンタルヘルスケアに関する事業場の方針，ストレスおよびメンタルヘルスケアに関する基礎知識，セルフケアの方法，事業場内の相談先および事業場外資

注4）事業場外資源には地域産業保健センターや産業保健総合支援センターがある．地域産業保健センターは，小規模事業所に対する産業保健サービスの充実を目的に347カ所に設置され，産業保健総合支援センター（メンタルヘルス対策支援センター）は，産業保健活動の支援を目的に都道府県単位で47カ所設置されており，メンタルヘルス対策支援を行っている．また精神科・心療内科などの医療機関や地域保健機関なども含まれる．民間のメンタルヘルス関連事業を行っている機関にはEAP（従業員援助プログラム employee assistance program）機関がある．

源に関する情報などがある．また，職場環境などの把握と改善には労働安全衛生法の「事業者が講ずべき快適な職場環境の形成のための措置に関する指針（快適職場指針）」が参考となり，ストレス軽減に有用である．セルフケアとして労働者がストレスやメンタルヘルスに対する正しい理解を行えるようなシステムづくりと職場環境の改善がメンタルヘルス不調の未然防止につながる．

■一次予防としての「ストレスチェック制度」

メンタルヘルス不調への気づきと対応として，労働者の心理的負担の状況を把握するための検査「ストレスチェック制度」が2015年12月から始まり，労働者が50人以上の事業場は年1回実施することが義務となった．労働者のメンタルヘルス不調の未然防止のために労働者自身のストレスの気づきを促し，事業所はストレスの原因となる職場環境の改善につなげることを目的とした一次予防と厚生労働省は位置づけている．

①仕事のストレス要因，②心身のストレス反応，③周囲からのサポートなどの3領域57項目（短縮版23項目）を4段階で自己評価する「職業性ストレス簡易調査票」の使用が推奨されている．この検査の結果，一定以上のストレス（心理的な負担）を抱えている場合（高ストレス者）は産業医などの面接指導を受けることができる．事業者は産業医より意見を聞き，必要に応じて労働環境の改善を行うことが求められる．

ストレスチェックの実施は医師・保健師などによって行われ，結果は本人に通知される．検査を受ける労働者が不利益にならないように配慮されている．課題や問題点としては，労働者が正直に回答できるような体制・枠組みの確保，高ストレス者と判定された労働者が面接指導を受けやすい枠組み，個人情報・守秘義務の問題，実施者などの確保，職場環境改善への連携，集団的分析結果の有効活用などがあり，今後の検討が必要である．また，ストレスチェックが実効性のある制度になるためには，メンタルヘルス問題に関する日常的な相談体制の常設と充実が求められる．

(2) 二次予防

歴史的にみれば，メンタルヘルス対策に「精神衛生」という用語が用いられていた時代があった．職場の「精神衛生」は，職場の精神障害者を発見して，職場から排除することを意図した「精神障害者対策」だという批判を浴びることも多かった．1987年に精神衛生法が精神保健法に改正されたのを契機として，現在は国民の健康の保持・増進をも含んだ幅広い概念を有する「精神保健」という用語が使われるようになった．

「精神衛生」の中心課題は医学的概念としての「疾病性　illness」であった．しかし，「メンタルヘルス：精神保健」を考えるうえでは，職場風土も含めた社会文化的な規範などに基づいた「事例性　caseness」という視点の占める比重が極めて大きい．「疾病性」は専門家が判断する症状や診断の分野であり，「事例性」は業務を遂行するうえで支障となっている具体的な問題点といえる．職場では医学的な診断を下すこと（疾病性）以上に，業務遂行上で何が問題になっていて，本人がどう困っているのか，もしくは周囲にどう影響しているかの現実（事例性）を優先する視点が重要である．その視点に立っての早期対応が二次予防であるが，メンタルヘルス不調の早期発見と適切な対応を実践するためには，個人情報の保護に十分留意しつつきわめて慎重に対応する必要がある．

4つのケアで取りあげたメンタルヘルス不調への気づきと対応が基本となる．セルフケアやラインによるケアで解決する問題もあれば，事業場内産業保健スタッフなどによるケアや事業場外資源によるケアとの連携が必要な場合もあり，その役割および連携は重要である．しかし，二次予防にはさらにいくつかの問題を含んでいる．一次予防は職場全体を対象としているため比較的受け入れられやすく，また三次予防は職場への復帰を目指す活動であり，特定された人の今後の対応という点では話し合う焦点が絞られている．しかし，二次予防は「事例性」を範疇にいれた広いスペクトルで捉えるために，対象が限定されにくいことが第一にあげられる．第二に，精神保健相談や精神科などの専門医療機関への受診に結びつきにくいということである．例えば，本人が自己の悩みを職場のストレスや精神的な問題として捉えていない場合，相談の仕方や相談場所がわからない場合，精神的な問題に対する偏見や職場の評価を気にして相談に至らない場合などがあげられる．これは一次予防の「ストレスチェック制度」の課題とも関係している．

実際の相談ルートをみると，問題を抱える本人が自ら相談してくる場合もあるが，周囲の人がその問題に気づく場合のほうが多い．重要となるのは相談ルートの機能性とその場で対応するスタッフの役割といったソフトの面である．せっかくメンタルヘルス不調の早期発見や相談を受けることができても，知識・経験不足や日頃のコミュニケーション不足などで躊躇してしまい，適切な対応の時期を逃してしまうことにもなりかねない．また不適切な発言・態度や過剰反応は関係の悪化につながることもある．メンタルヘルス不調への気づき次第では，医療機関につなげるまでもなく解決できる問題もあるわけであり，ストレスコーピングを通して問題を解決していくことも広義の早期対応となることに留意したい．

職場全体のメンタルヘルスに対する姿勢や取り組みが問題解決の糸口につながる．事業者は安全配慮義務から病気の発症の可能性に留意し早期発見・早期対応に努める義務があるため，一般健康診断や過重労働およびストレスチェックにおける面接指導も有用となる．本人を支援するために，職場の管理監督者や上司，産業保健スタッフなどが，緊密に連携をとり，それぞれの立場から協力することが必要となる．そして必要であれば，医療機関につなぐことも判断しなければならない．メンタルヘルス相談の経路の機能性を充実させ，気軽に利用できるようなシステムづくりが必要である．相談窓口の設置・活用も非常に有用である．

ラインによるケアとして管理監督者による部下の接し方は重要である．①いつもと違う部下の様子に早く気づくことである．速やかな気づきのためには，日頃から部下に関心をもって接しておき，いつもの行動様式や人間関係のもち方を知っておくことが必要である．②日常的に，部下からの自発的な相談に対応するように努めなければならない．そのためにも，相談しやすい環境や雰囲気を整えることが必要である．適切なタイミングで声かけを行ったり，傾聴や情報提供を行ったり，必要に応じて事業場内産業保健スタッフなどや事業場外資源との連携が求められる．さらに職場風土や人間関係の時代的変化に伴って，管理監督者の部下に対する対応のあり方には時代に相応した変化・工夫が求められている．上司はこれまで管理監督の権限を行使し，一方的に命令や指示を出し指導を行うだけでよかった．しかし現代の職場では，責任をもって安全かつ安心できる職場環境を形成し，部下に対して双方向的なコミュニケーションを保ちながら適切な助言を行い，本人の自発性や自主性を促すような人材育成が求められている．

(3) 三次予防

三次予防は，休職者の職場への円滑な復帰である．ソフトランディングという言葉があるが，精神障害のために休職していた人が，排除されることなくいかに適切に復職していくかはメンタルヘルス対策上の重要な課題である．交通事故や骨折といった外傷と異なり，目に見えない疾患や障害であるために，回復過程に対する認識も異なることが危惧される．さらに疾患の特性上「完治」とはなかなか断定できない状態が多いこと，再発の可能性もあること，復職後の職場自体の負担などを考えると，復職のタイミングを慎重に計ることが最も注意を要するところである．人事など職場自体の問題も関係してくることも考慮する必要がある．復職に対する本人の不安や緊張に対してどのように対応するかという問題が，メンタルヘルスケアのポイントになる．

医療面では，再発の可能性がないとはいえないので，職場に復帰した後も継続医療や継続ケアを必要とする．守秘義務の遵守は必要であるが，産業医が本人の同意を得たうえで，主治医と本人の対応について情報を交換することは必要である．また，職場側の受け入れ態勢，仕事の量や内容を含めた環境調整，具体的に支援してくれる直属の上司などに関する配慮が求められる．

■職場復帰支援プログラム[注5, 6)]

厚生労働省は「心の健康問題により休業した労働者の職場復帰支援の手引き」を改訂し職場復帰支援の流れを明確に示した．メンタルヘルス不調で休業している労働者が円滑に職場復帰するためには，職場復帰支援プログラムの策定や関連規定の整備などにより，休業から復職までの流れをあらかじめ明確にしておくことが重要であるという視点に立脚したものである．職場復帰支援プログラムは病気休業開始から職場復帰後のフォローアップまでの5つのステップからなっている．事業所は個々の事業場の実態に即したプログラムを策定することが重要である（**図3-20**）．

第1ステップにおいては，主治医から病気休業診断書が提出され，休業が始まる．この段階から労働者が病気休養期間中に安心して療養に専念できるように経済的な保障など必要な情報などの支援を行う．

第2ステップでは，主治医から職場復帰が可能という診断書が提出される．しかし，主治医による診断は，日常生活における病状の回復程度によって職場復帰の可能性を判断していることが多く，必ずしも職場で求められる業務遂行能力水準まで回復しているとの判断とは限らない．そのため個人情報の適正な取り扱いを図りながら主治医との連携が重要になる．

注5)「職場復帰支援プログラム」は，労働者が円滑に職場復帰できるように休業開始から通常業務への復帰までの流れをあらかじめ明確にする制度である．それに対応する手順，内容および関係者の役割などについて定め，関連規定等や体制の整備を行う．
「職場復帰支援プラン」は，職場復帰プログラムに基づき，支援対象となる個々の労働者ごとに具体的に策定されるものである．

注6)「障害者の雇用の促進等に関する法律」の規定に基づき各都道府県に地域障害者職業センターが設置されている．そこでは精神障害者を雇用し，または雇用しようとする事業主に対し雇用促進，職場復帰〔リワーク（return to work）支援〕，雇用継続のために専門的な支援を行っている．また，EAP機関，NPO法人などでも行われ，精神科医療機関でも治療の一環であるリハビリテーションとしてリワークプログラムを施行し復職準備性の確認や再休職の予防を行っている．

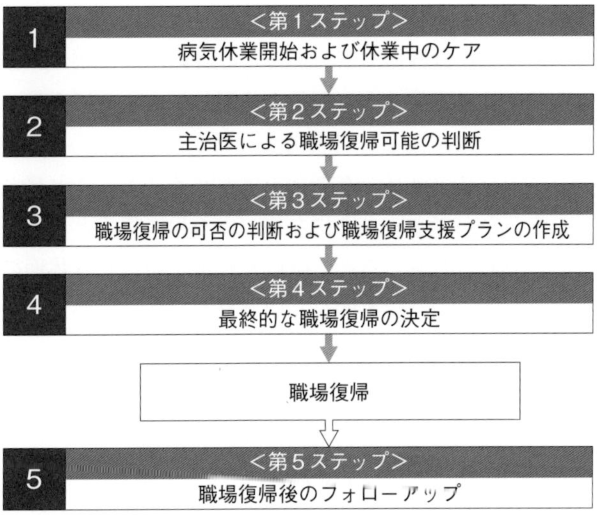

図 3-20　職場復帰支援の流れ
（厚生労働省：心の健康問題により休養した労働者の職場復帰支援の手引き．2009.）

第3のステップにおいては，職場復帰可否の判断基準（例えば，労働者が十分な意欲を示している，通勤時間帯にひとりで安全に通勤ができるなど）を満たしているか否かに関する情報を収集して適切に判断し，職場復帰を支援するための具体的なプラン（職場復帰支援プラン）を作成する．この具体的プランの作成に当たっては，労働者，管理監督者，産業保健スタッフの連携のもとで作成することが重要である．

試し出勤制度（リハビリ出勤制度）と呼ばれるシステムを採用している事業所も多い．正式な職場復帰決定の前に，職場復帰の判断などを目的として，本来の職場などに一定期間継続して出勤する制度である．本人は比較的気軽に職場に戻ることができ，仕事の目安を立てたり自信をつけたりできる．一方，職場側は仕事を通して回復状況を把握し，受け入れ態勢の準備に着手しやすくなるというメリットがある．ただし社内制度なので人事労務管理上の一定のルール設定が必要になる．

第4のステップでは，産業医などが作成した職場復帰に関する意見書をもとに，事業者が最終的な職場復帰の決定を行うことになる．

第5のステップでは，職場復帰後に再発防止につながる就業上の配慮などの対策を実施する．本人の状況を十分配慮しながら，メンタルヘルスケアに対する助言や援助を産業保健スタッフが中心となって行う必要がある．

●産業保健師の役割

産業保健にかかわるスタッフには，産業医，保健師，衛生管理者，人事労務担当者，管理監督者などがいる．産業精神保健スタッフの一員でもある産業保健師はどのような役割を果たす必要があるのだろうか．

産業保健師の役割は，事業者が労働者と協力して産業保健の目的を自主的に達成できるように，事業者と労働者の双方に対して組織的に行う個人・集団・組織への健康支援活動である．THP などのメンタルヘルスケアに対する総合的な取り組みにおいても重要な職種である．基本的には，産業医などと協力しながら，セルフケアおよびラインによるケアを支援し，健康情報の提供，保健相談や指導の実践，職場環境などの評価と改善，健康保健計画の立案といった心身両面の健康づくりを行うものである．

実際，職場で働く人に一番よく接し対応する機会が多い立場である．そのなかで，メンタルヘルスに関して日常的に会話ができるような雰囲気と体制づくりが重要である．またストレスコーピングなどをアドバイスすることによって，文字通り早期の危機介入をすることができるようになる．よき相談相手となり，よき援助者である姿勢を忘れないことである．もちろん，睡眠や食事といった身体面の健康管理と切り離さないようにすることで，より現実的な話題となり，さらに心身のバランスの重要性を常に強調することも気がけておく必要がある．

職場におけるメンタルヘルスに重要な職場の総合的な連携を図り，産業保健スタッフの一員として中心的な役割を果たし，メンタルヘルスの有機的なシステムを実際に機動させる要になる立場といえる．

（浜　田　芳　人，太　田　保　之）

5 地域における危機

●地域精神保健の動向

地域精神保健とは，地域において精神保健活動を展開していくことである．具体的には，地域住民全体の精神的健康の保持や精神障害の発生予防を目指す「積極的精神保健活動」，精神的危機にある人や精神障害者を地域でサポートする「支持的精神保健活動」，および地域活動やボランティア活動により地域環境全体をよいものにしていこうとする「総合的精神保健活動」の3つである．

こうした地域精神保健活動は医師・看護師・保健師などの医療スタッフだけでできるものではなく，行政や福祉，ソーシャルワーカーや民生委員，ボランティアなど幅広い人たちや住民全体によって行われるものである．とはいえ地域においてその中心的な役割を果たすのは都道府県の精神保健福祉センターや市町村の保健センターである．

精神保健福祉センター

従来，精神保健福祉センターや保健所，市町村の保健師らが地域で積極的に取り組んできた活動は，窓口での精神保健相談や講演会・研修会活動のほかには「精神障害者への支援活動」「アルコール・薬物乱用対策」「認知症高齢者への支援」，そして「子どもや思春期問題への対応」である．そして，これらは地域精神保健活動における4本柱であったともいえる．ただし，1999年の精神保健福祉法の一部改正ののち，こうした活動は県や保健所ではなく主として市町村単位で行われるようになった．そして2002年度からは通院医療費公費負担（現在は自立支援医療費制度に移行）の申請窓口が市町村に移管され，精神障害者のグループホームやホームヘルプサービスなどの居宅生活支援事業についても市町村を単位として実施されることになった．

地域精神保健における保健師の役割を**表3-6**に示したが，「精神障害者への支援活動」としては統合失調症の人たちを地域で支えていくための家庭訪問や患者家族の相談，デイケアや作業所・社会適応訓練事業（職親制度）などの社会復帰活動に関する助言・指導，患者クラブや家族会の育成支援などがある．ベルギーのゲールという町では，中世

表 3-6　地域精神保健における保健師の役割

①	精神障害者の現状や利用可能な社会資源などの地域精神保健の実態の把握
②	精神障害者とその家族，一般住民などの相談（精神保健相談）を受ける
③	家庭訪問により家庭や地域の環境の実情を把握し，それに適した指導を行う
④	精神障害者や認知症高齢者の家族会，患者クラブなどに対する助言と援助
⑤	精神障害者の社会復帰（デイケア，職親探し）に関する助言・指導
⑥	アルコール，覚醒剤中毒対策の推進
⑦	精神保健に関する知識の普及および協力組織の育成
⑧	医療機関，福祉関係機関との連絡協議
⑨	医療保護に関する事務的業務

より巡礼に訪れた精神障害者を民家で世話してきた歴史があったことから，今でも多くの里親が病院や作業所などとともに地域で精神障害者を支えている．わが国でも以前は京都の岩倉がそうした場所となっていたが，現在では北海道浦河町において精神障害者自身による活動（「べてるの家」）が地域に根付いているといった先進的な例もある．

断酒会

また，「アルコール・薬物乱用対策」ではアルコール依存症の人やその家族を対象に「酒害相談」を受け付け，医療機関を紹介したり，断酒会（自助グループ）や家族の会の支援を行ってきた．医療機関のなかには断酒会の支援や講演会活動など地域で積極的な活動を行っているところもあり，精神障害者を地域で支えるための活動（訪問看護や中間施設）と併せて病院の医療スタッフが地域精神保健の向上に貢献している例も多い．

さらに「子どもや思春期問題への対応」では，不登校やいじめなどの相談に応じ，教育センターや医療機関と連携しつつフリースペース（居場所）を提供して子どもの精神発達を保証するといった活動も行われてきた．近年では青年期における「社会的ひきこもり」の問題もクローズアップされ，そうした人たちやその家族を地域でどうサポートしていくかといった新たな課題も生じている．

ところで，精神保健活動には最初に述べたように積極的精神保健活動もある．最近ではメディアでも「うつ病」や「自殺」，「PTSD（心的外傷後ストレス障害）」や「災害後のケア」がよく取り上げられるようになっているが，病気についての正しい知識やストレス対処法を身につけるためにも，また精神障害への偏見をなくすためにも地域において講演会やワークショップを開催することの意義は大きい．また，「自殺への対応」では「いのちの電話」が全国各地にある49センターで約6,500人のボランティアによる自殺防止活動を行っている（2016年現在）．わが国では戦後より大家族から核家族に移行し，最近では単身家族も増えている．それにつれて地域住民のつながりも希薄化し，いわゆる地域共同体は崩壊しつつある．こうした時代にお互いが支え合う地域精神保健活動のひとつのモデルを「いのちの電話」活動は提供しているように思われる．

最後に地域精神保健活動において大きな比重を占めるようになってきた高齢者問題について触れる．今やわが国は世界一の長寿を誇り，超高齢社会となっている．家族構成の点からみると核家族化が進み，高齢者夫婦もしくは独居高齢者の世帯が増えている．また，社会生活面では多様なライフスタイルが広まり，女性の社会進出が進むなか，以前は主に女性が担ってきた在宅での介護機能が低下している．

このような社会情勢のなか，これまでの医療・保健・福祉の制度では，高齢者への介護サービス提供を拡大するには限界があると考えられ，2000年4月より介護保険制度がスタートした．介護保険は市町村が制度運営を行うもので，高齢者の生活を地域で支えようとする地域づくりの試みでもある．

介護保険制度は定期的な見直しが行われており，2005年の改正では，介護予防の重視，施設給付の見直し，地域密着サービスの創設，介護サービス情報の公表などが実施された．2008年改正では，介護サービス事業者の業務管理体制の整備が行われ，2011年改正では，地域包括ケアの推進，高齢者の権利擁護の推進などについて改正が行われた．2015年改正は，地域包括ケアシステムの構築と利用者負担の公平化を目的とされている．

地域包括ケアシステム

これまで述べてきた精神障害者の社会復帰や高齢者の介護については，マスコミにも頻繁に取り上げられるようになり，地域精神保健に関するニーズは増加する傾向にあるといえる．これらすべての点について本節で述べることはできないので，重要なニーズとなっている高齢者（特に認知症高齢者）に関する地域精神保健について触れることにする．

●地域における高齢者危機

1）高齢者の心理特性

高齢者とは65歳以上の年代の人である．わが国では現在（2015年）3,384万人の高齢者がおり，その比率は26.7%とすでに全人口の4分の1を超えている．高齢者は老化による心身の機能低下がみられるようになり，人生が閉ざされてくることに直面する年代であるが，一方ではものを見る目に深みがでてきて自分が過ごしてきた人生を受け入れ，まとめていく（統合する）時期でもある．

高齢者の心理特性としては，一般に記憶力や計算力などの流動性知能は低下するが，総合的判断力や洞察力などの結晶性知能はさほど低下せず，「老いの知恵」といわれるように，むしろ深まりをみせる場合がある．また，老化に伴う性格の変化としては，例えば頑固な性格がますます頑固になるといったような「拡大型」と厳格だった人が寛容・温和になるといったような「円熟型」とがある．また，どうしても老いを自覚して人生が終局に向かいつつあることや死を意識するようになり，孤独感や諦観をもつようにもなる．

しかし，高齢者といっても個人差は大きく，65～74歳までの前期高齢者では，75歳以上の人たちよりも55～64歳の年代の人に健康・経済状態は近い．むしろ若いときよりもしがらみが減り，自分がしたいことや仕事・趣味・ボランティア活動などを続ける人もいる．しかし，75歳以上の後期高齢者になるとどうしても健康問題を抱えやすくなる．

健康寿命

また，近年では「健康寿命」という考え方もでてきた．それは日常的に介護を必要とせず自立した生活ができる生存期間のことをいう．単に寿命を延ばすだけでなく健康に生活できる期間を延ばすために食事や運動などの生活面や高齢になってからの社会参加をどのようにしていくかが問われるようになっている．それでも老いるといずれは病を得て命を終えていくことになる．そして，そのようなときには家族や周囲の人の支えがどうしても必要となる．また，こうした高齢者の状況や心理特性を背景に「うつ病」「認知症」「自殺」などの精神的問題や家族の介護などの問題が生じるようになる．

2）認知症高齢者に関する危機

ケアマネジメント

ここでは認知症という病気と介護保険制度を含めた国の認知症施策の概説を行う．また，地域で支えた認知症高齢者の事例を提示し，ケアマネジメントの要点について述べる．

(1) 認知症について

認知症有病率

厚生労働省の補助事業による認知症有病率の全国調査[1]によれば，2010年の日本の人口に準拠して推定された全国の65歳以上高齢者の認知症有病率は15%，認知症有病者数は約439万人となっている．また，2012年10月の人口における認知症有病者数は462万人と推定されている．この数字から考えると，認知症は疫学的に非常に頻度が高い疾患であるといえる．ゆえに認知症を患うことは決して恥ずべきことではないが，家族は認知症を患っているという事実を隠そうとする．その理由のひとつに認知症高齢者に対する偏見があり，これをなくすように啓発することは，保健医療従事者の使命のひとつといえる．

認知症がどのような病気かを簡単に説明すると次のようになる．

①認知症にかかわる多くの症状は，「物忘れ」から派生する

②精神症状や行動障害が出現し，それには心理的・環境的要因の関与が大きい

③家族や地域社会が担うべき役割についての社会的側面が大きい

①は，行動障害を含めた認知症高齢者の行動の特性を理解するうえで重要である．

中核症状

周辺症状

②についてもう少し詳しく説明すると，まず認知症の症状は大きく二分される．1つめは中核症状といい，記憶力低下，見当識障害，判断力低下などである．2つめは，周辺症状（精神症状や行動障害）といい，幻覚，妄想，興奮，徘徊などである．**図3-21**は，周辺症状の出現が中核症状と関係はあるものの，心理的・環境的要因によって大きく修飾されるということを示すものである．そこで，認知症高齢者に関しては介護（ケア）の重要性がクローズアップされてくるのである．介護にあたる者が心がけなければならない接し方のポイントについて**表3-7**に示した．

(2) 国の認知症施策について

「認知症施策検討プロジェクトチーム」は，2012年6月に「今後の認知症施策の方向性について」を取りまとめて公表し，厚生労働省は，その内容および前記の認知症高齢者数の将来推計等に基づいて，2013～2017年度までの計画として，「認知症施策推進5か年計画（オレンジプラン）」を2012年9月に策定した．さらに，2015年1月に政

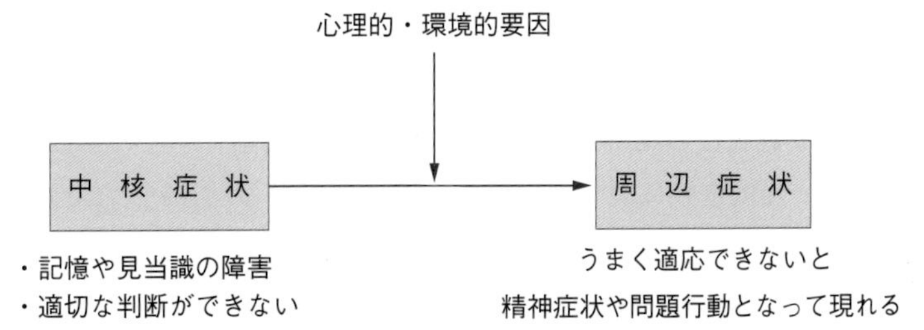

図3-21　中核症状と周辺症状の関係について

表 3-7　認知症高齢者の介護のポイント

認知症高齢者に対する接し方	
「やってはいけないこと」5カ条	「大切にすること」5カ条
① しからない	① 高齢者のなじみもの（物，者）
② 否定しない	② 高齢者の過去の人生
③ 説得しない	③ 高齢者の生きがい（プライド）
④ 強制しない	④ 高齢者自身ができること
⑤ 軽んじない	⑤ スキンシップ

府は，「認知症施策推進総合戦略（新オレンジプラン）～認知症高齢者等にやさしい地域づくりに向けて～」と題して，認知症に関する国家戦略を公表している．そのなかでは「公的介護保険制度のもと，医療・介護・介護予防・住まい・生活支援が包括的に確保される地域包括ケアシステムの実現を目指す」と述べられている．さらに，本戦略は，厚生労働省が，内閣官房，内閣府，警察庁，金融庁，消費者庁，総務省，法務省，文部科学省，農林水産省，経済産業省および国土交通省と共同して策定したものであり，今後，関係府省庁が連携して認知症高齢者などの日常生活全体を支えるよう取り組んでいく，と国をあげての取り組みを強調した．

(3) 介護保険制度について

新オレンジプラン

a. 新オレンジプランについて

新オレンジプランの基本的考え方としては，認知症の人の意思が尊重され，できるかぎり住み慣れた地域のよい環境で自分らしく暮らし続けることができる社会の実現を目指す，とされている．そのために，①認知症への理解を深めるための普及・啓発の推進，②認知症の容態に応じた適時・適切な医療・介護などの提供，③若年性認知症施策の強化，④認知症の人の介護者への支援，⑤認知症の人を含む高齢者にやさしい地域づくりの推進，⑥認知症の予防法，診断法，治療法，リハビリテーションモデル，介護モデルなどの研究開発およびその成果の普及の推進，⑦認知症の人やその家族の視点の重視の7つの柱が掲げられている．

介護保険制度

b. 介護保険制度の仕組み

被保険者

各市町村が保険者となって介護保険制度の運営を行い，40歳以上の者が被保険者（加入者）となり保険料を負担して介護保険制度を支える．介護が必要となったときは認定を受けて，介護サービス料金の原則1割負担で利用できる．新しい制度のもとでは，今までの医療・保健・福祉の分野だけではなく，民間事業所・各種団体・NPOなどさまざまな形態の事業所がサービスを提供している．

c. 介護保険制度の相談窓口

地域包括支援センター

居宅介護支援事業所

介護保険制度の相談窓口として，各市町村の担当課，地域包括支援センターおよび居宅介護支援事業所がある．センターは，高齢者やその家族などを対象に，在宅介護や福祉・保健全般に関する相談を受け付けている．住み慣れた地域で生活を継続できるよう，介護予防や介護状態の悪化防止のために，必要に応じて各種の公的なサービスが利用できるよう，関係機関との連絡調整を行っている．

d. 介護サービスを利用する際の手順

表 3-8　介護保険の申請からサービス利用までの流れ

① 申　請
↓
対象者：65 歳以上で日常生活を送るために介護や支援が必要な人.
　　　　40 ～ 64 歳で老化に伴う病気（特定疾病）により介護や支援が必要な人.
方　法：本人・家族が行うか，居宅介護支援事業者や介護老人保健施設などに依頼.

② 訪問調査・医師の意見書
↓
調査員が自宅などを訪問し，心身の状態などについて聞き取り調査を行う.
主治医が心身の状況についての意見書を提出する.

③ 介護認定審査会での認定・通知
↓
訪問調査の結果と主治医の意見書をもとに要介護認定が行われる.
これによって 1 カ月間に利用できるサービスの限度額が決まる.

④ 介護サービスの計画の作成
↓
本人や家族がケアマネジャーや保健師などと話し合い，各種サービスを組み合わせた居宅サービス計画・介護予防サービス計画（ケアプラン）を作成する.

⑤ 介護サービスの開始
在宅や施設でプランに沿った保健・医療・福祉の介護給付や予防給付が受けられる.

ケアプラン

介護支援専門員（ケアマネジャー）

介護保険の申請からサービス利用までの流れを**表 3-8** に示す．なおケアプランの作成は，ケアマネジャー（介護支援専門員）が行うが，看護師や保健師もこの資格を取得することができる．

(4) 介護保険制度のサービス内容

介護予防サービス

身体および精神に障害があるために，日常生活に支障がある高齢者に対して，各種のサービスが提供される．また，障害の軽い高齢者に対しては，次にあげるサービスのそれぞれに対応した介護予防サービスが提供される．ここでは項目のみをあげ，具体的内容については他に譲ることにするが，ケースとその家族にかかわるスタッフは種々のサービスについて熟知する必要がある．

〈居宅サービス〉

■家庭を訪問するサービス

①訪問介護（ホームヘルプサービス），②訪問入浴介護，③訪問看護，④訪問リハビリテーション，⑤居宅療養管理指導

■日帰りで通うサービス

①通所介護（デイサービス），②通所リハビリテーション（デイケア）

■泊まりで利用できるサービス

①短期入所生活介護 / 短期入所療養介護（ショートステイ）

■その他のサービス

①福祉用具の貸与，②福祉用具購入費の支給，③住宅改修費の支給

〈施設サービス〉

■入所して利用できるサービス

①介護老人保健施設，②介護老人福祉施設，③介護療養型医療施設

表 3-9　事例に行われた介護サービス

月	7：00～8：00 ヘルパー訪問 （朝食準備など）	12：00 配食サービス	16：30～17：30 ヘルパー訪問 （夕食準備など）
火	7：00～8：00 ヘルパー訪問	12：00 配食サービス	16：30～17：30 ヘルパー訪問
水	7：00～8：00 ヘルパー訪問	12：00 配食サービス	16：30～17：30 保健師訪問
木	7：00～8：00 ヘルパー訪問	10：00～16：00　デイケア （介護老人保健施設）	
金	7：00～8：00 ヘルパー訪問	12：00 配食サービス	16：30～17：30 ヘルパー訪問
土	7：00～8：00 ヘルパー訪問	家族介護またはショートステイ （介護老人保健施設）	
日	家族介護またはショートステイ （介護老人保健施設）		

〈地域密着型サービス〉

①夜間対応型訪問介護，②認知症対応型通所介護，③小規模多機能型居宅介護，④認知症対応型共同生活介護（グループホーム）

(5) 事例紹介

■事例　一人暮らしの75歳の女性，診断は脳血管性認知症．中核症状は軽度～中等度であったが，精神症状として物とられ妄想とそれに基づく興奮が認められた．家のバケツや鎌を取られたといって近所の人たちに暴言を吐き，そのため近所の人たちは家に近づけない状態であった．特にすぐ裏に住む親戚は，格好の攻撃の的となっていた．日常生活はなんとか自立生活をしていたが，栄養面や清潔面で不安があり，近所の人たちから火の不始末が心配であるとの声があがっていた．子どもたちに同居の意思がある者はなく，面倒をみられるのは共稼ぎの次男夫婦のみで，土日しか介護ができなかった．在宅生活を送りたいという本人の意思は固く，子どもたちの再三の入院・入所の説得に応じなかった．中核症状の程度から考えて状況判断が可能で，在宅生活の希望は本人のはっきりした意思表示であることが確認できた．ケアマネジャーが中心となり，この事例に対するケアマネジメントを行い，独居生活を支えるために**表 3-9** に示すような介護サービスが導入された．これにより，食事や入浴などが確保され，栄養面や清潔面での不安はなくなった．また，電磁調理器の利用や施設での入浴により火の不始末の心配も消えた．同時に精神科外来通院が保健師やホームヘルパーの協力により実現し，抗精神病薬の投与により被害妄想と興奮が若干改善した．保健師は，近所の住民（特に近所の親戚）の理解と協力を得るために，本人が住む地域に再三にわたり足を運んだ．これらの努力の結果，この事例は，在宅生活を継続することができた．

考察：森下は[2]，保健師の業務について「業務の中心は地域の生活の場である家庭を訪問することである」と述べている．また，「地域のなかで人の生活の精神と身体の真の豊かさを深める専門職である」とも述べている．この事例を通して，地域へのかかわり方[3]について理解を深めてほしい．

3) 認知症高齢者を抱える家族の危機

認知症高齢者を抱える家族へのアプローチの重要性とその方法について述べる.

(1) 家族に対する心理的サポート

認知症高齢者の介護者の負担に関する研究[4]が示しているとおり，介護者の多くは精神的・身体的に不健康な状態にある．そのため，介護者は隠れた病人（第二の病人）といわれている．したがって，認知症高齢者の家族に接する者は，介護方法が不適切でも決して介護者を攻撃する立場に立ってはならない．まず，介護者の不安感を取り除くのが第一で，現在のつらい状況は必ず変わるものだということを伝えたり，「いざというときには，なんとかしてあげる」と安心させたりすることが大切であり，そのために，介護方法や介護を支えるための地域の社会資源について熟知していなければならない．

在宅介護のチーム

次に，家族，親戚，専門家などを含めた在宅介護のチームをつくって介護を継続するようにして，介護者ひとりですべてを背負い込ませないようにさせる．また，全国各地に組織されている「(社) 認知症の人と家族の会」への参加を促すのも有益である．

杉山は[5]，家族の立場を理解して援助するために重要なポイントを述べているが，その一部を列挙する．

①家族を支えることは，お年寄りのぼけの症状も改善することになる

②ぼけの混乱は，介護者が「お年寄りという鏡」に自分の気持ちを映し出しているようなもの

③多くの家族は複数の問題を抱えていて，そのひとつでも解決すると介護に自信がもてるようになる

カウンセリング

(2) 家族に対するカウンセリングのポイント

①認知症の診断をきちんと受けさせることが大切で，認知症高齢者とその家族をしっかり受け止められる地域の専門医を知っておく必要がある

②相手の話をじっくり聞く態度が大切で，会話のなかで介護者の性格や家庭事情をつかみ，同時に信頼される存在となるように心がける

③全般的な介護能力を推し量り，解決すべき問題点を絞り込みながら，その介護者に合った介護方針を考える．介護者が犠牲になるという視点では介護は長続きしないものである

④主たる介護者の味方になり，その人を支える方向で他の人たち（家族，親戚，近所の人たち）とかかわるようにする

⑤介護者の「サービス利用に対する後ろめたさ」を取り除くため，高齢者を見捨てるのではなく生かすために利用するのだ，という立場でサービス利用を勧める

⑥続柄による介護者の特性を考慮する．介護者が娘や息子の場合は，感情的に巻き込まれやすいので高齢者と距離をおくようにさせる．嫁の場合は，小姑など，親戚との関係に悩まされやすいので，家族調整が重要課題となる．配偶者の場合は，介護者が高齢であることが多く，その場合は子どもたちに連絡をとって問題を解決するほうが早道なことが多い

(3) 事例紹介

■事例　65歳の女性で，診断はアルツハイマー病．定年退職後の5歳年上の夫と2人暮らし．

精神科受診の２年前ごろより物忘れが目立ちはじめ，食事のしたくがうまくできず，できあいのおかずを店で買ってくることが多くなった．また，必要以上に物を買ったり，商品の一部を店のレジを通さずに家に持ち帰ったりする，といった行動障害もみられるようになった．時に黙って家を出て１～２時間ぐらい歩き回って帰ることもあり，介護者の夫は目が離せずに困り果てて精神科外来を受診した．改訂版長谷川式簡易知能評価スケールで19点，頭部MRI検査では小梗塞は少なく萎縮のみが認められた．この事例は，介護者が高齢の男性で，近くに介護者のピンチヒッターとなる人がおらず，危機的状況のなかで精神科外来に助けを求めてきたケースである．

この事例の介護者に対しては，認知症の診断告知と，今後予測される行動障害についての説明を行い，その際にどのような対策が立てられるかを伝えた．サービスは認知症専門のデイサービスを利用した．また，認知症の人と家族の会に定期的に参加した．

考察：この事例は，介護者の夫が介護方法や施設利用のよき理解者であった．そのため，デイサービスやショートステイをすぐに利用して介護負担の軽減ができたため，危機的状況を抜け出した．比較的早期の段階で医療従事者がかかわることができ，病状に応じた医療や介護サービスを提供することができたため，在宅介護が継続できたケースである．

認知症高齢者の在宅介護を継続できるか否かは，介護者の負担軽減にあると考えられる[6]．そのためにケアマネジメントを行う者は，介護者の資質と介護の負担度を見抜く眼力が必要であり，適切な時期に迅速に必要なサービスを提供する能力が求められる．また，ケースも介護者の状況も，時々刻々と変化するものであるので，必要に応じて介護方針の見直しを行い，変化に対応しなければならない．

4）高齢者の自殺の危機

ここでは，高齢者の自殺の原因と予防方法について述べ，事例を通して自殺防止の方法について理解を深める．

(1) 自殺の要因と危険因子

自殺の要因として[7]，以下の３点があげられる．

①高齢者は社会的・環境的変化に弱い

②高齢者の心理的特徴として，不安定で抑うつ的傾向が認められる

③性格の偏りや人間関係の歪み・希薄さが自殺に関与する

自殺の危険因子として，以下の３点があげられる．

①慢性的な身体的持病：症状が重症で罹病期間が長期であるほど，また高齢になるほど危険度が増す

②連続的なストレス：身体疾患，近親者の死，経済的な問題，家族との葛藤などのストレス

うつ症状

③うつ病などの精神的疾患：抑うつ状態になっていれば，種々のうつ症状（抑うつ感，不眠，焦燥，食欲不振，体重減少）が認められるはずだが，高齢者の場合は周囲に気づかれにくい．初期の認知症に抑うつ症状が混在する場合もある．また，せん妄や飲酒時の意識障害で自殺行動がおこることがある．自殺者の80～90%に精神的疾患があるといわれている

(2) 自殺の防止

①孤独にさせないこと：物理的・心理的に孤独にさせないことが大切である．社会のなかで，家庭のなかで役割意識をもつ（もたせる），つまり生きる目標があるということが大切である．共に悩んであげるという姿勢が連帯感を生み，孤独を救う

②救われたい願望：自殺者は死にたい気持ちと救われたい気持ちが混在するといわれているが，高齢者には救いを求める対象が身近に存在しないことが多い

③流行する自殺：自殺は心理学的に伝染する．記念日自殺といって，配偶者や親の命日，敬老の日などに自殺がおこる

④予告兆候：自殺者には自殺の予告兆候が存在する．「死にたい」「どうしてよいかわからない」と訴えたり，元気がない，しゃべらない，日課をしない，笑顔がないなどの兆候が認められたりすることがある．自殺を決行するほどの危機の心理状態はそれほど長時間は持続しないといわれ，適切な時期に介入すれば自殺を未然に防止できるであろう

(3) 事例紹介

■事例　77 歳の夫と 75 歳の妻の夫婦 2 人暮らし．妻は網膜色素変形症で身体障害者手帳 1 級を所持し，関節リウマチを患っていた．夫が妻を援助しながら 2 人暮らしを続けていたが，夫が脳内出血で入院し，妻は入所生活を余儀なくされた．幸いなことに夫の障害は軽度で，発病の 4 カ月後に 2 人暮らしを再開することができた．在宅生活再開後は，同じ町内に嫁いだ娘（仕事をもっている）が 1 週間に 1 回家を訪ね家事援助をしていたが，息子は非協力的で両親に何かあったら入院か入所をさせると言っていた．サービス面ではケアマネジャーや理学療法士がかかわり，住宅改造を行い，デイサービスの利用にもつなげていた．しかし妻は，2 人とも障害をもったため，今までのような家庭生活ができなくなるのでは，という不安をケアマネジャーらにもらし，夫も車の運転ができなくなったなど今までのように妻を支えられなくなったことをつらく感じていた．在宅生活を再開して 1 カ月後に自宅で自殺していた．

考察：この夫婦は，妻が重い病気に長期間悩まされていたが（慢性的な身体的持病），それに加えて夫が病に倒れたことにより，夫も妻同様の問題を抱えてしまった．それまでどうにか支え合ってきた夫婦だが，夫の病気により自殺の危険因子が高まったといえる．一方，家族の協力体制は不十分（心理的孤独）で，助けられたい願望を受け止めてくれる対象者が身近に存在しなかったのだろう．また，2 人がケアマネジャーらにもらしていた不安は自殺の予告兆候であったかもしれない．これらを考えあわせると，介護サービスを提供する関係者が，自殺兆候をいち早く見抜き，心理的孤立を防ぐような危機介入のアプローチ（家族の協力依頼も含めて）を行えば，最悪の事態は防げたかもしれない．

（菅　崎　弘　之，藤田　長太郎）

《文　献》

〈1．クライシスとはなにか〉

1) 八木剛平：自然治癒力からレジリアンスへ．「レジリアンス　症候学・脳科学・治療学」．八木剛平，渡邊衡一郎・編，金原出版，2014.

2) 加藤　敏：現代精神医学におけるレジリアンスの概念の意義．「レジリアンス　現代精神医学の新しいパラダイム」．

加藤　敏，八木剛平・編，金原出版，2009.

3）Holmes, T. H., Rahe, R. H.：The social readjustment rating scale. Journal of Psychosomatic Research, **11**：213-218, 1967.

4）小此木啓吾：対象喪失・抑うつ・悲哀の心理過程.「心身症診療 QUESTIONS & ANSWERS（Ⅰ）」. 小此木啓吾・他編，pp.178-185，六法出版社，1984.

5）野添新一，古牟田直：心身症の発生と概念，行動科学.「心身症の新しい診断と治療」. 五島雄一郎・他編，p58，医薬ジャーナル社，1987.

6）Haber, J. et al.：Comprehensive Psychiatric Nursing. 4th ed, Mosby-Year Book, St.Luis, 1992.

7）矢冨直美：ストレスの仕組み，心理的立場より.「ストレスの仕組みと積極的対応」. 佐藤昭夫，朝長正徳・編，pp.49-55，藤田企画出版，1991.

8）古庄しおり，南　裕子：ストレスとソーシャル・サポート・ネットワーク.「ストレスの仕組みと積極的対応」. 佐藤昭夫，朝長正徳・編，pp.171-177，藤田企画出版，1991.

9）吉松俊一，鎌田哲郎：ストレス対応としてのスポーツ.「ストレスの仕組みと積極対応」. 佐藤昭夫，朝長正徳・編，pp.138-141，藤田企画出版，1991.

10）河西千秋：自殺をめぐる最近の国と政府の取り組み.「プライマリ・ケア医による自殺予防と危機管理—あなたの患者を守るために—」. 杉山直也・他編，南山堂，2010.

〈2. 家庭における危機〉

1）土居建郎：甘えの構造. 弘文堂，1975.

2）小此木啓吾：家庭のない家族の時代. ABC 出版，1983.

3）Erikson, E. H.：Identity and Life Cycle. Psychological Issues, 1（No. 1）. 1959／小此木啓吾・訳：自我同一性. 誠信書房，1973.

4）Bowlby, J.：Maternal Care and Mental Health. Monograph series, 2. WHO, 1951／黒田美郎・訳：乳幼児の精神衛生. 岩崎学術出版，1967.

5）Klaus, M. H., Kennell, J. H.：Maternal-Infant Bonding. The C. V. Mosby Co., 1976／竹内　徹，柏木哲夫・訳：母と子のきずな. 医学書院，1979.

6）柏木恵子：父親の発達心理学—父性の現在とその周辺—. 川島書店，1993.

7）森田ゆり：ドメスティック・バイオレンス—愛が暴力に変わるとき. 小学館，2001.

8）服部祥子，原田正文：乳幼児の心身発達と環境—大阪レポートと精神医学的視点—. 名古屋大学出版会，1991.

9）原田正文：子育ての変貌と次世代育成支援—兵庫レポートにみる子育て現場と子ども虐待予防—. 名古屋大学出版会，2006.

10）川崎二三彦：児童虐待—現場からの提言. 岩波書店，2006.

11）藤本　修・他：女性のメンタルヘルス. 創元社，1996.

12）安達正嗣：高齢期家族の社会学. 世界思想社，1999.

〈3. 学校における危機〉

1）文部科学省：いじめ防止対策推進法の公布について. 2013. http://www.mext.go.jp/a_menu/shotou/seitoshidou/1337219.htm

2）杉山信作：登校拒否とその周辺.「青年期の精神医学」. 青木省三，清水将之・編，pp.49-62，金剛出版，1995.

3）河合隼雄：臨床教育学入門. 岩波書店，1995.

4）文部科学省：スクールカウンセラーについて. 2005. http://www.mext.go.jp/a_menu/shotou/seitoshidou/kyouiku/houkoku/07082308/002.htm

5）文部科学省初等中等教育局児童生徒課：学校における教育相談に関する資料. 2015. http://www.mext.go.jp/b_menu/shingi/chousa/shotou/120/gijiroku/_icsFiles/afieldfile/2016/02/12/1366025_07_1.pdf

6）文部科学省：スクールソーシャルワーカー実践活動事例集. 2008. http://www.mext.go.jp/a_menu/shotou/seitoshidou/__icsFiles/afieldfile/2009/04/13/1246334_5.pdf

7）文部科学省初等中等教育局児童生徒課：平成 30 年度 児童生徒の問題行動・不登校等生徒指導上の諸課題に関する調査結果について. 2019. https://www.mext.go.jp/content/1410392.pdf

8）警察庁生活安全局少年課：平成 30 年中における少年の補導及び保護の概況. https://www.npa.go.jp/safetylife/syonen/hodouhogo_gaikyou/H30.pdf

9）松本良夫：図説・非行問題の社会学. 光生館，1984.

10）十河真人：非行と心身症.「非行」. 内山喜久雄・他編，pp.19-41，同朋社出版，1989.

11）影山任佐：「空虚な自己」と「自己確認型」犯罪：超のび太症候群. pp.111-150，河出書房新社，2000.

12）生島　浩：非行臨床の今日的課題. こころの科学，**102**：16-21，2002.

13）加藤誠之：本邦の「戦後第 4 次非行多発期」に関する歴史的考察. 高知大学教養学部研究報告，第 71 号：25-38，2011.

14）武井陽一，若林慎一郎：いじめ. 児童青年精神科，pp.57-77，金剛出版，1989.

15） 海野和夫：いじめの理解と対処—教育の立場から．児童青年精神医学とその近接領域，**28**：2，1987.
16） 文部科学省：平成 29 年度公立学校教職員の人事行政状況調査について．https://www.mext.go.jp/a_menu/shotou/jinji/1411820.htm
17） 猪股丈二：いじめ・体罰にみる学校・地域の社会精神病理．「スクール・カウンセリング要請と理念（現代のエスプリ別冊）」．pp.100-111，1995.
18） 河合隼雄：いじめと「内的権威」．世界，**3**：102-112，1996.
19） 厚生労働省：発達障害者支援施策について．http://www.mhlw.go.jp/topics/2005/04/tp0412-1.html
20） 文部科学省初等中等教育局特別支援教育課：通常の学級に在籍する発達障害の可能性のある特別な教育的支援を必要とする児童生徒に関する調査結果について．2012.
21） 日本精神神経学会・日本語版用語監修，高橋三郎，大野　裕・監訳：DSM-5 精神疾患の分類と診断の手引き．医学書院，2014.
22） 文部科学省：小・中学校における LD（学習障害），ADHD（注意欠陥 / 多動性障害），高機能自閉症の児童生徒への教育支援体制の整備のためのガイドライン（試案）．2004.
23） 文部科学省　特別支援教育の在り方に関する調査研究協力者会議：今後の特別支援教育の在り方について（最終報告）．2003.
24） ひきこもりの評価・支援に関するガイドライン，厚生労働科学研究費補助金こころの健康科学研究事業「思春期のひきこもりをもたらす精神疾患の実態把握と精神医学的治療・援助システムの構築に関する研究（H19-こころ-一般-010）」（研究代表者斎藤万比古）．2010.
25） 内閣府生活統括官（共生社会生活担当）：若者の意識に関する調査（ひきこもりに関する実態調査）報告書（概要版）．2010.
26） 斉藤　環：ひきこもり．小児科診療，**69**：912-915，2006.
27） 服部祥子：養護教諭をどう育てるか．こころの科学，（**64**）：30-35，1995.

〈4．職場における危機〉

1） Caplan, G.：An Approach to Community Mental Health. Tavistock Publications, London, 1961 ／加藤正明・監修，山本和郎・訳：地域精神衛生の理論と実際．医学書院，1968.
2） 五十嵐良雄：リワークプログラムから見た職場のメンタルヘルス．臨床精神医学，**42**：1265-1271，2013.
3） 井上彰臣：過重労働によるうつ病の予防対策．臨床精神医学，**44**：479-486，2015.
4） 厚生労働省のホームページ・アドレス．www.mhlw.go.jp
5） 日本産業精神保健学会編：産業精神保健マニュアル．中山書店，2007.
6） 野村総一郎：メディア用語としての“新型うつ病”のその後．臨床精神医学，**45**：37-42，2016.
7） 労務行政研究所：企業のメンタルヘルス対策に関する実態調査．労政時報，第 3781 号，2010.
8） 渡辺洋一郎：ストレスチェック制度の実施．精神神経学雑誌，**117**：869-873，2015.

〈5．地域における危機〉

1） 朝田　隆・他：都市部における認知症有病率と認知症の生活機能障害への対応．平成 23 年度～平成 24 年度総合研究報告書（厚生労働科学研究費補助金認知症対策総合研究事業）．p. 12，14，2013.
http://www.tsukuba-psychiatry.com/wp-content/uploads/2013/06/H24Report_Part1.pdf
2） 森下浩子：保健婦の活動と痴呆性老人．老年精神医学雑誌，**7**(**6**)：619-626，1996.
3） 菅崎弘之：御調町における痴呆性老人の地域ケアについて，地域医療，**33**(**2**)：46-51，1995.
4） 菅崎弘之：在宅痴呆老人の介護者の精神的健康に関する研究．老年精神医学雑誌，**5**(**5**)：565-575，1994.
5） 杉山孝博：ぼけ：受け止め方・支え方．家の光協会，1992.
6） 菅崎弘之：痴呆性老人の在宅ケアについて．月刊総合ケア，**7**(**2**)：32-36，1997.
7） 大原浩一，大原健士郎：精神医学レビュー．No. 8，老年期の精神障害．pp. 99-107，ライフサイエンス，1993.

第 4 章

医療現場における精神危機

1 医療現場の危機に影響する要因

医療現場では，患者は何らかの健康障害に伴って，生命あるいは形態，機能の喪失におびやかされ，しかも通常の役割が果たせず自尊心の低下などをきたしている．そのため，健康障害に伴う喪失の脅威が増幅され，あるいはゆがめられて危機 crisis に陥りやすい．このような医療現場における患者や家族の危機に影響を及ぼす要因として以下のものがあげられる．つまり，①危機を引きおこす出来事の種類，大きさ，量など，②出来事の受け止め方，③ソーシャル・サポートの有無，④対処機制／防衛機制，などである．

危機 crisis

危機は，これらの要因のひとつあるいはいくつかの影響によって予防・回避されたり，あるいは到来したりする．危機には，人が突然急激な衝撃を受けて陥るショック性危機と，衝撃が持続したり重なってゆるやかに陥る消耗性危機がある．

医療現場では，これらの要因の綿密なアセスメントと危機の予防的働きかけ，あるいは軽減・回復のためのすみやかな集中的働きかけが重要である．

●危機を引きおこす出来事

喪失の体験

危機は，その人にとって重大な喪失の体験によってもたらされるといわれ，それらの喪失として，愛の喪失，性役割の喪失，自己観の喪失があげられている．自己観の喪失には人格的自己（自尊心，自己理想・期待）の喪失と身体的自己（ボディイメージ）の喪失がある．これらの喪失は，単独であるいは互いに関連して喪失感を増大して危機を引きおこす．

医療現場には危機を引きおこすような喪失・喪失感をもたらすさまざまな出来事がある．それらは以下のようにあげられる．

■形態の損傷を伴う出来事：手術・外傷（四肢切断，人工肛門造設，顔面の手術・外傷など）などによる形態の変化・喪失．このような出来事はボディイメージの喪失感を強め，自尊心，自己理想・期待の喪失をもたらし，自己の存在をおびやかして，危機に陥りやすくする．

■機能の障害を伴う出来事：手術等による機能の喪失（失声，失明など），疾病・障害による不動（四肢麻痺など）や機器との共存（人工透析，在宅酸素など），慢性疾患による治療継続など．これらの出来事は人格的自己の喪失感を強め，またボディイメージや性役割の喪失感を高める．

■**性（生殖）機能の障害を伴う出来事**：性（生殖）器や関連臓器の手術・損傷，疾患など．このような出来事は性役割の喪失・喪失感を強め，自己観の喪失感を高める．

■**愛する人・場所などの喪失や喪失の予期を伴う出来事**：手術（生命をおびやかす心臓や血管などの手術），死別，入院，隔離などによる人や場所の喪失や喪失の予期．愛・愛する人の喪失は痛々しいもので，最も危機を引きおこしやすいといわれる．

●出来事の受け止め

現実的な受け止め方

非現実的な受け止め方

人は直面した出来事の受け止め方によって，自分で問題を解決したり，助けを求めたりするが，また受け止め方によっては，自分で問題解決できず，助けも求められず悪い方向（危機）に進展する場合がある．前者は出来事に対して現実的な受け止め方をしている場合であり，後者は非現実的あるいは歪んだ受け止め方をしている場合である．出来事は現実的に受け止められない限り問題解決につながらない．つまり，出来事の受け止め方は，その出来事にどう対応（対処）するかに影響し，危機に影響を及ぼす．したがって，出来事の受け止め方は非常に重要であり，またその受け止め方はさまざまな要因によって影響される．それらの要因として以下のものがあげられる．

■**出来事**：出来事の種類，大きさ，強さ，激しさ，数，持続期間など．

■**個人的特性**：年齢，性，パーソナリティ，自我の強さ，遺伝的素因，過去の経験など．

■**信念，コミットメント（自己の人生にかけているもの）**：人間観，死生観，女（男）性観，職業観，健康観，手術・治療に対する価値観・信念など．

●ソーシャル・サポート

情緒的サポート

手段的サポート

人が衝撃的な出来事に直面して，自分ひとりの力ではとうてい対応・問題解決できないと感じたときに，頼ることができ，しかも身近にいてすぐ利用できるような人や物などをいう．ソーシャル・サポートは，人として家族，親しい友人，同僚，隣人，医師，看護師などがあげられ，内容として安心感，信頼感，自信，希望などが与えられる情緒的サポートと，手伝い，情報，金銭，物などが提供される手段的サポートがある．

ソーシャル・サポートは，あるかないか，適切かどうか，またその程度は強いかどうかなどによって危機に影響を及ぼす．適切なソーシャル・サポートは，ストレス状態にある人にフィードバックや自己確認の機会を与えたり，温かい支持，励まし，助言などを与えるので，衝撃的な出来事に耐える力を増し，問題解決能力を高めるのに多大な影響を及ぼす．

●対処機制／防衛機制

対処 coping

人が衝撃的な出来事に直面したときに行う対処 coping は，その人がその人独自の方法でストレスや脅威を緩和・軽減あるいは除去しようとする努力の過程であるといわれる．この過程は，一連の内面に隠された活動や表面に現れた行動・反応から成り立っている．これら対処の行動・反応などを誘発するしくみには，狭義の対処機制 coping mechanism と防衛機制 defense mechanism がある．この過程は，人が過去にストレスや脅威に対応するためにとってきた多くの決定や行動，信念やコミットメントに左右される．

1）対処機制

狭義の対処機制は，自分にとって不快なストレスや脅威から意識的に自分を守ると同時に，その原因を究明し，現実場面の問題を解決していく積極的なしくみである．対処の形式は大きく情動志向的対処と問題志向的対処に分けられている．そして，対処のしかたとして，気をまぎらわすために何か他のことをすること（直接行為），時がたてば事態は変わるだろうと何もしないでいること（行為の禁止），問題をはっきりさせるためにいろいろ調べること（情報の検索）や，視点を変えたり，次にしなければならないことに注意を向けること（認知的対処）などがあげられている．

人は人生初期から対処機制を習得しはじめ，成人になっても新たな対処機制を習得することによって，心の健康や行動上の安定性を維持・増進している．

2）防衛機制

防衛機制は，人が不快な状況や緊張・不安を引きおこすような情動に対して，自分の心が傷つかないように自己を守るために働く自我の機能をいい，無意識か，なかば無意識的な状態で作用して心の安定を図っている．つまり，防衛機制は原因を究明するよりも，不快の緩和に焦点が置かれ，パーソナリティを保護し，精神的ニーズを満たし，また現実をより受け入れやすい形に修正することによって，不安による緊張など不快を緩和，除去するものである．

防衛機制には，耐えられない記憶や衝動，葛藤などを無意識的に意識から払いのけるものと，自分が受ける衝撃を最小限にするために，苦痛となる考えや感情などを歪めて解釈してしまうものなどがある．ガーランド（Garland, L.）とブウシュ（Bush, C.）は，成人の防衛機制を，成人がこれらを用いることによってもたらされる緊張に満ちた状況の重大性に従って，より健康的なものから過度になると不健康なものへと段階的に述べている[4)]．

（1）健康的防衛機制

健康的な防衛機制は，過度になると不健康となるものよりも，より意識的な計画を含んでいる場合が多く，人にある程度の満足をもたらして，きびしい緊張に満ちた状況に対応するのを助ける．それらの概略は，より健康的なものから以下のように示される．

■昇　華：通常の表現が阻止されたエネルギーを変形させて，社会的に容認される代わりの目標に向けること．性的あるいは攻撃的衝動などのはけ口として，スポーツ，芸術，学問などに打ち込むことなどをいう．

■愛他心：他者に対して，純粋な奉仕を行うことによって満足を得ること．満足は他者に贈与された恩恵を知ることによって代償的に達成される．

■ユーモア：表現している本人にも，他者にも不快を伴わずに感情を過剰に表現すること．

■抑　制：思考をなかば意識的に抑えること．覚えていてのちにそれを処理する．

■予　期：現実的になる将来の不快のために計画すること．計画には手術や愛する者との別れ，死のための心の準備などが含まれる．

(2)　過度になると不健康となる防衛機制

自我の防衛機制は，過度になると不適応等の問題が生じやすい．過度になると不健康となる防衛機制はたとえば，困難な状況あるいは強い欲求不満などに対して，まるで記憶喪失のようになったり，無意識的に自分の行動を変えて対応するため，健康的でないとみなされるものをいう．それらの概略は以下のように示される．

■分　離：人のアイデンティティ identity の観念が，一時的であるが徹底的に修正されること．人がその人の行動からまったく引き離されたようにみえる状態をいう．

■反動形成：自分が認めることのできない態度や行動を抑圧し，それと正反対の態度や行動を無意識的にとること．

■置き換え：抑圧された情動を，本来の対象から，より脅威が少なくより受け入れやすい代替物へと転換したり，置き換えたりすること．

■抑　圧：意識することが苦痛で，受け入れがたい感情や欲求などを無意識下に追いやること．

■固　着：成長のある段階で，発達や成熟をやめること．

■退　行：より低いレベルの発達段階に逆戻りすること．

■知性化：衝動や葛藤が強すぎて自我がこれに直面できないときに，知的思考によってこれを克服しようとすること．対人関係が行き詰まったときに，現実的にその解決に努力することをやめてしまい，代わりに理想的な友情論を述べたりする．

■合理化：自分で認めたくない衝動や感情を，もっともらしい理屈を見つけてこじつけ，真の動機を隠蔽しようとすること．

■打消し：好ましくない体験が心の痛手となっているのを取り消そうとして，はじめの行動と正反対のことを行うこと．

■行動化：無意識的願望，あるいは衝動に付随する感情に気づかないようにするために行うあからさまな表現．アルコールや薬物依存，非行あるいは自傷行為などをいう．

■消極的攻撃行動：適切に行動することができないで現された他人に対する攻撃．通常，自虐的で自分自身に対する反抗を伴う．

■心気症：死別・孤独，あるいは受け入れがたい攻撃的衝動などを経験することによって生じ，自責の念ではじまり，痛みの訴えや身体的症状を通して進んでいく．

■幻　想：現実では満たしえない願望を満たすために，なかば意識的に空想することによって現実からの逃避を楽しむこと．

■代　償：自分の実際的または想像上の劣等さを別の方法で補ったり，覆い隠したり，偽装したりすること．

■同一化（視）：他者のパーソナリティの特性や要素を自分のものとして取り入れ，一体化する（他者と自分を同一とみなす）こと．

■投射（影）：自己のなかに受け入れがたい感情や欲求を抑圧し，それらを他者に属するものとして移し替えること．

■歪　曲：内的欲求を充足するために外的環境をつくり直すこと．非現実的・誇大妄想的信念，幻覚，願望成就の妄想などを含む．

■否　認：自我が耐えられないような不快な現実を認めることを拒否して，自分の安全を図ろうとすること．

防衛機制は，仮にあるいは一時的に，脅威に対する苦痛や不快を緩和するという点では有効である．しかし，その状態が長びいたり，それによって真の脅威に立ち向かう努力・行動が妨げられる場合は，その人にとって建設的ではなく，むしろ破局的となる．したがって，綿密な変化に注目した経時的なアセスメントが重要であり，適切に思いやりをもって，それを制するように働きかけることが大切である．

2 危機のプロセスと看護介入

危機モデル

危機のプロセスを象徴的に表す危機モデルは，危機のたどる特有の経過を模式的に表現したもので，危機の構造を示し，その概念・考え方を具象化し，理解しやすくしている．また危機モデルは，危機状況にある患者の個別性を見極めることを容易にし，看護をより効果的に，そして効率的に行うことを助ける．

●さまざまな危機モデル

危機モデルは，衝撃的出来事に伴う喪失感が引き金となり，それを乗り越え，受け入れていくプロセス（過程）をさまざまな観点から捉えている．それらは危機のたどるプロセス，悲嘆のプロセス，障害受容あるいは死の受容のプロセスなどとして段階で表している．

フィンク（Fink, S.L.）やションツ（Shontz, F.）は，危機のたどるプロセスを危機モデルとして明白に示している．エンゲル（Engel, G.），ラマーズ（Lamers, W.M.），デーケン（Deeken, A.）は，危機のプロセスを悲嘆のプロセスとして，コーン（Cohn, N.）は障害受容のプロセスとして，またキューブラー-ロス（Kübler-Ross, E.）は死の受容のプロセスとして表している[5]．

これらのプロセスは，3 ～ 5 段階に表されており，それらの内容は**表 4-1** に示すように，おおむねフィンクの危機モデルの衝撃，防御的退行，承認，適応の各段階の内容に共通している．

●危機の問題解決モデル

一方，アグィレラ（Aguilera, D.C.）は，危機に至るプロセスに焦点を置いて，**図 4-1** に示すように危機の問題解決モデルとして表している[1]．これは，主として消耗性危機に活用しやすく，危機に影響を及ぼす要因のアセスメントを円滑かつ的確にし，すみやかに働きかけるのに有効である．このモデルの考え方は，ストレスの多い出来事がおこるときはいつでも，**出来事についての知覚**（受け止め），**社会的支持**（ソーシャル・サポート），および**対処機制**という問題解決決定要因が存在していて，均衡を回復させる働きをするということである（前項参照）．

問題解決決定要因

図 4-1 の A 欄においては，問題解決決定要因が働いており，危機は回避される．しかし B 欄においては，これらの要因のひとつ，あるいはそれ以上が欠けていることが問題解決を妨げ，ひいては不均衡を増大させて危機が促進されるであろう．

表 4-1　各理論家による危機モデル[5)]

フィンク Fink	衝撃	防御的退行	承認	適応
	強烈な不安， パニック， 無力状態	無関心，現実逃避， 否認，抑圧， 願望思考	無感動，怒り，抑うつ，苦悶，深い悲しみ，強い不安，再度混乱	不安減少，新しい価値観，自己イメージの確立
ションツ Shontz	最初の衝撃　現実認識	防御的退却	承認	適応
	ショック，離人傾向　／　虚脱，強い不安，パニック，無力感	否認，逃避 願望思考， 激怒，混乱	抑うつ，自己失墜感	希望，安定感， 満足感
エンゲル Engel	ショック	否認	意識化	復元
	麻痺状態	否認，抑うつ	悲しみ，不安，怒り，ひきこもり，表面的受容	理想化，適応，現実的受容
ラマーズ Lamers	抗議		絶望　離脱	回復
	ショック，混乱	否認，怒り	苦悶，悲嘆，苦悩，抑うつ　／　無関心，無欲，あきらめ	
デーケン Deeken	抗議		絶望　離脱	回復
	1. 精神的打撃と麻痺状態	2. 否認 3. パニック 4. 怒りと不当感 5. 敵意とルサンチマン（うらみ） 6. 罪意識 7. 空想形成，幻想	8. 孤独感と抑うつ 9. 精神的混乱とアパシー（無関心） 10. あきらめ	11. 新しい希望 12. 立ち直り―新しいアイデンティティーの誕生
コーン Cohn	ショック	回復への期待	悲嘆　防衛／回復への努力	適応
	ショック	否認，逃避 変化に一喜一憂	無力感，深い悲しみ，自己否定，無気力　／　逃避退行，合理化，回復・適応への努力	自信，安息 新たな価値体系
キューブラー-ロス Kübler-Ross	ショック	回復への期待	悲嘆　防衛	適応
	（ショック）	否認	怒り，うらみ，取り引き，抑うつ	受容

●フィンクの危機モデルと看護介入

危機とは

フィンクは，危機とは人が出来事に対して自分のもっている通常の対処する能力が，その状況を処理するのには不十分であるとみなした状態で，その進展を衝撃，防御的退行，承認，適応の 4 段階で表している[3)]．これらの段階は，外傷性脊髄損傷により機能障害をもった人々の臨床的研究と，喪失に対する人間の心理的反応から展開されたものである．

1）危機のプロセス

■衝撃の段階：これは最初の心理的ショックの時期である．迫りくる危険や脅威のために，自己イメージあるいは自己の存在が脅かされたときに感じる心理的衝撃である．強

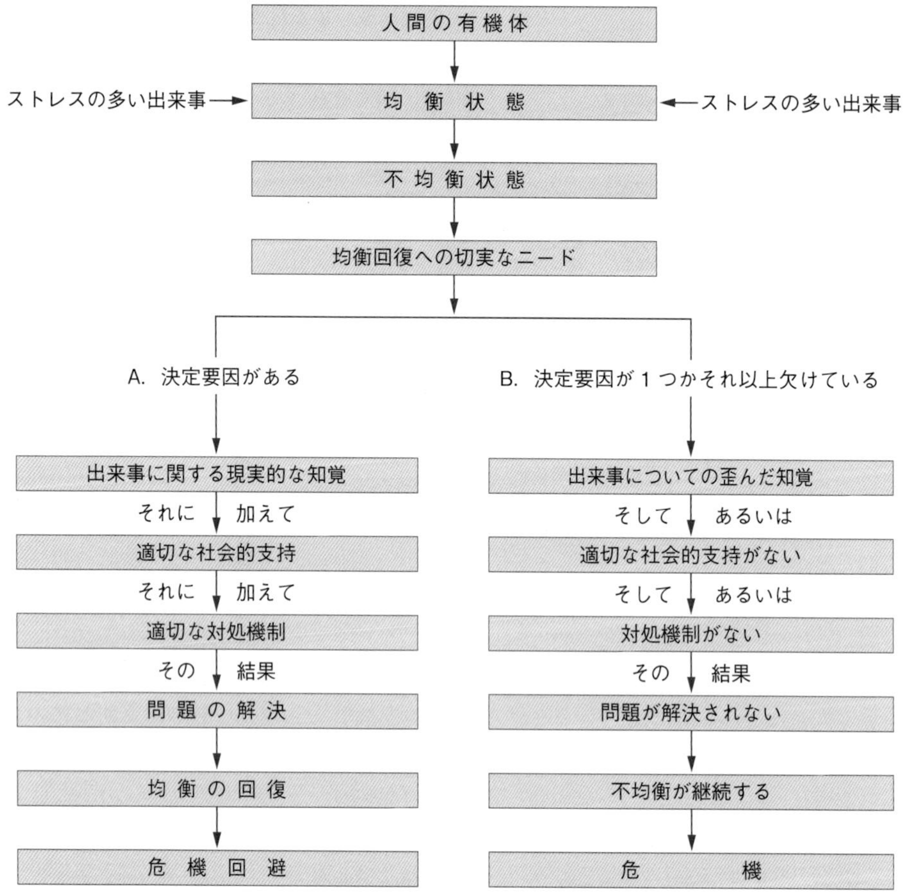

図 4-1　ストレスの多い出来事における問題解決決定要因の影響
（文献 1．p.25 より）

烈なパニック，無力状態を示し，思考が混乱して計画や判断，理解することができなくなる．また，胸苦しさ，頭痛，はきけなど，急性の身体症状を現す．

■防御的退行の段階：これは危機の意味するものに対して，自らを守る時期である．危機や脅威を感じさせる状況に直接的，現実的に直面するにはあまりに恐ろしく圧倒的なために，無関心あるいは多幸症の状態を示す．これは変化に対する抵抗であり，現実逃避，否認，抑圧，願望思考のような防衛機制を用いて自己の存在を維持しようとする．したがって不安は軽減し，急性身体症状も回復する．

■承認の段階：これは危機の現実に直面する時期である．現実に直面し，現実を吟味しはじめて，もはや変化に抵抗できないことをさとり，自己イメージの喪失を体験する．無感動あるいは怒りを伴った抑うつ，にがい苦しみ，せつない悲しみ，強度な不安を示し，再度混乱を体験するが，次第に新しい現実を知覚し，自己を再調整していく．もしこの状況が圧倒的すぎると自殺を企てる．

■適応の段階：これは建設的な方法で，積極的に状況に対処する時期である．適応は危機の望ましい成果であり，新しい自己イメージや価値観を築いていく過程である．現在の能力や資源で満足のいく経験が増え，次第に不安が減少する．

これら4つの段階は，危機に対して望ましい適応をするための連続的な局面である．最初の3段階は第4段階めの適応にとって欠くことのできないものであり，全体が適応の過程である．しかし，時に適応の段階に到達できない場合がある．すなわち，自殺や精神病的抑うつで承認の段階を越えることができない場合，幻想や奇跡的な治癒の望みに埋没して防御的退行の段階を抜け出せない場合，あるいは承認の段階と防御的退行の段階を行ったり来たりする場合などがある．

2) 危機への働きかけ

フィンクの危機モデルにおける働きかけは，マズロー（Maslow, A.H.）の動機づけ理論（ニーズ理論）に基づいて，最初の3段階は安全のニーズが充足される方向に，最後の適応の段階は成長のニーズが充足される方向に行われる．

■**衝撃の段階**：自己の存在が直接的に脅威にさらされているので，安全に対するあらゆる手段を講じることが必要である．患者が混乱状態にあること，および身体症状を表すことに留意して，あらゆる危機から患者を安全に保護する．鋭敏な感受性をもって患者の状態を理解し，温かい誠実な思いやりのある態度で患者のそばに付き添い，静かに見守ることが大切である．ときには，鎮静薬や精神安定薬の投与によって鎮静・安楽を図ることが必要であろう．

■**防御的退行の段階**：患者の情緒的エネルギーを保存し，現実の状況をよりはっきりさせて，それに直面する準備を行わせる．防御的退行の状態や結果として生じる行動は，不適応のようにみえるかもしれないが，患者にとってその行動は，不安から自己を保護し，その時点で適応の目的を果たしているといえ，それなしでは不安に圧倒されてしまうかもしれないのである．この段階の援助は，患者に脅威の現実に目を向けさせるような積極的な働きかけではなく，患者をありのままに受け入れ，温かい誠実な思いやりのある態度で患者のそばに付き添い，いつでも患者が必要とするときに必要な援助を与え，患者を支持し，安全を保障することが大切である．このような援助によって患者は情緒的エネルギーをたくわえ，次の段階に進むことができる．

このように防御的退行の段階の状態は，強度の不安を軽減するのに必要かつ望ましいものであるが，それが病的に使用されている場合に，それを明らかに見分けるには広範な知識と経験が必要である．患者の表情，態度，行動に疑問を感じた場合，特にうつ状態や希死念慮がありそうな場合には，すみやかに先輩や同僚の看護師，受け持ち医とよく話し合う必要がある．

■**承認の段階**：積極的な危機への看護の働きかけが重要な時期である．患者は自分のおかれた現実を少しずつ吟味しだすが，その過程は非常に痛々しいものなので，再度安全がおびやかされ，防御的退行の段階に逆戻りしたりする．衝撃以来の，望むべくはそれ以前からの患者との信頼関係にたって，適切な情報の提供，誠実な支持と力強い励ましなどのもとに，現実に対する洞察を深めさせることが重要である．

つまり，患者が自分の行動の理由や不安の背後にある真の原因を究明するように働きかけ，逃避のなかでは真の安全が得られないことを，患者自身に気づかせるように援助することである．患者は援助者による安全の保障があるために，苦しみながらも成長に向けて動き出す．

■**適応の段階**：将来のことを考え，成長に向けて新しい自己イメージや価値観を築いていく過程である．働きかけのためには，広範な知識，技術に人的および物的資源が必要であり，それらを有効に駆使して忍耐強く援助することが重要である．患者に現実的な自己評価を行わせ，現在の能力や資源を活用して満足が得られる経験をもたせることによって，成長に対する動機づけや強化を行い，さらに成長を促していく．

3 慢性疾患・障害における危機

慢性疾患・障害における危機として，慢性疾患のなかでも薬物や機器（酸素吸入，人工透析など）に依存して疾病や生活を生涯コントロールしなければならなくなった患者，また疾病あるいは損傷で四肢に麻痺などをきたした患者など（これらの患者を，以後，障害を伴った患者と略す）の危機について取り上げる．

●障害を伴った患者の特性

障害を伴った患者は，前述したようにさまざまなタイプの障害があり，また，その程度，範囲などもさまざまであるが，全体的に，以下のような特徴あるいは問題があげられる．

①日常生活動作が困難あるいは不可能で，基本的ニーズ（摂食，排泄，移動など）の充足が妨げられやすい．

②生活環境が狭められることや，自ら情報を収集することが困難，あるいは不可能なためなどによって，感覚遮断・過負荷をきたしやすい．

③身体的変化あるいは機器に依存して生きていかなければならないことに対して，自己概念（ボディイメージと自尊心，自己期待などからなる）の喪失を体験し，深い悲しみや葛藤などをきたしやすい．

④父あるいは母，夫あるいは妻としてなど，性にまつわる役割（性役割）や，社会における役割の喪失感，また経済的不安などをきたしやすい．

●障害の受容に至るプロセス

障害を伴った患者の危機は，麻痺して動けなくなった場合でも，機器などに依存しなければ生きていけなくなった場合でも，最初は強い衝撃を受けるが，四肢の切断などのような明確な形態の変化・喪失がないので，やがてよくなるにちがいないなどと，回復への期待を抱きやすい．そして，回復の徴候を探したり（指先が動いたようだなど），あるいは試したり（機器をはずしてみたり，薬の服用をやめてみたりなど）して一喜一憂しながら，やがて回復への望みのないことに気づかされ，深い悲しみ，絶望などを伴う強い衝撃におそわれ，危機のプロセスをたどる．このような障害を伴った患者の危機のプロセスは，最初に急激な衝撃を受けて急速にたどるショック性の危機のプロセスとは異なり，ゆるやかに，長い時間をかけて障害を受け入れていく障害受容のプロセスともいわれるものである．

障害の受容

障害の受容とは，患者自身で麻痺などの障害あるいは機器などとの共存を強いられる慢性疾患の存在を認め，自己の能力の限界を現実的に認識し，なおかつ積極的に生きぬく態度をもつことである．障害の受容に至るプロセスは，痛々しく，長い経過のなかで紆余曲折がみられるが，全体的にみた場合，危機を乗り越え，障害を受け入れていこうとする一定の方向性が認められる．コーンはそのプロセスを5段階に分けて考えている[2]．

■ショックの段階：障害を伴った直後に，何かとんでもないことが自分におこったと，衝撃を受ける．しかし，明らかな形態の欠損などがないため，障害の重大さについてまったく自覚がなく，一般的疾患と同じように，医師に頼ってある時期がすぎればもとのようになるだろうと漠然と思っている．したがって，自分におきた事態に対する不安はそれほど強くない．

■回復への期待の段階：障害を伴ったことを認める最も初期の段階である．しかし，まだその障害が永続するものとは考えられず，回復への期待が強い．したがってわずかな回復の徴候も逃さず過大評価して一喜一憂したり，機器をはずしてみたりなどして期待と現実の間で不安や焦燥を経験する．この時期の患者の期待は，なお完治することなので，回復への望みを捨てきれず，障害とともに生き抜こうという意欲は湧いてこない．

■悲嘆の段階：障害を伴ったことは，否定しようのない事実として患者の前に立ちはだかり，その重大さを認めざるを得なくなる．人生設計・希望がことごとく阻害され，衝撃を受け，混乱をきたす．また無力感，深い悲しみなどにおそわれ，無気力，自棄的傾向などが強まる．

■防衛／回復への努力の段階：悲嘆に明け暮れるなかで，障害の重大さに圧倒され，時に抑うつ，逃避，退行など心理的防衛反応をおこすが，自分をだめにしているのは，障害を伴ったことよりも，自分自身の強さや意欲のなさであることに気づきはじめる．自分の前に立ちはだかっていた障害の存在の一角が崩れ，光が差しこんでくる．そして，障害は存在するが，希望や努力のすべてをはばむものではなく，克服していけるものであると自覚できるようになり，回復・適応への努力が行われだす．しかし，この時期は障害の重大さ，永続性を自覚するときでもあるので，ときにそれらに圧倒されて，再び心理的防衛反応をおこしやすく，まさに回復・適応への努力の痛々しい時期である．

■適応の段階：最終的に，障害を伴ったことは自分の進路を大きくはばむものではなく，障害は障害を伴った者の特性のうちのひとつにすぎないものとして受け入れることができるようになる．他者との比較において障害を考えるのではなく，新たに獲得した固有の価値観によって判断し，行動するようになる．そして，他者と同等の立場で自信をもって交流できるようになる．これらが成し遂げられたとき，障害の受容が完成したといわれる．

●障害の受容に影響する要因

障害の受容は，前述したように長い時間をかけて，いくつかの段階を経て達成される．その障害受容のプロセスは，障害の種類，程度，状態など障害そのものによって，また本人のパーソナリティ，自我の強さなど個人的特性やソーシャル・サポートなど社会的要因によって影響され，個々人で大きく異なる．障害受容に影響する要因として具体的には，**表4-2**に示したようなものがあげられる．

表4-2　障害受容に影響する要因

要因		プラス	マイナス
障害に関する要因	原因	・自己の過失によるもの ・疾病や疾病の後遺症によるもの	・他人の故意または過失によるもの ・就労中環境などの原因によるもの
障害に関する要因	種類程度	・内部障害 ・自助具などの改善により日常生活動作の自立が可能な障害	・機器との共存を強いられる障害 ・可視的な障害 ・常に介護を必要とする障害
障害に関する要因	経過	・障害が固定している状態	・障害がよくなったり悪くなったり変化のある状態 ・障害の要因である疾病の再発や悪化のおそれのある状態
個人的特性	パーソナリティ	・自我が適度に強い ・情緒的に成熟している ・忍耐強い ・自立心旺盛	・過度の身体的関心をもっている ・物事にこだわる傾向が強い ・情緒的に未熟である ・過度に依存的である ・常にいらいらして余裕がない ・疲れをすぐに訴えたり，強迫的な傾向が強い
個人的特性	知的能力	・障害についての的確な知識をもっている ・自己洞察や現状認知の能力がある	・障害についての理解が不可能または困難 ・自己洞察や現状認知の能力が欠如している
社会的要因	社会生活	・定職あり ・家族のなかで役割を果たしていた ・地域との交流あり ・友人が多い	・定職なく公的扶養などに頼っていた ・家族に依存した生活を送っていた ・地域との交流なし ・友人がほとんどいない
社会的要因	家族の態度	・障害に対する適切な理解をもっている ・早く復帰して家族のために役割を果たしてくれることを期待している	・障害に対する理解が乏しく過保護になっている ・復帰することをあきらめて家族の役割を構築し直し，患者に何も期待していない

●障害受容への援助

障害の受容への援助は，障害受容のプロセスに応じた心理的支援・援助を行うことが重要であるが，同時に，障害を伴った患者の特性や障害受容に影響する要因を考慮した適切な身体的，物理的，社会・経済的援助を行うことが，障害受容のプロセスを円滑に進めるうえで重要である．

1）障害受容のプロセスに応じた援助

障害の受容は，障害を伴った患者が自らの障害の存在を認め，自己の能力の限界を現実的に認識し，なおかつ積極的に生き抜く態度をもつことである．障害の受容は回復の限界点において，その人に適した生活手段を見つけ，また生きがいを見出すうえで大切である．

障害受容のプロセスに応じた援助は，障害の受容に至る痛々しい過程とそこで示される心理的反応を理解し，プロセスに応じた適切な心理的支援・援助を行うことが重要である．障害を伴った直後のショックの段階と回復の兆しに一喜一憂する回復への期待の段階は，そばに付き添い，温かい誠実な思いやりのある態度でそっと見守ること，また耳を傾けて患者の訴えなどをよく聞き，感情吐露を促すことなどが大切である．現実が認識され苦悩する悲嘆の段階では，存分に嘆き，悲しませることが大切な援助である．そして，ときに抑うつ，退行などを示しながらも，次第にあきらめ，障害とともに生きていく努力をはじめる防衛／回復への努力の段階では，ときに温かくそっと見守ったり，ときに現実認識を確実にし，励ましたり，支えたり，保証したり，情報提供したりなどすることによって，積極的に障害の受容に向かえるように援助する．適応の段階では，価値の転換が成し遂げられるように心理的支援を行うとともに，資源の活用や役割の修正・獲得への援助によって，家族や社会のなかでの生活に踏み出せるようにすることが大切である．

価値観の変換

障害の受容は，障害を伴う前にもっていた価値観の変換が成し遂げられたときに完成するといわれている．そして，それは障害を伴ったことが人間としての価値を損なうものではないということを，頭ではなく感情として受け止められるようになることといわれている．

価値観の変換として以下の４つの側面があげられている．

■**価値の範囲の拡大**：自分が失ったと思っている価値のほかに，多くの異なった価値のあることに気づく．

■**障害の及ぼす影響の限界**：障害を伴っていても，自分の人間性を損なうようなものではないと思えるようになる．

■**身体の外観を従属的なものとする**：外観よりも，内面的なものに価値をおくようになる．

■**比較価値から資源価値への転換**：他人や一般的な標準と比較するのではなく，自分自身の特性や資質自体に価値をおくようになる．

2）日常生活の援助と日常生活動作の拡大

食事摂取や清潔，排泄，移動など身のまわりの世話を，障害を伴った患者に過不足のないように部分的または全面的に援助し，人間にとっての基本的ニーズが充足されるようにすることがまず大切である．そして，患者の日常生活動作を生活の場で，生活に直結させながら拡大していくことは，身体的，心理・社会的自立につながり，障害受容を真に円滑に進めるうえで重要であろう．

3）感覚遮断・過負荷に対する援助

感覚遮断は，感覚刺激の量と強さが個人の耐性の範囲を下回った状態で，感覚過負荷は，感覚刺激が耐性の最適範囲を越えた状態といわれる．一般に感覚遮断は，感覚刺激の物理的絶対量の減少を指すが，また生体に対して意味をもつ有効な刺激（会話，明暗，タッチなど）の減少した状態も指している．そして感覚遮断と過負荷のあいだには，臨床的に明確な区別があるとはいいがたいといわれている．

感覚遮断あるいは過負荷になると，心理的圧迫によって集中力や見当識が低下したり，あるいはいらいらしたり，不安，抑うつ，精神的異常症状（混乱，幻想，幻覚，幻聴など）などをおこしたり，関心の欠如，無気力，また不眠や身体的愁訴をもたらしたりする．このことは障害受容に大きな妨げとなるので，注意が必要である．

感覚遮断に対する援助として，視覚，聴覚，触覚からの刺激の量や質を工夫することが大切である．視覚刺激の増大は，時計やカレンダー，窓からの景色などを見えるようにすることによって，また花や絵画，色彩などを活用したり，周囲がよく見えるように配慮することなどによって行うことができる．聴覚刺激は，ラジオやテレビ，好きな音楽などの活用によって，また家族や医療スタッフとの会話などによって増やすことができる．触覚刺激は，肩に触れたり，背部マッサージを行ったり，患者自身に周囲のものを取らせたりすることなどによってふやすことができる．

感覚刺激が患者の耐性を越え感覚過負荷になっているような場合は，例えば，光線，騒音などのような刺激の量と強さを減少させる工夫が必要である．

4）役割修正・再獲得への援助

障害の種類，程度，状態などによって，家庭や職場で障害を伴う前と同じ役割を遂行することが困難，あるいは不可能になる場合があり，このことは障害受容に影響を及ぼす．役割修正・再獲得の援助は，温かい支援のもとで指導やカウンセリングなどによって，家族と，また場合によっては職場の上司とよく話し合い，家庭や職場における役割の修正あるいは変更，再獲得を行えるようにすることである．役割の修正・変更は，その人にとって価値観を変換することであり，苦痛・苦悩を伴うものである．このことをよく理解して，温かく誠実に援助することが大切である．

5）ソーシャル・サポートと社会資源の活用

ソーシャル・サポートは，家族，親族，親しい友人，隣人，同僚，また医師，看護師など，身近にいて，すぐ役立つ人による支援・援助である．ソーシャル・サポートは，障害を伴った人にフィードバックや自己確認の機会を与えたり，温かい支持，励まし，助言などを与えるので，障害を的確に認知し，それに現実的に対処するのに多大な影響を与える．ソーシャル・サポートの活用は，障害を受容するプロセスの全体を通して非常に重要である．

社会資源の活用もまた，障害受容を完成させるうえで重要である．社会資源としては，障害が継続的に日常生活または社会生活に相当な制限を及ぼす場合，障害者基本法（2004年6月改正）に障害者の福祉に関する基本的施策として，医療・介護，年金，教育，職業，相続，雇用の促進，住宅の確保などがある．また，障害者自立支援法（2006年4月施行）に，自立支援給付として，介護，訓練などの給付などがあり，地域生活支援事業として相続，移動，日常生活用具，手話通訳などのサービスがある．これらの活用は，家庭や社会のなかでの新しい生活に安心や自信を与え，生活の質（QOL）を高めるであろう．

（小　島　操　子）

4 医療現場の人間関係

●医療現場の人間関係の現状

近年，大学病院やがん専門病院などのいわゆる高機能病院では，最先端の医療機器や医療技術による診断や治療が提供されるようになった．このことは患者にとって利益であることは間違いないが，一方で最先端の治療を受けることで健康は回復するという過大な幻想を患者にいだかせることになり，健康が回復できない場合には医療者への不信や怒りが募るかもしれない．また，患者や家族は，近年はインターネットを活用して積極的に医療情報を獲得することが可能になってきたが，同時に玉石混交の情報に翻弄されることも増えている．

インターネット

おまかせ

患者-医療者間の信頼関係

かつては医療者に「おまかせ」することで，患者-医療者間の信頼関係が育まれることが一般的だったが，患者が医療に関する多くの情報をもつようになった現在では，患者の医療に対する期待は多様化し，その期待に医療者が応えられるかどうかが，患者-医療者間の信頼関係に大きく影響するようになってきている．

患者やその家族は，「最適な医療を提供してもらうこと」「自分の価値観にあった医療を提供してもらうこと」を期待し，究極的には自分の健康を回復させてもらうことを期待する．しかし，最良の医療をもってしても必ずしも健康が回復するとは限らないし，患者と医療者の意思疎通の不足から，患者が期待を裏切られたと感じることは少なくない．

インフォームド・コンセント informed consent

医療が専門分化し，複雑化しているうえに，インターネットなどによる情報が氾濫し，患者の高い期待が医療に寄せられる時代であるからこそ，患者と医療者が十分なコミュニケーションを図り，信頼関係を構築することがよりいっそう求められるようになってきているといえるだろう．インフォームド・コンセント informed consent（十分説明を受け納得したうえでの同意）に基づく医療の提供が基本的ルールであるが，その際に医療者と患者双方からのコミュニケーションが伴わない場合には，医療者側からの一方的な説明に終始し，形式的な説明と同意の作業で終わってしまう危険がある．医療者と患者の双方向性のない不十分なコミュニケーションから，患者-医療者の人間関係がこじれたり，患者側の医療への満足度が低くなることは決して少なくなく，その結果，医療訴訟に進展してしまうこともあるだろう．

コミュニケーション技術

医療は，どのように技術が進歩したとしても，基本的には患者と医療者の人間関係のなかで提供される，人間的なサービスである．患者は病気になることで，生命の危険が生じるだけでなく，社会生活や人生が変化し，さまざまなストレスに直面することになるため，だれもが精神的な危機に陥る可能性がある．そのことを考慮すると，医療に携わる者は常に暗黙のうちに患者からメンタルケアを求められていると考えられる．患者との信頼関係の構築は，医療者個々の人間性の問題として片づけられる問題ではなく，医療に携わる者はその専門性の一部として患者との信頼関係の構築のためのコミュニケーション技術を習得する必要がある．十分なコミュニケーションなくして，真の患者-医療者間の信頼関係，ひいては医療に対する患者の満足はないと考えたほうがよいであろう．

1）チーム医療

現在，医療のなかの専門職種には，医師，看護師のみならず，理学療法士，作業療法士，臨床心理士，精神保健福祉士，栄養士，臨床検査技師，放射線技師，薬剤師，医療ソーシャルワーカーなど，専門分化が進み，多様化している．また，主治医だけが治療

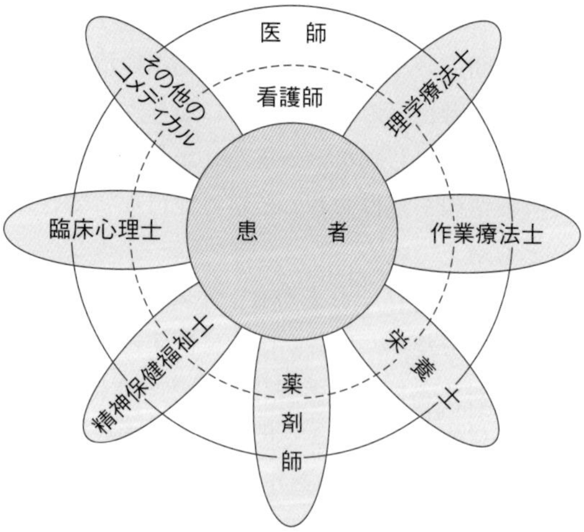

図 4-2　患者を取り巻く医療専門職

集学的医療
組織横断的
チーム医療

方針を決めるのではなく，画像専門医，感染症専門医，腫瘍専門医，緩和ケア医など複数の医師がディスカッションして治療方針を決定する集学的医療が日常的になっている．同じように看護領域でも専門看護師，認定看護師が従来の病棟内や外来での看護業務にとどまらず，部署を超えて組織横断的に活動したり，患者の個別相談に応じたりするようになってきている．まさにチーム医療の時代であるが，患者の立場で考えると，あまりに多くの専門職種がかかわるため，誰が責任をもって患者の闘病生活全体の相談にのり，責任を負ってくれるのかが不明瞭だという不利益が生じるかもしれない．

調整機能

その点，看護師は患者に24時間接触し，患者の日常生活を援助するなかで専門性を発揮するという，患者にとって最も身近な職種であることから，多職種の専門的医療サービスを適切に患者に提供するための調整機能は，看護師に期待される重要な役割である．そのために各医療専門職の役割と提供する医療サービスの内容をよく理解しておくことが求められる（**図 4-2**）．

ことに精神・心理関係の職種は，精神あるいは心という目に見えないものを対象としているだけに，医療サービス内容も目に見えにくく，かつ人間関係に直接影響を及ぼす可能性があるだけに，各職種の役割と機能を理解して連携を図っていくことが重要である（**表 4-3**）．同じ精神・心理専門家であっても，患者と看護師の関係，患者とカウンセラーの関係，患者と精神科医の関係は異なり，それぞれの職種に適した役割とアプローチ法がある．例えば，心理療法的アプローチを，患者との治療的契約関係のない看護師が行うことは不適切で，看護独自のケア方法を用いるべきである．

2）医療者間の人間関係

医療者の人間関係を考えるとき，ことに病院という組織に所属している場合には，医療者といえども組織の一員であり，その人間関係は組織人としてのルールにのっとっていなくてはならない．そこで，まず組織人としての行動規範である2つのルールについて述べておきたい．このようなルールから大きく逸脱すると，人間関係にトラブルが生

表 4-3　精神・心理関係の専門医療職種

職　種	免許・認定	業務内容
臨床心理士 CP：clinical psycologist	日本臨床心理士資格認定協会による認定	心理療法 心理テスト
カウンセラー	複数の学会や各種職能団体でそれぞれに認定	心理療法から日常的な相談まで多岐にわたり，特定の専門業務は不明確で，カウンセラー個々の能力によるところが大きい
精神保健福祉士 PSW：psychiatric social worker	国家資格	精神障害者の社会資源の活用や福祉関連業務，家族や患者の多岐にわたる支援活動
精神看護専門看護師 CNS：certified nurse specialist	日本看護協会による認定	ある特殊な領域の看護についての専門知識と実践能力をもち，一般臨床看護師のコンサルタント的役割を果たす

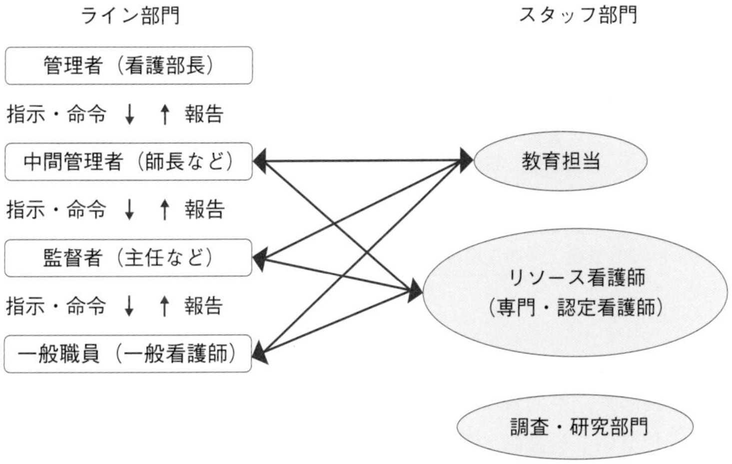

ライン部門とスタッフ部門間には，指示・命令系統はない．双方向の対等なコミュニケーションがある（「コンサルテーション」の項を参照）．

図 4-3　組織のなかのライン部門とスタッフ部門

じることになる．

通常，一般企業や役所などの組織には組織図があり，指示・命令系統が明確になっている．医療機関といえども，組織であることに変わりはない．しかし，病院をはじめとする医療組織には多くの専門職がおり，組織間の人間関係は一般企業よりも複雑である．複雑だからこそ，組織内の人間関係のルールをまず整理しておく必要がある．

(1) ラインとスタッフ

ライン部門

組織には，その活動のために指示・命令系統がある．これをライン部門と呼ぶ．ライン部門には大きく区分すると，管理者，監督者，一般職員の 3 つの地位がある．（**図 4-3**）．これらを職位と呼ぶ．この職位は，各組織により名称や段階が異なっていることはあるが，基本に変わりはない．某大学病院の看護組織の例をあげると，管理者は看

表 4-4　職位職務規定の例

職位名：師長
報告先：看護部長
[役割]
1. 師長は，中間管理職として，病院および看護部の目的，方針を理解し，看護職員に浸透させ，当該看護単位の看護ケアの質を維持する責任と権限を有する．
2. 師長の責任は，当該部署における患者ケア管理，人事管理，ユニット管理である．
3. 師長は，当該看護単位の活動に関する決定を行う責任と権限を有する．

[機能]
1. 臨床実践
　師長は当該看護単位のすべての患者の看護ケアに必要な，最新の知識をもつように努め，以下の機能を果たす．
　1）日々の業務分担表を作成する．
　2）日々の申し送りやカンファレンスを通じて，患者の問題解決に参与する．
　3）当該看護単位において提供される看護サービスの質を査定し，ケアスタンダードを維持するために必要な人的物的資源を確保する．
　4）患者の問題解決のために，病院内外の関連部門との調整を行う．
　5）看護職員に対して，役割モデルとなる．
　6）ルールに基づいて職員状況，患者状況，事故発生などを報告する．
2. 教育
　1）看護職員の能力を査定し，当該看護単位に必要な教育を計画実施する．
　2）看護職員の学習や研修プログラム参加への支援を行う．
　3）看護学生，研修生の学習活動を支援する．
3. 管理
　1）当該看護単位の年間・月間・週間活動目標を決めて実施する．
　2）安全で快適な環境を維持するために問題を把握し，解決のために他部門との連絡調整を行う．

護部長，中間管理者は師長，そして監督者は主任と称され，その下に看護を実際に提供している看護師（本項では混乱を避けるために一般看護師と称する）がいる．病院によっては，看護部長を管理者とし，師長，主任が監督者に位置づけられているところもある．病院ごとの職位・職務規定によってそれぞれの役割と権限が明確に示されていることが重要である（**表 4-4**）．

指示命令系統　このラインと呼ばれる指示・命令系統にはルールがあり，上司は部下に対して責任と権限をもち，部下は上司に対して報告の義務がある．さらに，上司は直近の部下に対しては命令することができるが，直近の部下を飛び越えてその下の部下に命令してはいけない．例えば看護部長が，師長を飛び越えて主任に指示・命令を出すことは原則に反する．また部下も直属の上司に報告・相談する義務があるので，一般看護師が主任を飛び越えて師長に報告することもルール違反となる．また，上司は自分が責任と権限を有する集団（部署）内で命令することはできるが，他部署のメンバーに命令することはできない．例えば，ある部署の師長は，隣の部署の主任に指示・命令することはできないのである．これがライン部門と呼ばれる指示・命令系統による人間関係のルールである．

スタッフ部門　一方，組織にはスタッフ部門と呼ばれる部門がある．これはラインと呼ばれる指示・命令系統のある部門には属さず，教育，研究，関発を行うなど，組織全体を側面的にサポートする部門である．このスタッフ部門の職員はより高度な専門家であることが多く，例えば看護部門では，教育担当者や，調査・研究部門，専門看護師や認定看護師である．

リソース看護師

専門看護師や認定看護師が複数の病棟や部署に出向いて組織横断的な活動をしている場合には，組織全体で活用する資源であることから，リソース看護師と呼ばれたりしている．

スタッフ部門に所属するリソース看護師は，一般看護師-主任-師長-看護部長というライン系統には所属しないため，ラインにおける師長や主任のように部下に対する指示・命令の権限をもたないのがルールである．スタッフ部門のリソース看護師は，一般的に「権限はもたないが，権威がある」と形容される．つまり，各部署で提供されている看護実践について指示・命令する権限はないが，特定の専門領域においては多くの知識・情報と卓越した技術，多くの経験によって裏打ちされた権威をもち，この権威によって，指示・命令ではなく助言・提案を行うのが役割である．リソース看護師が助言ではなく指示・命令を行うと，ライン系統が重複して責任の所在が不明確になり，看護業務を行う一般看護師が混乱することになる．また，権限をもつ管理者や監督者とのあいだで摩擦を生じる．

(2) コンサルテーション

コンサルテーション

医療が専門分化し，それに合わせて看護部内でも，疼痛管理，感染管理など専門性の高いリソース看護師が増加している．リソース看護師がラインに所属せず，その能力を複数の部署にまたがって組織横断的に活動するにあたって，必要になるのがコンサルテーションのルールである．

看護のみならず，病院など医療組織には，多くの専門職種が働いており，それぞれ職種ごとに自立性をもち，専門性に立脚した判断を示すことが多い．同じ職種内，例えば医師でも内科専門医など，さらに専門分化している．ひとりの患者に対して，複数の医療専門家がかかわることは珍しくない．このような，それぞれ独立し，上下関係にない職業集団が協働する際に，従来の命令系統とは異なった人間関係のルールがコンサルテーションである．

コンサルタント

コンサルティ

対等・水平な契約関係

コンサルテーションとは，いわゆる「相談」のことである．ある専門領域における特殊な知識の技能をもち，相談を受ける側の人をコンサルタントといい，コンサルタントに相談をもちかける側の人をコンサルティという．コンサルテーションにおけるコンサルタントとコンサルティの関係は，ラインにおける上司と部下のような上下関係ではなく，コンサルティの相談に応じてコンサルタントが助言や提案・教育的なかかわりを行う，対等・水平な契約関係である（**図 4-3** の例では，専門看護師・認定看護師がコンサルタント的役割をとる）．コンサルタントによって提案されるケア方法の提案や助言は，命令として実施されるのではなく，コンサルティが提案・助言に基づいて責任と意思をもって実施することになる．

リエゾン精神看護師

例えば，ある内科病棟にうつ病の治療中の患者が入院してきたとする．うつ状態の患者への対応に内科看護師が苦慮した場合，内科看護師はリエゾン精神看護師に，うつ状態の患者のケア方法について相談する（コンサルテーション）．この場合，コンサルティは内科看護師であり，リエゾン精神看護師がコンサルタントということになる．リエゾン精神看護師は場合によっては患者と直接面接しアセスメントして，患者との接し方や観察のポイントなど必要な助言を内科看護師に対して行うかもしれない（直接介入）．あるいはリエゾン精神看護師は患者に直接面接することはせず，内科看護師からの情報とケア計画をもとに，助言を与えるだけの場合もある（間接介入）．このような間接的な介入もコンサルテーションの技術のひとつである．

問題解決型コンサルテーション

プロセスコンサルテーション

コンサルタントが，このようにコンサルティの相談に基づいて活動を開始し，助言や指示を与え，問題解決を目指すことを問題解決型コンサルテーションという．コンサルティが問題の解決を図り，自立した解決力を身につけるまで，その過程をともに付き合うこともあり，この場合をプロセスコンサルテーションという．

コンサルテーションは，専門分化した医師のあいだでまず行われているが，同様に専門分化し，各種専門看護師や認定看護師が活動するようになった看護部門でも活用されるべきルールである．ライン部門にいる一般看護師は，従来のように上司からの指示・命令・支援・助言を受けるだけではなく，コンサルテーションのルールを用いて，専門看護師や認定看護師からの支援を受け，より高度な業務遂行を実践していくのである．

(3) リーダーシップとチームワーク

リーダーシップ

看護は，病棟をみるとわかるように，チームで活動することが多い．看護に限らず，どのような社会の集団においても，チームワークを考えるとき，上司の指導力すなわちリーダーシップがチームの活動に大きな影響を与える．しかし，リーダーシップには最良の形というものはなく，社会やその集団がもつ価値観やチームメンバーの成熟度・能力に応じて，そのスタイルを変えていく．例えば，かつて，日本においては一般的にはリーダーには和と相互の信頼を重んじることが重視されていたのに対し，能力重視の欧米においては，何よりも集団の生産性が重視され，先見性と決断力が求められた．これらの能力は一般的に，リーダーシップと呼ばれ，「目的の達成に向かって個々の能力を十分に引き出し，集団として機能させる力」とされる．やみくもに権限や権威を振り回し，チームメンバーの看護師を意のままに動かそうとするものではなく，平たくいえば，チームメンバーにやる気を起こさせる力のことをいう．

SL理論

リーダーシップ論については専門書が多数あるのでそれらを参照されたいが，ここではSL理論（situational leadership theory）を紹介する．これは効果的なリーダーシップのスタイルを，指示的行動すなわち目的達成指向度と協労的行動すなわち対人関係指向度の2因子から捉え，それぞれの程度は，部下の成熟度すなわち能力や意欲，責任能力などとの関連により決定されるというものである．例えばチーム内に経験年数1～3年目の看護師が多いときのように，部下の成熟度が低い場合には，リーダーは部下の意見を尊重するよりも，適切な指示を与えるほうが効果的である．反対にベテラン看護師が多い部署のように，部下の成熟度が高い場合には，部下の意見を尊重し部下にできるだけ任せるほうが効果的であるというものである．そのマトリックスを**図4-4**に紹介する．この理論によると，リーダーは自分のリーダーシップ特性や傾向性を知ったうえで，部下の成熟度によってそのスタイルを変えていく柔軟性が求められている[1]．

日本の看護集団の特徴として，看護師にはまだまだ女性が多く，ライフサイクルのうえで出産・育児による職場離脱の時期があり，終身雇用形態がさほど明確ではない．しかも，能力評価方法の開発がまだ不十分なため経験年数よりも能力重視というわけでもない．さらに看護部門内の命令系統だけでなく，業務上は医師による指示・命令がある．また，看護は疾病をもった人々に提供される全人的なサービスであり，すべてを数量化し評価できるというものでもない．看護とはある程度の人間性が求められる複雑なサー

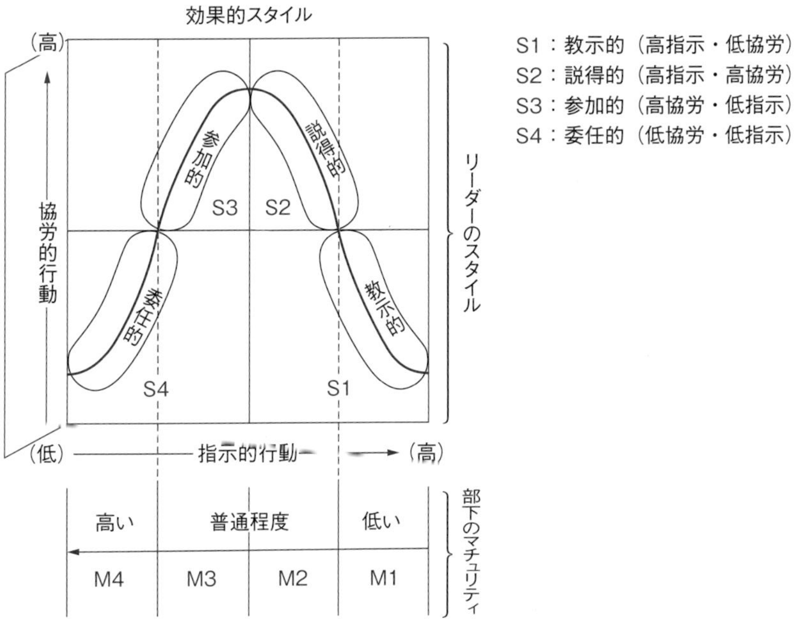

図 4-4 SL 理論による，効果的なリーダーシップスタイル
（山本・他訳：行動科学の展開．日本生産性本部，1978．より）

ビスである．これらの点を考慮すると，看護集団で求められるリーダーシップのスタイルはまだまだ発展途上といえるかもしれない．

(4) 多くの他職種との協働

医療機関の組織は，一般企業などのようには単純ではない．前述のように，看護師は看護部門のライン内で組織のルールに従っているが，実際の医療現場では，患者に対する医療上の指示は医師により出される．医師に限らず，専門職種はそれぞれに専門的知識と権威に基づいて自立的に活動しているため，医療組織は命令系統が混乱しやすい．看護師は保健師助産師看護師法（保助看法）により，医師の指示のもとに医療行為をなすことになっているが，医師以外の職種との関係についてはなんら取り決めはない．医療専門職種が増えるに従って，他職種の責任と権限および業務内容を理解していることと，他職種に看護師の責任と権限および業務内容を明示しておくことが，医療者間の人間関係を円滑にするための基礎となろう．

しかし，いくら職務規定を厳格に作成したとしても，看護師の業務はさまざまな職種と重なる部分があり，そのうえに，上手なコミュニケーションができなくては円滑な人間関係はつくれないだろう．そのようなときに，患者の状態や背景について多職種のメンバーとミニカンファレンスなどで話し合うことで，医療スタッフ間で理解や対応法を共有し，患者を多面的に理解することができる．多職種でのカンファレンスをもち，相互に連携を深めることは，患者中心のチーム医療を提供するうえで不可欠である．

ミニカンファレンス

●看護職の精神保健

看護は病を得ることで心身に多くのストレスを抱えた患者に寄り添う．その寄り添うケアを通じて，人の成長力，生命力，治癒力，そして死を避けられない場合にも死に向かっていく人の強さに接する機会も多く，ケアしている患者から成長力・生命力をもらうような，豊かな専門職である．しかし，かつて，看護職は「汚い，きつい，危険」，すなわち3Kといわれ，ストレスの高い仕事の代表とみなされてきた時代があった．現在は，看護のもつ豊かさや専門性が世間的にも認知されるようになっているものの，職業に特有のストレスについて整理し，対策を考えるようにしたいものである．

1）看護職のストレス

看護職の精神保健に影響を及ぼすストレスには，身体的ストレスと心理的ストレスがある．前者は労働環境に課題があり，後者は職業に伴う対人関係に由来するので，看護職の精神保健をこの2点から述べる．

(1) 交代制勤務

夜勤

サーカディアン・リズム

自律神経のバランス

看護職の労働環境，ことに病院勤務者にとっては，夜勤は避けられないものである．3交代あるいは2交代勤務では，サーカディアン・リズムや自律神経のバランスを崩しやすい．夜勤の回数，およびどのような勤務体制が看護師（以下，看護者とする）の身体的ストレスを最少にできるかは，看護管理あるいは労働管理上，研究が必要である．

自律神経のバランスを崩すことによって体調変化や心理的変化が生じることは少なくない．これは日勤帯で，多重業務が日常化している看護現場で昼間の交感神経緊張状態があり，また夜勤のために本来であれば休息や睡眠によって副交感神経を活性化すべき時間帯に交感神経緊張を強いられることから，看護職では対策を講じる必要性がある．まずこのような，身体的ストレスの低減を図ったうえで，心理的ストレスを論じるようにしないと，身体的ストレスを看護者自身の精神保健上の問題にすり替える危険があるので注意が必要である．

(2) 患者との人間関係

患者との人間関係

心理的ストレスはすべてが対人関係の問題であるといえる．そこで看護者の心理的ストレスについて，患者との人間関係，医師との対人関係，および看護者間の人間関係の3点からみていく．

陰性感情

職業的使命感

看護の対象者を総称して，ここでは患者と呼ぶことにする．患者のなかには，少数ではあるが看護者に陰性感情をおこさせる人たちがいる．例えば，看護者の一挙一動を監視して細かなミスをあげつらったり，尊大で人を人とも思わぬ態度で接したり，あるいは慇懃無礼なふるまいなどは看護者の気持ちのなかに怒りを呼びおこす．明らかな用がないのに頻回なナースコールをして看護者を疲れさせる患者もいる．また，依存することを過度に恐れて拒絶的なふるまいをする患者は看護者に無力感や孤独感を引きおこすだろう．医学的治療が効を奏さず先の回復の展望が立たないまま，長期の入院生活を強いられている患者に接するとき，看護者自身が絶望感や罪悪感をもつこともある．この陰性感情をもつこと自体が看護者にとってストレスとなる．またこれら陰性感情は，あまり語られることがないのが特徴でもある．看護者は，職業的使命感のためか，このような陰性感情をもつこと自体を恥じたり，罪悪感を感じて自責的になったり，あるいは自分たちの能力不足によるものと考えて，陰性感情そのものを隠す傾向がある．そのため，陰性感情は看護者個々の心のなかにそこはかとなく広がり，結果として，仕事への意欲を失ったり，陰性感情を克服しようと過度に献身的になり疲れ果ててしまったりすることもある．

しかし，どのような医療現場にも，看護者に陰性感情をおこさせるような患者は存在し，看護者が感じる陰性感情は人間として自然である．このことを看護者自身がよく認識しておくことが，患者との対人関係のストレスの低減に役立つ．また，陰性感情をもった場合には，同僚とその気持ちを率直に話し合い，分かちあうことで，心理的ストレスは低減されることを知っておくことも重要である．

看護者が患者と感情的に巻き込まれてしまった場合には，客観的に患者との関係を見直すゆとりを失い，適切な心理的距離が保てなくなることが往々にしてある．このような場合には，後述のリエゾン精神看護師など，第三者的立場にある精神専門家に相談するとよいだろう

(3) 職場被害とハラスメント

職場被害

看護師–患者関係のなかでも，極端な場合には，看護者が患者から恫喝を受けたり，人格を否定されるような言動や性的に不快・恐怖・屈辱を受けるような言動でひどく傷ついたりするような出来事があるかもしれない．患者がせん妄状態や意識変容に陥っていたり，病気や入院生活のストレスによって精神的に不安定な状況にあったりしたとしても，看護者が心理的に傷つくような出来事があったとすれば，それは職場被害として対処しなくてはならない．職場被害として対処するということは，患者の責任能力とは無関係に，看護者を守る看護チームや組織の問題である．これは患者の家族からの恫喝・暴言でも同様で，このような事態があれば職場被害として身体的暴力を受けたときと同様に対処し，被害を受けた看護者はケアを受けることができなければならない．患者やその家族は弱者なのだから恫喝・暴言に耐えて当然であるとか，そのような事態を招いた看護者の責任を問うような風潮があるとすれば，それは被害を受けた看護者にとって二次被害となるであろう．

職場ハラスメント

また，同僚や上司，あるいは医師をはじめとする他職種から同じような恫喝や人格否定の暴言あるいは性的な嫌がらせを受けた場合には，職場ハラスメントとして対処されなければならない．例えば，医師によるハラスメントについて簡単に述べておく．日本においては，看護者は医師に対して従属的な立場とみられていた過去の歴史がある．半世紀前までの男性優位社会を反映して，医師＝男性（現実には男性に限らない），看護者＝女性（これも現実に女性である必要はない）というステレオタイプなイメージがまだ残っており，医師と看護者の関係は，医師の権威主義を排除しきれないでいる．医師と看護者の関係は，医療職種としての対等な協働者でありながら，世間の精神構造の一端をも反映することがあり，医療者としての対人関係にきしみを生じることになることがある．

患者との人間関係と同様，同僚や上司，医師との人間関係において，看護者が恐怖や不快を感じる出来事に遭遇した場合，ときに看護者が若かったりする場合に，知識・技術不足や対応の仕方の未熟さをあげて看護者側の責任を問うことは，問題のすり替えでしかない．技術・対応力の不足や未熟さには教育や訓練が必要ではあるが，ハラスメントの理由にはならないことを組織全体で共通理解しておくことが職場ハラスメント予防のために必要であろう．

(4) 燃え尽き症候群（バーンアウト）

燃え尽き症候群（バーンアウト）

看護保健福祉関係の従事者は，ややもすると他者に尽くすという愛他主義が高じて，自己犠牲的態度になったり，自己主張に対して罪悪感を感じたりする傾向があるといわれている．これは日本に限ったことではなく，自己主張が求められる米国においても，自己犠牲や極端な愛他主義が看護保健福祉関係の従事者に多くみられるということは興味深いことである．看護者は，まずこのような傾向をもちやすいことを自ら認識しておくことが，そのような傾向に知らず知らずのうちに取り込まれていくことを予防することになるだろう．看護者の心理的ストレスが高じると徒労感や疲弊感が生じ，燃え尽き症候群（バーンアウト）となることがよく知られている[2]．

(5) 新卒看護師の職場適応

近年，新卒看護師の1年以内の離職や職場適応が問題になっている．これは看護師だけでの問題ではなく，一般企業の新卒採用者での課題ともなっている．

職業人として成長していくために，かつては先輩・上司からの厳しい指導が一般的であったが，それだけの指導では職場になじめず，そればかりか精神の健康を害し適応障害と診断される場合がある．抑うつを伴う適応障害になっている新卒看護師の特徴として，仕事が覚えられない，意欲がみられない，判断力がない，ミスを繰り返す，などがある．このような特徴がみられる新卒看護師に対しては，「看護師に向かない」「この職場には不適切」という判断をするのではなく，適応障害として適切に治療・ケアおよび復職支援にあたることが求められる．

2) 看護職の精神保健と自己主張

健全な自己主張

日本では，年功序列による組織運営がかつて一般的であり，上司には従うものという硬直した人間関係がまだ遺残している．さらに看護職は主として女性の職業として発達してきたところから，従属的かつ従順で，献身的態度が好ましいとされてきた歴史がある．これらの歴史に加えて，「以心伝心」「阿吽の呼吸」「察する」「空気を読む」といった，非言語的コミュニケーションの重視すなわち言語的コミュニケーションの軽視が，看護のなかで健全な自己主張をすることを難しくしている．健全な自己主張とは，自分だけの利益を優先した自己中心的態度とは異なり，また．感情的に話すことと，自分の感情だけを相手に伝えることも異なっている．自分の考えや気持ちを相手に伝え，相手の意見を聞くという双方向のやりとりが求められ，話し合いを民主的に進めるための基本である．

極端な愛他主義

assertiveness training

極端な愛他主義に陥りやすい傾向を自覚し，燃え尽き症候群に陥らないようにするために，専門職として，健全な自己主張ができることが看護におけるコミュニケーションでは不可欠である．最近では，米国で開発され健全な自己主張を促進するためのトレーニング・プログラム（AT：assertiveness training）などがわが国にも取り入れられつつある．人間関係のあり方や患者との接し方は文化によって異なるであろうが，日本だけでなく米国においても，自己犠牲や極端な愛他主義が看護保健福祉関係の従事者に多くみられるということは興味深いことである．参考のために，米国で作成された「保健専門分野で働く女性のための10の基本的権利」を付記しておく（**表4-5**）[3]．

表 4-5　保健専門分野で働く女性のための 10 の基本的権利

1.	あなたには，敬意をもって処遇される権利がある．
2.	あなたには，合理的な仕事量についての権利がある．
3.	あなたには，仕事に見合った給料の権利がある．
4.	あなたには，自分の優先度を決定する権利がある．
5.	あなたには，あなたがしたいことを要求する権利がある．
6.	あなたには，言い訳や罪悪感をもつことなしに，断る権利がある．
7.	あなたには，間違いをおかしそれに対して責任を負う権利がある．
8.	あなたには，専門家としての情報を得たり提供する権利がある．
9.	あなたには，患者の最良の関心事において活動する権利がある．
10.	あなたには，人間的である権利がある．

（文献 3 より筆者訳）

3）リエゾン精神看護―看護師のための看護師

リエゾン精神看護

近年，リエゾン精神医学とか，リエゾン精神看護という用語が用いられるようになってきた．リエゾン liaison には連携とか連絡役という意味があり，リエゾン精神医学あるいはリエゾン精神看護とは，統合失調症や気分障害などいわゆる狭義の精神疾患を扱うのではなく，一般内科，外科など，身体疾患をもった患者の精神的諸問題を扱う，精神科のなかの一専門領域である．すなわち，身体疾患をもった患者に対して，内科や外科などの身体科の医師や看護師が，患者の身体のみならず，精神面のケアを実施するために，精神医療・精神看護の知識と技術の適用を図る，橋渡し役である．

わが国の看護の臨床においては，1980 年代後半から，大学院修士課程を修了した精神専門看護師によりリエゾン精神看護の実践活動が試験的に開始されてきている．ある総合病院におけるリエゾン精神看護師としての活動を一例として示す（**表 4-6**）．

日本看護協会では，より高度な看護の知識と技術の普及を図るために，1996 年度より専門看護師の認定を開始したが，その専門看護師の認定領域のひとつに精神看護があげられ，リエゾン精神看護はそのなかのサブスペシャリティである．

リエゾン精神看護師に対して，寄せられる相談には，前述した，看護師にとってストレスに感じられる患者への対応についてのものが少なくない．つまり，従来は狭義の精神科の治療の対象にはなっていなかった，一般病院のなかの患者の心理・行動の問題への対応に専門的知識と技術が求められているのである．医療現場においては問題行動患者とか，お手上げ患者などと表現され，いままで適切な精神的ケアを受けることが少なかったといえるであろう．また看護を提供する側も，理にかなった対応ができずに，ケアを提供することに多くのストレスを感じていたのである．

看護師にとって対応が難しいと思われるこれらの患者の多くは，疾病を得たり，入院という環境の変化に適応するためのストレスが加わったりすることで，精神的な反応をおこしているケースが大半である．しかし自然な反応とはいっても患者にとっては苦痛な状況であり，看護師にとっては対応が困難で，より専門的な看護が必要とされる．理論と技術なくしてこれらの患者の看護にあたることは，看護師にとってストレスの多いことである．リエゾン精神看護師は，これら心理的な反応をおこした患者と，そのような患者との人間関係に悩む看護師の双方に対して，必要な助言と援助を行う専門看護師

表 4-6　リエゾン精神看護師の活動案内の例

［活動内容］

1. 患者の心理・行動上の問題についてのコンサルテーション
   1）対応に困ったり，理解できない患者さんの対応についての相談を受けます．
   2）相談内容はできるだけ具体的に教えてください．
   （例：ナースコールが頻回で困っています，被害妄想のような言葉が聞かれます，看護師への怒りが強くて，看護師が対応に困っています，など）
   3）外来窓口などでの対応困難患者の対応相談にも応じます．緊急を要する場合は PHS ○○で呼んでください．
   4）入院中のがん，その他の疾患の患者さんの療養生活上でのストレス対処相談を受けます．
   5）精神科受診相談．精神科受診が必要かどうか判断に困る場合の相談を受けます．
2. 職員のストレス相談
   1）職員が患者からの暴力・暴言などの職場被害を受けたり，患者や家族の自傷行為や医療過誤などに関連した体験をしたりした場合には，積極的にご相談ください．
   2）仕事上や私的なこと，あるいは家族のことなど相談を受けます．お気軽にご利用ください．
   3）相談される方の職位や個人，集団を問いません．秘密厳守します．
   4）全予約制で相談を受けます．まず上記連絡先に連絡してください．
3. リラクセーション技術指導
   1）心身をリラックスさせるための，漸進的筋肉弛緩法，イメージ法をご指導いたします．患者さんにも役立ちますが，夜勤などで睡眠リズムが乱れる看護師自身が体験してみてはいかがでしょう．
   2）希望者（個人あるいはグループでも可）は上記連絡先に連絡し，予約してください．一回目は約 1 時間弱かかります．
4. 事例検討会の開催
   気になる患者さん，亡くなった患者さんへの看護や対応を振り返る事例検討会は，私たちが多くのことを学ぶ貴重な機会になります．精神看護的視点から，患者さんおよび看護を振り返る事例検討会を随時開催いたします．あるいは各部署で開催するときに要請があれば参加させていただきます．
5. コミュニケーション・スキル・トレーニング
   各部署で対応がむずかしい患者さんとの，会話（言葉のキャッチボール）をどのようにするか，一緒に考えながらトレーニングします．事例検討会と合わせてご活用ください．

［活動日］　原則として月曜日～金曜日の日勤帯．　PHS ○○にご連絡ください．

看護師のための看護師

である．また，前述したような看護師の精神保健上の問題である，職場被害やハラスメントを受けた看護師のケアや，新卒看護師の職場適応への支援にも専門的にかかわることができる．これがリエゾン精神看護師が「看護師のための看護師」[4] と称されるゆえんである．

5　医療現場における精神的ケアの実際

精神的ケア

ここでは，精神科以外の，いわゆる身体疾患を主として取り扱うような医療現場における精神的ケアについて取り上げる．

看護師はそもそも精神療法その他の治療を提供することが職業的役割ではない．看護師が行うのは，精神的にストレス下にある患者に対して，精神の健康を保持・増進し，あるいはすでに精神的不健康に陥っている患者にはその回復力をサポートすることである．

一般病院の医療現場のなかで，看護師が行う精神の健康の保持・増進には，以下の 2

つの側面があると考えられる．

第1は身体的治療のために一般病院を訪れている患者に対して，日常生活の援助を通じて，精神的にストレスが少なく成長発達促進的な環境を提供することであり，第2は，日常的な看護師-患者関係のなかで，看護師が患者の精神の健康を増進させるようなかかわりをもつことである．

●治療的・発達促進的環境—看護がもつ潜在的な精神的ケア

一般病院を訪れる患者にとって，そもそも看護師はケア提供者であり，そのなかには潜在的に精神的ケアも含まれている．ここでいう精神的ケアとは，特別な精神療法などの治療を指すのではなく，日々の看護師とのかかわりが，知らず知らずのうちに患者の精神保健の向上に寄与していることを指す．入院患者にとっては文字通り身をゆだねる入院環境において，看護師が24時間にわたって存在していること自体が患者にとって精神的な支援になっていると考えられる[5]．

治療的・発達促進的環境

入院患者の精神にとって，精神の健康を増進し，心の成長発達を促進するような環境を，従来，治療的・発達促進的環境と称する．

この治療的・発達促進的環境とは，以下のような環境であるといわれている．“生理的欲求の満足を得られ，頼りになる”，“日常生活の援助を通じての，保清的，養育的機能の提供”がなされるという．加えて，“その場その場での，瞬時の患者との交流がある”ことや，“付き添うなどの日常的な看護師の行為”は患者の心を補強するといわれている．また，一定の時間に決まったことを時計のように行う環境，すなわちある程度の日課が定まった環境というのも，ある種の安定感を与えるといわれている．

以上のような条件は，食事，排泄，清潔，保温など，看護が入院病棟で日常的に行っている患者援助にほかならない．この点が，看護そのものに潜在的に精神的ケアが含まれるとされるゆえんであろう[6]．

●看護師による積極的な精神的ケア

1）一般病院のなかの精神的ケアの対象者

身体疾患患者を取り扱う医療現場において，精神的ケアを必要とする患者は，大きく分けると次の2つに大別される．

いやな患者
扱いにくい患者
問題行動患者

第1に，従来なんの精神疾患の既往もなく，通常の社会生活や家庭生活を営んでいた人々が，身体疾患を患い，身体に欠損や機能不全，それらに由来する死の不安というストレス，あるいは闘病生活や入院生活という環境の変化のストレスに対処しきれずに，精神のバランスを崩してしまう場合である．この場合，病気になる以前の患者のパーソナリティが変化し，極端な場合には，看護師をはじめ，医療従事者からみると「いやな患者」，「扱いにくい患者」，「問題行動患者」などと認識されやすい．このように認識されやすい患者の心理・行動上の特徴としては，看護師に過度の要求をする，理不尽に怒る，気むずかしい，神経質，闘病意欲がなく依存的，用もないのにたびたびナースコールを押す，死にたいという，ひきこもって取りつくしまがない，などがあげられよう．しかしこのグループの患者の病前性格を家族に尋ねると，そのような特徴は病気罹患後や入院後に目立つようになり，それ以前はむしろおとなしく，礼儀正しく，忍耐強い性格であったことが多い．第1グループの患者は看護師に陰性感情を引き起こし，看護師のストレスの原因になりやすい．

適応障害患者

不定愁訴患者

不眠患者

第2のグループは，前者と同じく病気や入院のストレスが加わったことで，精神症状が顕在化するもので，一般的に反応性あるいは適応障害患者と呼ばれる．抑うつ状態や不安を訴える患者，せん妄患者などである．これらは精神症状がわかりやすいため，精神科など精神医療専門家の介入を受けやすい．しかし，器質的に異常が発見されないにもかかわらず，疼痛その他の症状が伴い，いわゆる慢性的な不定愁訴患者や，抑うつ症状が表面には出ないで，食欲不振，不眠などの身体症状が主になっている患者（いわゆる仮面うつ病），慢性的な不眠患者などは，精神症状が見過ごされやすく，適切な精神科的治療を必要としていることが認識されないままに放置され，症状の悪化をきたしたり，医師や看護師の無力感をかきたてたりすることにもなるかもしれない．

2）一般病院における精神的ケアの実践

精神科病棟以外の一般医療現場における精神的ケアの必要性は前述のとおりである．しかし，精神的ケアの具体的方法については，従来は，感性豊かな先駆者の技法が多少記述に残されているだけで，まだ歴史が浅いと考えてよいであろう．

その理由の第1は，前述のように，精神的ケアを必要としている患者の多くは看護師の陰性感情を引きおこすために，対処すべき問題として認識されるよりは，隠蔽されがちだったことである．しかし，この看護師の陰性感情を引きおこすような患者こそが，精神的ケアを必要としているといっても過言ではない．

カウンセラー

第2に，精神的ケアの方法として，従来，精神療法（心理療法と同意語とする）から理論や技法いわゆるカウンセリングの理論と技術が導入されてきたことが理由として考えられる．しかし，精神療法におけるカウンセラーと被治療者の関係性と，看護師–患者の関係性はまったく異なるものである．いわゆるカウンセリングでは，被治療者が精神療法を受けたいという意思のもとに，カウンセラーが時間を設定し，密室にて実施され，守秘義務が厳密に守られ，治療契約が明白である．しかし，実際の看護活動のなかでは，看護師と患者のあいだにはそのような契約はない．病棟の看護師の場合には勤務交代があり，かならずしも同一人物と決められた時間に対話ができるとは限らない．対話の内容は看護チーム全体で共有されることは日常的で，守秘義務があいまいである．さらに，一般病院の患者は病状によっては看護師に身体的に依存せざるを得ないという特殊な状況におかれている．このようなカウンセラーと看護師の立場の違いを認識せずに，技法だけを直接看護に導入するのは不適切であろう．むしろ，看護師と患者の関係のあり方の特殊性を生かした精神看護の理論と技法が重要である．

（1）ストレス・バランス・モデル

ストレス・バランス・モデル

ここでは，身体的疾患のために一般病院に入院している患者が，病気や入院生活のストレスのために精神のバランスを崩した場合に適用できる精神看護の原則であるストレス・バランス・モデルを紹介する．このモデルの適応対象は，精神疾患の既往がなく，病気の診断，入院，手術，治療などのイベントの後，人柄が変化したり，不眠，抑うつ，不安，などの精神症状をきたしたりするようになった身体疾患患者である[6]．

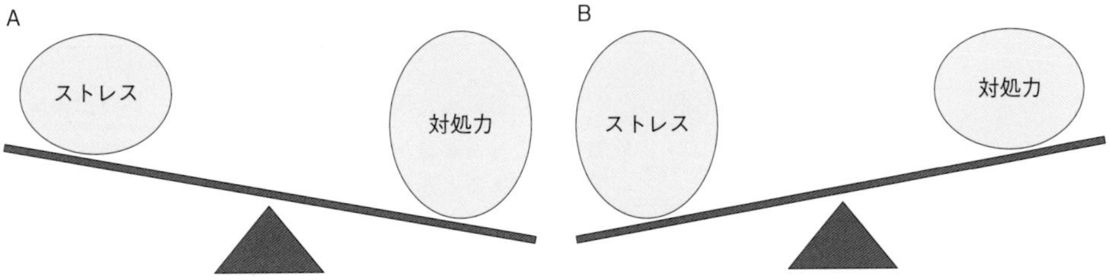

A. 通常，ストレスよりも対処力が重い（高い）.　B. ストレスの総和が対処力より重く（大きく）なると，精神的問題が出現する.

図 4-5　ストレス・バランス・モデル

ストレス
対処力

このモデルでは，人のストレスとその対処力を相対的なものと考え，ストレスの総和が対処力の総和よりも上回った場合，性格変化や精神症状が出現すると考える．そこでストレスと対処力を天秤の左右において考える．天秤の片側にはストレス，反対側には対処力を過程し，通常は対処力がストレスよりも勝り，種々のストレスが心身にかかったとしても，人はそのストレスを解決したり回避したり，ときには忍耐して対処する．そして，その人らしさは変わらず，その人らしく対処することができる（**図 4-5A**）.

しかし，ストレスがあまりに脅威あるいは多岐にわたるためにストレスの総和が甚大になった場合，もっている対処力では対応できなくなり，天秤がストレス側に傾く事態になる（**図 4-5B**）．このようになった場合，今までもっていた行動パターンや対人関係のあり方，対処方法が変容し，つまりその人らしさが変化してしまう．例えば，それまで温厚だった人が怒りっぽく不機嫌になったり，知的で合理的とみられていた人が感情的で理不尽な要求をするようになったり，真面目で責任感が強かった人が無責任にみえたりする，など，周囲の人にとって，少し足を遠のけたくなるような変化をおこす．このようにその人らしさが，なにかのきっかけののちに変化した場合，その人にとっては対処できないようなストレス状態にあると考える．また，抑うつや不安などの精神症状をきたすことにもなる．一般病院のなかでみられる扱いにくい患者，あるいは問題行動のある患者の多くは，病気や死の不安，入院生活をはじめとする多々のストレスによりその人らしさ，すなわちパーソナリティに変化をきたした状態であると考えるのである．

このアプローチの原則は，患者の負荷となっているストレスの低減を図るか，あるいは対処力を高め，その人らしさを取り戻し，その人らしくストレスに対応できるよう援助することである．ストレスの負荷と対処力の強さは，あくまでも相対的であり，対処力が強まるか，あるいはストレスが多少低減されることで精神は安定を取り戻し，本来のその人らしさを回復することができる．看護師に可能な精神的ケアとは，対処力を支えるか，あるいはストレスの低減を図るかの 2 点である．

ストレスの低減を図るためには，どのようなストレスが患者にかかっているのかを査定しなければならない．ストレス源は個人の状況により異なるので，個別に探索する必要がある．そのためコミュニケーションは欠くことができない．一般的に多くの人にとってストレスとなると思われる出来事が尺度化されているので（**表 3-1**，**表 4-7**），これ

表 4-7　心理的社会的ストレスの強さ尺度：成人用

コード	用語	[ストレスの例] 急激におこった事象	持続的環境
1	な　し	急激におこった事象で，障害に関連性があると思われるものはない	持続的環境で，障害に関連性があると思われるものはない
2	軽　度	男（女）友達との破綻；入学または卒業；子どもが家を離れる	家族間の喧嘩；仕事の不満；犯罪多発地域で居住
3	中等度	結婚；別居；失職；退職；流早産	夫婦間の不和；深刻な経済的問題；上司とのトラブル；未婚の親となること
4	重　度	離婚；第 1 子の誕生	職なし状態；貧困
5	極　度	配偶者の死；重大な身体疾患の診断；婦女暴行の犠牲	自分または子どもの重い慢性疾患；身体的または性的虐待の継続
6	破局的	子どもの死；配偶者の自殺；壊滅的な自然災害	人質としての拘束；強制収容キャンプの体験
0	情報不十分，または状態不変		

（American Psychiatric Association：Quick reference to the diagnostic criteria from DSM-Ⅲ・R. 1982/ 高橋三郎・他訳：DSM-Ⅲ・R 精神疾患の分類と診断の手引．p.25，医学書院，1995．より）

らを参考に，患者と対話していくことで患者にとってなにがストレスになっているのかを患者とともに考えていくことが大切である．

患者の対処力
知識・情報
他者からの共感
ソーシャルサポート
経済力

一方，患者の対処力には，知識・情報，他者からの共感，ソーシャルサポート（周囲の人々による支え），経済力，などがある．患者の対処力を支援するために，看護師は，必要な知識・情報を提供して問題解決を援助したり，周囲の人々に援助してもらう体制を整えたりすることができる．また，患者と対話を重ねることにより，患者に心から共感できることがあれば，それは患者にとって大きな力となることであろう．

このように，それまで精神疾患の既往がなくても，人生における心身の大きなストレスによって患者が精神の安定を脅かされ，各種精神症状や，パーソナリティ変化をきたしている場合には，看護師によるストレス・バランス・モデルによる介入が適用できる．

(2) 対話を重視したコミュニケーション

反復（おうむ返し）

ここまで一般病棟において看護者が日常的な医療現場で行う精神的ケアについて解説した．いずれにせよ，看護における精神的ケアの基本原則は「患者を孤独にしないこと」であることである．従来，看護師–患者関係に基づいた精神的ケアの方法として，心理療法の技術である「傾聴」「反復（おうむ返し）」が用いられてきた．しかし，看護師は患者に対して心理療法を提供するのではなく，看護師と患者の関係性は，カウンセラーとクライアントの関係性と同じではないので，安易な心理療法的技術の導入は避けたほうがよい．

看護師は，精神科医や心理療法家ではなく，つまり患者の治療者ではなく，むしろ前述したような治療的環境の一部で，患者に寄り添う立場にあることが特徴であろう．このような立場の特徴を生かして，患者に対して精神保健の向上を図るかかわりをする際には，まず，患者との良質なコミュニケーションが求められる．

言葉のキャッチボール

コミュニケーションとは，人と人のあいだで，双方向からの，意思・感情・思考の伝達である．すなわち看護師からの一方的な知識の提供や，専門家的態度や判断を示すものではないのと同様，患者の話をただ黙って聞くだけの極端な傾聴でもないのである．良好なコミュニケーションのためには，①相手のいうことをよく聞く，②理解する，③対応する，という一連の流れをもって，人と人のあいだで言葉のキャッチボールが交わされることが必要である[7]．

患者と看護師のあいだでこのような言葉のキャッチボールによる，良質なコミュニケーション（対話）が図られるとき，いくつかの治療因子が発現する．このような場合，患者は自分に関心をもってくれる人がいることを実感することができ，孤独感が低減する．また，対話を続けていくことによって，患者自身の問題が明確になり，自己洞察が自然と図られるようになる．その結果，看護師にとっても患者の問題を患者とともに話し合い，解決に向けてアプローチすることができる．また，ときには問題そのものが問題ではなくなり，解決を待たずして消失していくこともある．そうして，このようなプロセスを通じて，患者が精神的に安定したり，理不尽な怒りが落ち着いたりする，などの効果がみられるのである．

(3)　ナラティヴ・アプローチ

ナラティヴ・アプローチ

ナラティヴ narrative という語には，物語と対話者という2つの意味がある．ナラティヴ・アプローチという患者への接近法は，患者の語る物語を聞き，患者中心の医療を目指すという一方，患者の話を聞く際に，単なる傾聴ではなく，「対話」することの重要性が含まれている．ナラティヴ・アプローチそのものは家族療法から発展したアプローチ方法であるが，従来の心理療法とは趣を異にして，精神・心理の専門家の解釈に基づき判断するものではなく，対話重視の視点は，良質なコミュニケーションを重視する看護に適したアプローチ方法といえるだろう．

ナラティヴ・アプローチの特徴は以下の2点である．まず第1に，患者の問題を分析・解釈するのではなく，患者と問題について話し合うことである（問題の外在化）．例えば，患者がいらいらしているとき，その原因を探索し解決しようと試みるのではなく，患者が考えたり，つらく思っていたりすることなどを話し合う．第2には，患者の問題は患者にしかわからないので，教えてもらうという姿勢で患者と対話を続ける（無知の姿勢）．そのような対話を続けることにより，患者の物語すなわち患者自身も気づいていなかった真の問題が明確になったり，その結果，問題が自然に消失していったりする[8]．

前述の看護師と患者の良質なコミュニケーションは，このナラティヴ・アプローチに近いものであろう．

(4)　身体的ケア

身体的なケア

一般病院に通院あるいは入院している患者にとって，病院で受ける治療はそのほとんどが不快や苦痛を伴うものである．その結果，健康を回復するとしても，治療経過では身体的につらい体験をすることが多い．しかし，看護師が行う身体的なケア，例えば身体の清潔のための清拭や血流を促すためのマッサージや足浴，あるいは看護師の患者に

表 4-8　リラックス反応

増加するもの	末梢血流量
	皮膚の電気抵抗
	α 波の産生
	ナチュラルキラー細胞の活動
減少するもの	酸素消費
	血中の乳酸レベル
	呼吸数および換気量
	心拍数
	骨格筋肉の緊張
	血中エピネフリン値
	胃酸の酸性度
	発汗活動
	血圧（ことに高血圧患者の場合）

（文献9より筆者訳）

対する自然な気持ちが発揚して行うような，患者をなでる，さする，などの行為は，ほとんどが患者にとって，身体的に心地よいものであることが多い．「心地よさ」という主観的体験を，看護師の手を介して患者に伝達することによって，看護師の，患者への関心，思いやり，気遣いを非言語的に伝えることになる．

看護師が日常的に行う身体的ケアには，このように精神的ケアの意味も含まれているのである．

(5) リラクセーション技術

人の活動は交感神経および副交感神経，すなわち自律神経により調整されているが，ストレス（精神的緊張など）が長期にわたって持続すると，呼吸・心拍の増加や血圧の上昇など交感神経優位の状態が長く続き，さらにストレスが持続すると免疫力の低下，その他の変化が生じる．そのため，意図的に副交感神経優位の状態をつくり出すための練習がリラクセーション技術である[9)]．リラックスしたときに生じる反応は**表 4-8** を参照いただきたい．

副交感神経優位

リラクセーション技術

なお，これらのリラックス反応は，リラックス状態のときに生じる短期的効果であるが，最近ではこの短期的効果よりも，精神的安定感，セルフコントロール感覚の獲得および身体感覚に対する気づきが高まる，などの長期的効果が注目されている．このリラクセーション技術にはいくつかあるので，以下に紹介する．

漸進的筋肉弛緩法

①漸進的筋肉弛緩法（PMR：progressive muscle relaxation）：1929年にヤコブソン（Jacobson, E.）により開発された．右手–右足–左足–左手と，身体の部分ごとに神経を集中させリラックスさせていく方法である．これは不安感の強い喘息患者や侵襲的検査前の患者の不安を低下させる効果や高血圧患者への適用が注目されていたが，現在は長期入院患者の筋緊張や不安感の低減に活用されている．

バイオフィードバック

②バイオフィードバック：グリーン（Green, E.）らにより1964年から臨床で用いられはじめた．心拍や血圧などをモニターし，患者自身が自分の体の状態を視覚的に確かめながらリラックス状態になるように訓練していく．当初は緊張性頭痛や冠動脈疾患を

おこしやすいとされている，過度に競争心が強い攻撃的な性格特性患者（Aタイプ患者）のリラックスの練習のために用いられた．

そのほかにも，瞑想法，催眠法，自己催眠法など各種あるが，その方法は多岐にわたっているので，他の専門書を参照されたい．

看護に活用できるいくつかのリラクセーション技術を患者に活用する場合には，看護者自身がこれらアプローチ方法についてトレーニングを受けていることと，患者自身がこれらのアプローチに興味と関心をもっていることが前提となる．原理と方法について納得した患者のみが，これらのアプローチでメリットを得ることができる．看護師がこれらのアプローチを患者に強要しないよう注意し，また，患者の病状によっては，その適用について医師と討議すべきことを忘れてはいけない．

(6) サポートグループ

近年，がん患者など，慢性疾患患者の支援のために，集団精神療法の理論と技術をもちいたサポートグループと呼ばれる活動が実践されるようになってきた．

サポートグループ

集団精神療法は，個人的な洞察を得ることに関しては個人療法には及ばないが，集団のなかで患者は安心感や連帯意識，自信などを感じたり，新たな人間関係のもち方や対処方法を学習したり，それらが治療効果となる[10]．看護では，同じ身体疾患をもった患者のサポートグループや，看護者チームの凝集性を高め看護者のストレス低減を図るための看護サポートグループなどが，集団療法的理論と技法を取り入れた活動ということができるであろう．このようなサポートグループでは，ファシリテーターあるいはリーダーと呼ばれるグループ運営を担当する看護師の役割が重要である．ファシリテーター役となる看護師が，グループ運営についての知識と技術をもっていることが，成功のカギとなるが，サポートグループは看護のなかで活用できる活動のひとつである．

（川　名　典　子）

《文　献》

〈1. 医療現場の危機に影響する要因，2. 危機のプロセスと看護介入，3. 慢性疾患障害における危機〉
1）Aguilera, D. C.：小松源助，荒川義子・訳：危機介入の理論と実際．川島書店，1997.
2）Cohn, N.：Understanding the process of adjustment to disability. *J. Reha.* **27**：16-18, 1961.
3）Fink, S. L.：Crisis and Motivation, A Theoretical Model. Case Western Reserve Univ., Cleveland, Ohio, 1973.
4）Garland, L. M., Bush, C. T.：Coping Behavior and Nursing. Reston Publishing Co., 1982.
5）小島操子：喪失と悲嘆―危機のプロセスと看護の働きかけ．看護学雑誌，**50(10)**：1107-1113，1986.
6）古牧節子：障害受容の過程と援助法．理学療法と作業療法，**11(10)**：721-726，1977.
7）本明　寛：Lazarusのコーピング（対処）理論．看護研究，**21(3)**：17-22，1988.
8）佐藤能史：障害受容のプロセスと援助の方法．臨床看護，**6(12)**：2013-2020，1980.
9）改正障害者基本法ガイドブック編集委員会編：改正障害者基本法ガイドブック．日本身体障害者団体連合会．2005.
10）東京都社会福祉協議会編：障害者自立支援法とは．東京都社会福祉協議会，2005.
〈4. 医療現場の人間関係：医療現場の人間関係の現状〉
1）ハーシー，ブランチャード／山本成二・他訳：行動科学の展開．日本生産性本部，1978.
2）フロイデンバーガー著／川勝　久訳：燃えつき症候群―スランプをつくらない生き方．三笠書房，1983.
3）Chenevert, M.：Special Techniques in Assertiveness Training. 3rd ed., Mosby, 1988.
4）南　裕子：看護婦のための看護婦―リエゾン精神看護婦の日本的方向性―．精神科治療学，**5(5)**：601-607，1990.
5）土居健郎：看護と甘え．看護，**47(11)**：161-175，1995.
〈5. 医療現場における精神的アプローチの実際〉
6）川名典子：がん患者のメンタルケア．南江堂，2014.

7）吉田　哲：看護とカウンセリング—患者とのコミュニケーションを検討する．メディカ出版，1988.
8）野口裕二：物語としてのケアー—ナラティブ・アプローチの世界へ．医学書院，2002.
9）Dossey, B. M., Keegan, L. et al.：Holistic Nursing. Aspen Publication, 1988.
10）ヤーロム，ヴィノグラードフ／川室　優・訳：グループサイコセラピー．金剛出版，1991.

第5章

がんと共に生きる人の精神保健

1 ホスピス・緩和ケア

●ホスピスの歴史

1）ホスピスの語源

ホスピス

ホスピス hospice という言葉はラテン語のホスピチュウム hospitium に由来している．ホスピスは元来，中世ヨーロッパで巡礼の途中で疲れたり，病気になったりした旅人に対して，当時の修道院が温かい食事と一夜の宿を提供して，親切にもてなした宿泊施設を指す．さらにホスピチュウムの語源をたどると，hotel，hostel，hospital，などと同じであり，これらに共通していえるのはホスピタリティ hospitality（人々を親切にもてなすこと）である．

ホスピタリティ

2）ホスピスの始まり

11世紀の中頃，ヨーロッパでは聖地巡礼が盛んに行われていた．さらに1096年には十字軍の聖地遠征が始まり，多くの巡礼者や兵士が過労，病気，けがなどのために動けなくなり，道端で死を迎えた．修道院がこういった巡礼者や兵士を収容し，手厚い看病を行ったことがホスピスの始まりである．

19世紀中頃，アイルランドのダブリンに住む，アイルランド尼僧会のエイケンヘッド（Aikenhead, M.）によって，新しい意味で『ホスピス』という言葉が，はじめて使われた．彼女たちは病気を治すためだけではなく，病人に慰めと安らぎを与えるために小さな家を建てて手厚い看病を行った．

それ以後ホスピスがケアの手を差し伸べる人々は，その時代によって異なる．ハンセン病が猛威をふるっていた時代にはハンセン病で苦しんでいる人々に援助の手を差し伸べた．また，結核がまだ死に至る病気であったときは，結核を患っている人々をケアした．

3）近代ホスピスの設立

近代ホスピスの第1号は，英国で1967年ソンダース（Saunders, C.）博士によって設立されたセント・クリストファー・ホスピス St. Christpher's Hospice である．近代ホスピスがケアの対象としているのは，主にがん末期患者である．さらに最近では，エイズが世界的に問題となり，欧米ではエイズ専門のホスピスができている．21世紀のホスピスの働きはがんからエイズに，そして難病へと移りつつある．

4）日本のホスピス

日本にはじめて施設としてのホスピスが紹介されたのは，1977年であった．専門施設はもたなかったが，はじめてターミナルケアのプログラムがスタートしたのは，1973年淀川キリスト教病院であり，施設としての第1号は1981年聖隷三方原病院であった．

緩和ケア病棟入院料

その後，ホスピス・緩和ケア病棟は徐々に設立されていったが，ケアの質確保のために厚生省（現厚生労働省）は施設基準を設け，「緩和ケア病棟入院料」を導入した（1990年4月）．その認定を受けている施設は現在全国で369施設（7,504床）になった（2016年6月現在）[1)]．また，一般病棟においても適切な緩和ケアを受けることができるように多職種による緩和ケアチームの設置が推進されてきた．

●ホスピスの理念と原則

ホスピスの使命

ホスピスは，治癒の見込みがなく人生の終末期にある患者が，最期までその人らしく生き抜くことを支援するケアの理念であり，家族に対しても患者と同様にケアが行われ，しかもそのケアは患者の死後までも続けられる．ホスピスでは，死は病気の経過としてではなく，人間の自然な営みとして存在する．しかし，死は誰にとってもはじめての経験であり，死にゆく患者は究極の孤独のなかにいる．こうした患者に寄り添いながら「あなたをひとりぼっちにはしない」ことがホスピスの使命のひとつである．

病状の進行に伴い多彩な症状が出現し，患者は苦痛を覚え，苦悩する．こうした患者に対して，適切な症状マネジメントを迅速に行い，苦痛を緩和することが，医療従事者の責務である．患者は日常生活のさまざまな場面でコントロール感覚を失い，他者への依存を余儀なくされていることに気づき，負担感を覚える．負担感をできるだけ少なくし，日常生活がごく当たり前に営めるように，患者のもつセルフケア能力を基盤として不足しているケアを細やかに，そして十分に行う．また，患者が最期まで「その人」として生き抜くには，死の現実から目をそらさずに，自分はどのように生きたいのかを熟考し，その生き方にふさわしい選択が行われるように支援する．このため，患者と患者を取り巻く周囲の人々との真実なコミュニケーションは欠くことができない．

ホスピスにおけるケアの焦点は，進行する病状のなかにあっても，患者が心身ともに安楽であり，自律性を駆使できる状態が保たれ，しかもその時々の患者や家族のニーズが充足されることである．

●緩和ケアの発展

1）緩和ケアの定義

がんの痛みからの解放

がんの痛みからの解放と緩和ケア

世界保健機関（WHO）はすべてのがん患者が痛みから解放されることを目指して検討を重ね，「がんの痛みからの解放」（1986 年）に WHO 方式がん疼痛治療法をまとめて公表した．WHO 方式がん疼痛治療法は世界中で大きな反響を呼んだが，がん疼痛は単に身体的要因だけではなく，さまざまな要因が影響しており，それらを考慮した包括的なケアの実践が重要であることが認識され，1990 年に「がんの痛みからの解放と緩和ケア」と題した報告書が出された．この報告書では，緩和ケアを以下のように定義している[2]．

> 緩和ケアとは，治癒を目的とした治療に反応しなくなった疾患をもつ患者に対して行われる積極的で全体的な医療ケアであり，痛みのコントロール，痛み以外の諸症状のコントロール，心理的な苦痛，社会的な問題，スピリチュアルな問題の解決が最も重要な課題となる．緩和ケアの最終目標は，患者とその家族にとってできるかぎり良好なクオリティ・オブ・ライフを実現することである．

緩和ケアとは，全人的な苦痛（total pain）の視点から患者の苦痛を積極的に緩和し，患者と家族のクオリティ・オブ・ライフ（QOL）をよりよくすることを目的に行われる．

2）緩和ケアの適用

緩和ケアの定義

上記の緩和ケアの特質を踏まえたうえで，2002 年に WHO は新たな緩和ケアの定義[3]を提唱した．

> 緩和ケアとは，生命を脅かす病に関連する問題に直面している患者とその家族の QOL を，痛みやその他の身体的・心理社会的・スピリチュアルな問題を早期に見出し的確に評価を行い対応することで，苦痛を予防し和らげることを通して向上させるアプローチである．
>
> ［日本語定訳：2018 年 6 月 緩和ケア関連団体会議作成］

2002 年の定義では，緩和ケアの対象者を，命を脅かす疾患に関連した問題に直面する患者と家族としている．今後，緩和ケアのコンセプトは，がんに限らず，高齢者や神経難病，心不全など命を脅かす病いを生きる人々のニーズを充足して QOL の向上を図るために活用されることが望まれる．

2　がんサバイバーシップ；がんと共に生きる人々のエンパワーメント

●がんサバイバーシップ

1）がんサバイバーとがんサバイバーシップ

がん医療の目覚しい進歩により，がんは不治の病ではなく根治を目指すことができる，

自らの擁護者

もしくは，たとえ根治は難しくても，治療を続けながら自分の望む暮らしを続けることができる慢性疾患となり，患者の体験にはそれぞれに意味と価値がある．米国ではこのようにがんと共に生きる人たちが，自らをがんサバイバー cancer survivor と呼び，1986年に国立がんサバイバーシップ連合（NCCS：The National Coalition for Cancer Survivorship）[4] を組織した．がんサバイバーシップとは，単に長期生存を意味するだけのものではなく，がんという疾患や治療効果の有無ということを超えて，がんと診断されたときから人生の最後までがん生存者であり続けると定義している．すなわち，がんサバイバーシップとは，単に生存率にとらわれるのではなく，がんと共に今を生きる人々に焦点が当てられている．このため，がんサバイバーたちは，自らの擁護者 self advocacy として立ち上がり，がんの診断を受けた後，全生涯を通して，①高い生命の質の確保，②治療の機会の確保，③家族を含めた地域における支援，④偏見のない社会の確立，⑤がんに対する研究と教育の普及，などを目指してお互いにエンパワーメントしている．

2）がんサバイバーシップの4つのステージ

がんと診断された患者や家族が，がんサバイバーとして生きるにはいくつかのステージがあり，そこで生じる課題と向き合い，自ら選択し決定することが求められる．NCCS の創設者のひとりであるミュラン（Mullan, F.）医師は，自らのサバイバーとしての経験に基づいて3つのステージがあることを述べたが，その後，1993～1995年までNCCSの会長を務めた看護師のスーザン・リー（Leigh, S.）は，終末期におけるサバイバーへのケアが重要であるという観点から，新たに終末期を加えて4つのステージとして述べている[5～7]．4つのステージの概要は**表 5-1** に示すとおりである．

3）日本におけるがんサバイバーシップ

5年相対生存率

日本におけるがんの状況を概観すると，山口ら[8] の実施したがん生存者研究 cancer survivorship research では，1999年の時点におけるがん生存者は，長期がん生存者（診断後5年以上，25年未満）が161万人，5年未満がん生存者（診断後5年未満）が115万人と推計された．2011年には約85万人（男性49万6千人，女性35万5千人）が新たにがんと診断されており，男女ともに60歳代から増加し，高齢になるほど高くなる[9]．2006～2008年にがんと診断された人の5年相対生存率は62.1%（男性59.1%，女性66.0%）であり[9]，がんサバイバーは急増している．また，その多くが，医療従事者が想像する以上に，再発に関する精神的・心理的な不安を感じながらも，社会生活を営んでいる．

一方，患者が主体となった医療改革を推進するため，さまざまながんの患者会が全国規模でのネットワークづくりを行い，がん患者の意思や希望を集約して，その実現のための対策を協議して社会に提案するために，2005年5月28日にがん患者大集会が大阪で誕生した[10]．1,800名にものぼるがんサバイバーと家族，医療従事者が集合し，『患者のためのがん情報センターの早期設立』をアピールした．その要望はがん対策基本法に織り込まれ，実現に向かっての一歩がすでに踏み出されている．今後は，がん医療の充実を目指した活動をがんサバイバー自らが社会に対してアピールし，展開していくであ

表 5-1 がんサバイバーシップの 4 つのステージ

4 つの時期	ステージの特徴と課題
急性期の生存の時期 Acute Survival Stage	**がんと診断され，最初の治療が完了するまでの時期** • 患者と呼ばれ，身体的な生存が最も焦点となる • 治療の選択・決定を求められ，医療従事者に情報や説明を求める • 治療により生じる影響にどう対処すればよいかに悩む • 死亡率を意識して恐れや不安を感じる，全人的な苦悩を体験する
延長された生存の時期 Extended Survival Stage	**治療効果がみられ一区切りした時点から，延長された生存の時期へと移行** • 外来受診の間隔が伸びて医療機関との関係は薄くなり，医療従事者や周囲からサポートを受ける機会が少なくなる • 治療による身体機能の限界を感じたり，ボディイメージの変化を体験する • 以前の健康な自分でないことに戸惑いを覚えるなど，不確かさを強く感じる
安定した変化のない生存の時期 Permanent Survival Stage	**治療が終了して，慢性期へと移行した安定した変化のない時期** • 普通の生活が営め，がんのことをあまり考えなくなる • サポートをほとんど必要としない状況になる • 自分に対して一定レベルの信頼感，快適さが徐々に戻ってくるため，治癒したのかと思うこともある • 初期治療の後遺症としての合併症，二次がんの可能性，性や生殖能力の問題が生じることがある
終末期の生存の時期 Final Survival Stage；dying	**死の直前までがんと共に生きる時期** • 症状の進行や増悪に応じて適切な症状マネジメントを積極的に求める • 自分らしさや役割の喪失，意味や目的の喪失など実存的な苦悩を体験する • ホスピスへのアクセスなど，質の高いケアが継続して受けられることを希望する • 家族に対する支援やグリーフケアが行われることを希望する

ろう．

●がん対策基本法とがん医療のネットワーク

1） がん対策基本法の目的と理念

がん対策基本法

20 年を超える国のがん対策によりがんの治癒率は向上している．しかし，人口の急速な高齢化に伴って，がんの罹患率は増加し，1981 年以来，死亡原因の第 1 位を占めている．こうした現状を改善し，がん対策の充実を目指して，がん対策基本法[11)]が 2006 年 6 月 16 日参議院本会議にて全会一致で可決成立し，2007 年 4 月より施行となった．

施行後 10 年が経過し，がん医療を取り巻く環境が大きく変化したことから，2016 年 12 月に改正案が成立した．改正法では，がん患者が尊厳を保持しながら安心して暮らすことのできる社会の構築を目指すことが基本理念として明記され，がん患者に対する国民の理解を深めていくことが求められている．基本的施策は，以下の 5 点である．

第一節．がんの予防および早期発見の推進

・がんの予防の推進

・がん検診の質の向上など

第二節．がん医療の均てん化の促進など

・専門的な知識および技能を有する医師その他の医療従事者の育成，医療機関の整備など

・がん患者の療養生活の質の維持向上

・がん医療に関する情報の収集提供体制の整備など

第三節．研究の推進など

・がんに関する研究の促進ならびに研究成果の活用

・罹患している者の少ないがんおよび治療が特に困難であるがんにかかわる研究の促進など

第四節．がん患者の就労など

・がん患者の雇用の継続など

・がん患者における学習と治療との両立

・民間団体の活動に対する支援

第五節．がんに関する教育の推進

・学校教育などにおけるがんに関する教育の推進

2）地域におけるがん医療のネットワークづくり

全国どこでも等しく質の高いがん医療を受けることができるよう，均てん化を図ることを目標に，厚生労働省は全国にがん診療連携拠点病院402カ所，地域がん診療病院45カ所を指定している（2020年4月1日現在）．連携拠点病院の主な役割は，①専門的ながん医療の提供，②地域のがん医療連携体制の構築，③情報提供・相談支援の実施，である．

また，質の高い小児がん医療および支援を受けることができるよう，全国に小児がん拠点病院を15カ所指定し，小児がん拠点病院を牽引し，全国の小児がん医療の質を向上させるよう，小児がん中央機関を2カ所指定している（2020年4月1日現在）．しかし，地域や病院の規模による治療やケアの格差は残っている状況であり，地域を含めたがん治療やケアのネットワークづくりが求められる．

（田　村　恵　子）

3 がんサバイバーの心理とケア

がんと診断された患者は，衝撃とともに将来への希望を失うという体験をする．そして，患者はその後のプロセスにおいて，いくつかのステージを経過しながら，がんと共に生きる道をたどっていく[1]．スーザン・リーが述べる4つのステージの特徴と課題については，前項の**表5-1**に示したとおりである．これらのステージの特徴をもとに，この項では，急性期の生存の時期に特に問題となる，がん告知とインフォームド・コンセント，およびがんサバイバーの心理的特徴とケアについて，最後に終末期の生存の時期におけるケアの実際について述べる．

急性期のステージは，診断された直後から初回の治療（手術，化学療法，放射線療法）コースが完了するまでである．医師から初めて診断名を告げられたがんサバイバーは，

がん告知

混乱するなかで治療の選択と決定を求められる[1)]．この時期に大きな問題となるのががん告知についてである．

●がん告知とインフォームド・コンセント

1）がん告知における日本の現状

近年，医学の進歩とともに，さまざまな医学的処置が行われるようになってきた．また一方，患者の権利意識が広がったため，自分に行われている医療行為に対して関心がもたれるようになり，自己決定権を求める働きが盛んになっている．このようななかで，インフォームド・コンセントが広く医療において叫ばれるようになってきた．

インフォームド・コンセント

2012年に日本ホスピス・緩和ケア研究振興財団が行った調査によると，「もし，あなたががんにかかったとしたら，その事実を知りたいですか」という設問に対しては，全体の74.9%が「治る見込みがあってもなくても，知りたい」と回答しており，「治る見込みがあれば知りたい」（12.4%）を大きく上回っていた．また，過去の調査との比較では，「治る見込みがあってもなくても，知りたい」と回答した人は，2005年調査70.9%，2008年調査72.1%と年々微増している[2)]．

早期発見のための健康診断や新治療法の開発が行われているにもかかわらず，がんで亡くなる人が増加し続けている現状を反映して，がん告知やホスピス・緩和ケアについての国民の関心も高まっている．しかしながら，がん告知において，それらが患者の意向や希望に沿ったものであるとは十分には言い難い．

(1) 告知を妨げている要因

日本の現状において告知を妨げている要因としては，まず従来の医師の倫理があげられる．これは不治の病気の場合，患者に知らせるべきでないという倫理である．この考え方は臨床の現場では依然，根強くみられる．また，「がん，すなわち死・苦痛」という概念や死のタブー視がある．“個の未確立”と“あいまいさ”を好む国民性も関係していると思われる．さらに，告げた後，「患者がショックを受けて自殺をしないだろうか」，あるいは「強度のうつ状態になるのではないだろうか」などと不安とそのことへの対応に自信がないことなどがある．さらには，患者の援助体制の整備が不十分であることや「死の準備教育」が十分になされていないことなどもあげられる．

(2) 告知が進む要因

一方，告知が進む要因としては，第1に患者の自己決定権の尊重があげられる．第2に患者中心の医療の確立，第3に従来のパターナリズムからの脱却，そして第4に患者・医師関係の重要性がある．積極的に治療を行う場合でも，緩和医療の場合でも，患者と医師の信頼関係が非常に重要であるという認識である．第5にがん治療の向上に伴うがんに対する知識の普及によって，がんを隠すことが困難になってきていることが考えられる．第6に延命的処置への社会的批判，第7に生と死に対する情報の増加，第8にインフォームド・コンセントの普及，最後にホスピス運動と緩和医療の向上があげられる．

(3) 告知のメリット

告知のメリットとしては，第1に患者の自己決定権を最大限に尊重することができる．第2に患者が治療を選択し，納得したうえで治療を受けることができる．したがって患者の考えや価値観に基づいて治療を進めていくことができることになる．第3に心と心の通い合うコミュニケーションができ，半信半疑から脱却できる．つまり正しい情報を得ることで必要以上の不安を感じずに済む．第4に医療従事者との信頼関係を築き高めること，第5に残された人生を有意義に過ごすことを目指すことができる．人生を考え直す機会となったり，時には未解決の問題を解決することができたりする．最後に将来のことを話し合い，死の準備をすることが可能となる[3)]．

2）真実を伝える

真実を伝える

告知は，英語では“truth telling”と表現し，“真実を伝える”ということになる．この“真実を伝える”とは，単なる情報の提供ではなく，情報を分かちあうこと，つまり，共に悩み，どうするのが最もよいのかを共に考えていく姿勢が求められる．いわば，“真実を伝える”とは，コミュニケーションであり，精神的援助となる．十分なコミュニケーションのないままに“真実を伝える”ことは不可能であり，また精神的援助のないままに“真実を伝える”ことも危険である．なぜなら“真実を伝える”とは，単に言葉としてのみではなく，関係性のなかで知らされるべきものであり，言葉だけが先走ったのでは相手を傷つけてしまうことになるからである．“真実を伝える”とは，「言葉」ではなく「関係」の上に成り立つものである．そのためにも，患者の全人格に関心を払い，最後までしっかりとした関係を維持できるようにする努力と覚悟が必要である．

バックマン（Buckman, R.）は，悪い知らせの伝え方として以下の6段階のアプローチを提唱している[4)]．

(1) 悪い知らせの伝え方—6段階のアプローチ

第1段階：面談にとりかかる

・静かで集中できる環境を準備し，プライバシー保護に努める．互いに目線が合うように，座る（腰掛ける）ことも大切である．

第2段階：患者がどの程度理解しているかを知る

・病気や病状，予後について患者がどの程度知り，またどのように考えているかを理解することは面談において非常に重要な点である．

第3段階：患者がどの程度知りたいかを理解する

・患者が詳しく知りたい場合，次の段階（情報を共有する）に進む．もし患者が詳しく知りたくないと拒否される場合，今後自分がどのようにしたらよいか患者とともに話し合う．

第4段階：情報を共有する

・情報は小さくまとめて提供し，相手が十分理解しているかを確かめる．患者の人格に敬意を払いながら，言葉や反応に注意しつつ，患者の心配事に耳を傾ける．

第5段階：患者の感情に応答する

・患者の感情や反応に気づき，それに対してどのように応答するかが重要である．患者の反応に対して，最大限の寛容を示しながら，確固とした態度で優しく患者に接する．

第6段階：計画を立てて完了する

・話し合いを要約し，今後の予定について話し合う．終わりに，「今何かご質問はありませんか」と問いかけることが大切である．

(2) 真実を伝えた後の対応

①どのように伝わったかを確認する

医療者が悪い知らせをしっかり伝えたつもりでいても患者にはほとんど伝わっていない場合や，逆に事実以上に深刻に受け止めている場合がある．直接患者にどのように受け止めたかを確認したり，家族やスタッフからの情報により確認したりすることが重要である．

②直後の落ち込みを受け止める

病名や病状が正確に伝わった場合，患者が落ち込むのは当然のことである．多くの場合，数日から1週間ほどで徐々にこの落ち込みから回復していく．この落ち込みは当然おこる現象で，一時的なものであり，やがて少しずつ回復に向かうことを知り，暖かく見守ることが大切である．

③最善を尽くすことを伝え，希望を支える

患者が共通して望むことは，苦しみたくないということである．痛みをはじめとする苦痛の緩和と，その時々で最善を尽くすことを患者に保証する．苦痛の緩和の保証は患者に大きな安心感を与えるものである．患者は自分の病気を知っていても，治りたい，奇跡がおこったら，など希望をもっている場合がある．その希望が現実的でなくても，希望を支えるような言葉かけを行う必要がある．

④安易な励ましを避ける

安易な励ましは，医療者や家族側のつらさや逃げから口にしてしまうことも多い．しかし，患者は，自分のつらさや悲しさ，やるせなさを聴いてもらいたい，自分の気持ちを理解してもらいたいと願っているものである．理解的態度で接し，安易な励ましや非現実的な保証は避けなければならない．

⑤コミュニケーションを継続させる

患者が必要とするのは周りの人々との温かいコミュニケーションである．つらい，悲しい，さみしいといった感情に焦点を当て，患者の言葉に関心を寄せて耳を傾けることが必要である．言語的コミュニケーション以外に非言語的コミュニケーションも大切であり，何かをすること doing だけでなく，そばにいること being もとても重要となる．

⑥チームによって支える

真実を伝えられた患者は，身体的，精神的，社会的，霊的（スピリチュアル）なニーズをもっている．このような多様なニーズに応えるためにも，チーム医療が重要となる．患者の自律性を尊重し，患者自身が自己決定していくことができるよう支援していくために，どのようなケアを提供していくことが必要なのか，何が問題なのか，チームで検討し，継続したケアを行っていくことが必要である．

●がん患者の心理的特徴

1）がん患者の心理プロセス

がんと診断されることは，患者にとって強いストレスをもたらし，命や人生をくつがえす脅威を伴う喪失体験であり，絶望，怒り，無関心，否認，拒否，あきらめなどの心理的反応が現れる．がんの診断に対する一般的な心理的反応とプロセス，その対応について，**図5-1**に示す[5]．また，再発・進行がんの告知を受けた患者においては，生命への危機感がさらに深まり，外観の変化や日常生活への影響なども加わることによって，より不安定な情緒反応が生じやすい．

さらに予後不良の宣告を受けた患者は，自分の死をより間近に意識することにより，喪失に伴う，複雑な心理過程をたどる．患者にとって喪失とは，自らの喪失とともに愛する家族，友人，そして社会とも別離することである．それゆえに，この心理過程は苦悩に満ちた人生最大の危機状態といえる．今後の見通しが立たず不確実な状況下におかれるなかで，患者は漠然とした死への恐怖や，不安，苛立ち，怒り，抑うつ気分などさまざまな精神状態に陥りやすくなる．このような精神的な痛みに対するケアに携わるとき，死の受容のプロセスがどのようなものであるかを理解しておくことが重要である．キューブラー-ロス（Kübler-Ross, E.）は，死にゆく人の心理過程についてまとめ，著書『死ぬ瞬間』のなかで**図5-2**のように示している．これによると，死にゆく人の心理過程は，「衝撃」，「否認」，「怒り」，「取り引き」，「抑うつ」，「受容」，「デカセクシス（周囲の対象から自分自身を引き離して静かな境地を得ること）」というプロセスをたどり，これらの段階は，ときに重なりあい，ときに繰り返しながら進んでいくと述べている．そして，「希望」は一貫して持ち続けられると説明している[6]．

＜キューブラー-ロスの死にゆく患者の心理プロセス＞

①第1段階：否認

予後不良の宣告を受けた患者は，「何かの間違いだ．真実ではない」という心理反応を示す．これは健全な対処方法である．このとき，患者の訴えや態度をありのまま受け入れることが大切である．

②第2段階：怒り

否認という心理反応が維持できなくなると，あらゆる方向に怒りが向けられる．医療者は，患者の怒りを個人的・感情的に受け取らず，避けることなく理解するよう努める．

③第3段階：取り引き

よい行いや，何か我慢することで死が先に延びることを願う気持ちである．

④第4段階：抑うつ（準備的悲嘆）

取り引きがかなわないと悟り，失うものに対し心の準備をするための防衛機制である．患者は何も言わず，ふさぎ込むようになる．このとき，医療者は決して励まさず，ただ黙ってそばに居ることが大切である．

⑤第5段階：受容

すべてを失う悲しみも終え，死という現実を受け入れる時期をいう．精神的に落ち着き，周囲への感謝の言葉などが聞かれる．

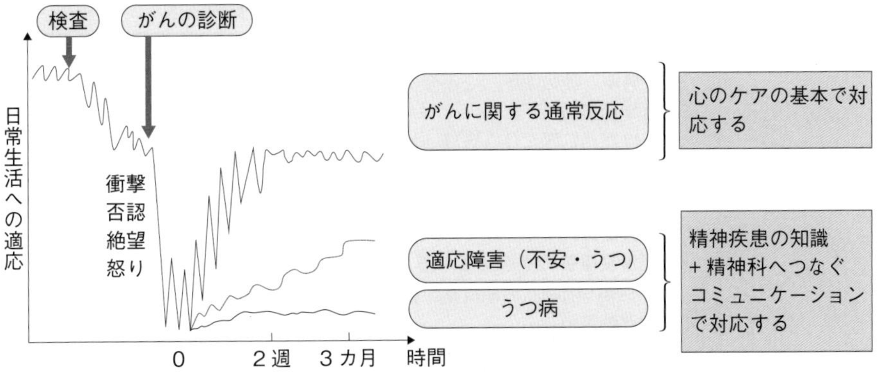

図 5-1　がんに対する通常の心の反応とその対応

（小川朝生，内富庸介・編：ポケット精神腫瘍学　医療者が知っておきたいがん患者さんの心のケア．p10，創造出版，2014．より）

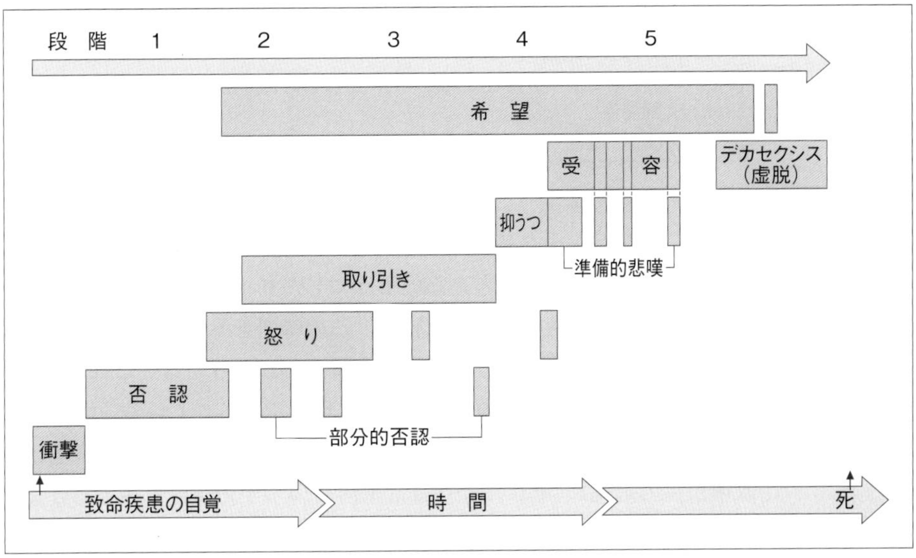

図 5-2　死の過程の諸段階（文献 6．p.374 より）

2）がん患者の主な精神症状とその対応

がん患者は診断を受けた時点から終末期に至るまで，さまざまな精神的苦痛を抱える．代表的な精神症状として，「適応障害」，「不安」，「抑うつ」，「せん妄」がしばしばみられ，ここではこれらの精神的苦痛へのケアについて概要を述べる．

（1）適応障害

がんと診断された患者は，治療を受けているときには，再発や転移の恐怖や，身体が思うように動かなくなる，ボディイメージが変化するなどの身体機能の喪失，また，迫りくる死といった感情の激しい動きを体験する．また，がんの診断を受けたときやその後の危機のとき，「何かの間違いだ」「信じない」といった否認，疑惑で始まり，「もうだめだ，もうどうでもいい」と絶望感を体験する．通常この初期反応の期間は 2 ～ 7 日続き，次に不安，抑うつ，不眠，集中力低下といった精神不安定の時期に入るといわれ

表5-2　不安の成因

1. **症状や身体の変化**
   痛み，呼吸困難，心不全，出血，代謝異常，容貌の変化，全身衰弱，日常生活動作の障害
2. **医学的処置**
   検査や処置に伴う苦痛，検査の結果，副作用，合併症
3. **薬物**
   オピオイド，コルチコステロイド，メトクロプラミド，テオフィリン，向精神薬，
   退薬症状（オピオイド，抗不安薬，アルコールなど）
4. **医療従事者の不適切な対応**
   治療の強制，治療放棄，説明不足，意見の食い違い，不誠実な対応
5. **実存的苦悩**
   将来の不確実性，死の恐怖，自己存在の危険，罪悪意識，霊的不安
6. **特定の心配事や恐怖**
   仕事，経済的な問題，家族の将来
7. **病気・病状の理解**
   治療方針，治療に対する過度の期待，今後の見通し，予後認識
8. **性格傾向**
   積極的・消極的，外向的・内向的，理性的・感情的，行動的・内省的，開放的・閉鎖的
9. **精神障害の既往**
   不安障害，気分障害，人格障害，解離性障害，精神病性疾患
10. **人間関係**
    孤立，孤独，他人の世話など

ている．通常は1～2週間のあいだに，「がんには負けない」と思い，前向きにがんと戦う気持ちをもったり，考えないようにしたりする，といったさまざまなコーピングを行うなど，正常の適応的対処を行い，この時期を乗り越えていく．しかし，ときにこの精神不安が過剰に現れたり，通常より長く現れたりする．これが「適応障害」といわれるものであり，がん患者の30～50%に現れるとされている．すなわち，適応障害とは，「心理社会的ストレスに関連して起こる不安・抑うつや行為の障害（年齢相応の規範・基準からの逸脱），それにより日常生活に何らかの支障を生じるかまたは予測されるより反応の程度が強いもの」と定義される．

(2) 不　安

不安の概念としては，「あいまいで漠然とした脅威への危惧の念であり，不安を感じている患者は主観的な恐怖感を述べる」とされている．終末期状態に特有の不安は，身体症状から生じる不安および自己の生命危機に対する不安の2つに大別できるが，がん患者はこの両方の不安を抱えている．不安自体は，本来本能として備わっているもので，生きる意味や価値を考えることのできる機会であり，自己の成長につながることが多い．しかし，これが度を越えて強かったり，持続したり，繰り返されたりすると，日常生活に支障をきたすため援助が必要となる．

ケアとしては，**表5-2**で示すような不安の成因を明確にし，十分な説明や保証を与え，可能であればそれらを取り除くようにする．まず，患者の訴えを傾聴し，感情に焦点を当てて共感的態度で接することが重要である．また，リラックスできる環境を整えていくことも大切である．

(3) 抑うつ

終末期患者が抑うつ状態になると，悲哀感，希望喪失，敗北感などがみられ，身体症

表 5-3　抑うつの成因

1. 反応性うつ
1）身体的
不十分な症状マネジメント，身体の変形，身体機能の喪失
2）精神的
不安，絶望感，離別や未来に対する恐れ
3）社会的
経済的問題，社会的地位や職業の喪失
4）霊的（実存的）
準備性うつ，実存性うつ
2. 身体因性うつ
脳腫瘍，脳血管障害，感染，代謝異常，甲状腺機能低下症
3. 内因性うつ病

表 5-4　せん妄の原因

1. 脳腫瘍，脳血管障害
2. 代謝性
電解質異常（特にカルシウム血症），肝性脳症，血糖異常，脱水，ビタミン B_1 不足
3. 感染症
肺炎，尿路感染，褥瘡感染，敗血症
4. 薬剤性
オピオイド性鎮痛薬，抗コリン作動薬など
5. 外傷
硬膜下血腫
6. 低酸素血症
心不全，呼吸不全など
7. 全身の不快感
尿閉，便秘，痛み，かゆみなど

状として，食欲不振，不眠，倦怠感などが現れる．「反応性うつ」とは，**表 5-3** に示すように，身体症状はあまり指標とならず，喪失や悲嘆の反応（興味や喜びの喪失，罪責感，無価値感）である．周囲の援助が最も重要で，患者の不安の表出，苦痛の緩和の保証，積極的な傾聴などが大切である．また「準備性うつ」とは，終末期患者がこの世との決別を覚悟するために経験しなければならない準備的悲嘆である．黙ってそばに付き添うことや，スキンシップが重要である．

(4) せん妄

せん妄とは，意識障害に加えて不安や幻覚などがみられることをいい，種々の身体的要因や薬物などによって生じる急性の精神活動の機能不全のことである．がん患者の場合，せん妄は入院患者の 8 ～ 40％に出現し，終末期や死亡直前では 27％～ 83％に増加すると報告されている[7]．

①**活動型せん妄（焦燥型）**：幻覚や錯覚が特徴であり，例えば，顔面紅潮・瞳孔散大・結膜充血・頻脈・発汗などの自律神経系の過活動を伴っている

②**低活動型せん妄（無気力型）**：混乱と鎮静が特徴

③**混合型せん妄（焦燥と無気力とが混在）**

に分類される．せん妄には，**表 5-4** で示すようなさまざまな原因があり，まずはこれ

らの原因を明確にし，できるかぎり早期に改善することが重要である．せん妄患者のケアとしては，支持的なかかわりと，安心できる環境を提供すること，患者の安全，安楽，人権を保障すること，時間，場所，人など見当識を補強することが原則である．

●終末期の生存の時期におけるケアの実際

1）苦痛の緩和

全人的な苦痛（トータルペイン）の理解については，ソンダースのケアの理念が中枢をなす概念として有名である．看護師は，患者（人間）がこのようにさまざまな側面で痛みを感じ，全人的に苦悩する（トータルペインをもつ）存在であることを理解すること，そして，その家族も患者と同様にトータルペインをもつことを理解し，ケアしていくことが必要である．つまり，“患者の病気”に焦点を合わせるのではなく，“病気をもった人間”として捉える全人的な視点がとても重要である．

終末期ケアにおいては，患者が苦痛と感じる身体症状を積極的に緩和することが最も重大な課題である．終末期患者が感じる苦痛な身体症状には，痛みをはじめ，全身倦怠感，食欲不振，呼吸困難，悪心・嘔吐などさまざまな症状がある．症状が迅速に緩和されるか否かについては患者のQOLに大きく影響する．病態生理学的メカニズムの理解と，複雑な原因・誘因についての確認をエビデンスをもとに行い，看護の視点から的確にアセスメントし，個々の患者の生活に沿ったセルフケアへの支援を行っていく必要がある．まずは，患者が自分の症状をどのように体験しているのかを“聴く”ことがスタートとなる．患者の訴えに耳を傾け，その訴えを信じ，それに合わせたケアを提供していくことが，苦痛の緩和につながっていく．

2）その人らしさを重視した日常生活支援

終末期患者の，「残された身体の諸機能を何とか使い，精神的にも死を見つめながら1日1日を一生懸命に生きる状態のときの援助のあり方には，看護の本質が問われる」[8)]と言われるように，看護の視点からの日常生活の援助はとても重要である．症状マネジメントの実践による症状緩和とともに看護師は，患者が安楽に日常生活を営めるように，その人に合ったライフスタイルで援助を進めていく．患者の生活習慣を尊重し，患者がどのように過ごしたいと思っているのかを最優先し，患者と相談しながらその日の過ごし方を考え，ともにケアを立案していく．

さする，マッサージ，指圧，呼吸理学療法，口腔ケア，褥瘡ケア，リンパドレナージなどの苦痛緩和の方法やリラクセーション法，アロマセラピー，音楽や絵画，花を飾るなど癒しに役立つ方法，安楽物品の活用や褥瘡予防の用具など日常生活行動をやりやすくするための道具の導入など，さまざまな手段を必要時に活用し援助することも大切である．患者は身体の清潔，食べること，排泄，よく眠れることなど人としての生活を行ううえで必要な基本的ニーズがいかに満たされていくかで，はじめて人としての幸福感を味わうことができるものである．さまざまな苦痛のなかで自分の安楽のために積極的にかかわろうとしてくれる人が常にそばにいることは，患者にとって大きな支えとなる．

3）十分なコミュニケーション

患者のQOLを高めるためには，苦痛の緩和だけでは不十分である．さびしく孤独であれば患者のQOLは高いとはいえない．看護師が心がけなければならないことは，患者が十分な人間的な交わりがもてるようにし，患者を決してひとりぼっちにしないことである．特にコミュニケーションはすべてのケアの基本となる．話しやすい雰囲気づくりとともに，患者の訴える感情に焦点を当て心を込めて聴き，理解的態度で接することが大切である．

また，患者にとって最も頼ることができるのは，家族や友人である．そのため，患者と家族をひとつの単位としてケアすると同時に，互いの関係が密に保てるように配慮しなければならない．そのためには，必要時いつでも面会できるような体制づくりや，親しい人たちと共に過ごせるような場を提供していく必要がある．さらに，家族と医療スタッフとのコミュニケーションも重要である．家族はやがて訪れる患者との死別への悲嘆や，患者のすべてを知らされているという心理的負担などを背負っている．そのような負担をできるかぎり軽減するために，いつでも話せるような場と時間を提供しなければならない．

（前　滝　栄　子）

4　がんサバイバーを支援する家族のケア

●家族の理解

近年がん治療の進歩は目覚しく，生存率の上昇によって，長期生存が可能となり，慢性疾患として認められるようになった．そして，がん患者と家族へのケアは，急性期のがん看護それだけではなく，慢性疾患としてのがんのさまざまな時期を生きる多様ながん患者と家族があることを認識したがんサバイバーシップの概念のもとで，がんと共に生きることへの支援を軸とした看護実践を創出することが求められている[1]．がんサバイバーシップの概念は，患者のみではなく，患者を支える家族をも含んでいる．家族の一員ががんになることは，家族にも大きな影響を与え，不安や緊張をコントロールする努力をしたり，役割修正をしたり，その状況をうまく対処する方法を見つけたりしなければならない[2]．そのため，がんのさまざまな時期を患者とともに生きる家族へのケアが重要である．

がんサバイバーシップ

1）看護における家族の概念

がんサバイバーを支援する家族のケア

家族の定義

家族の概念を構成している特性

がんサバイバーを支援する家族のケアにあたって，まず看護においての家族を定義づけ，家族の特性を理解しておく必要がある．鈴木らは，フリードマン（Freidman, M.M.）の家族の定義，「家族は相互に情緒的な親密さによって互いに結びついた，しかも，家族であると自覚している，2人以上の成員である」と，スチュアート（Stuart, M.E.）の家族の定義の分析による家族の属性から，看護学における家族の概念を構成している特性を提示している（**表5-5**）[3]．

表 5-5　家族の特性[3]

家族の定義の分析による家族の属性（Stuart, M.E.）
①家族とは，その成員が自分たちで決定したひとつの社会システム，または単位であり，常に変化し発達する性質をもっている ②家族成員の関係は，出生，養子縁組，結婚の有無や同居しているかどうかにかかわらない ③家族という単位は，依存している子どもがいるかどうかにはかかわらない ④家族成員間には責任と愛着が育ち，将来に対する何らかの義務を伴う ⑤家族単位は，保護，養育，および子どもの文化的価値の学習について一時的な情報源となる社会化というケア機能を遂行する
看護学における家族の概念を構成している特性（鈴木・渡辺）
①保育，教育（社会化），保護，介護などのケア機能をもっている ②社会との密接な関係をもち，集団として，常に変化し，発達し続けている ③役割や責任を分担し，不断の相互作用によって，家族間に人間関係を育成している ④結婚，血縁，同居を問わず，家族員であると自覚している人々の集団である ⑤健康問題における重要な集団であり，ひとつの援助の対象である

家族の定義は時代の変遷や専門とする学問領域によってそれぞれ異なるが，ここでは家族の定義を親族のみを示すのではなく，情緒的な親密さと家族であるという自覚によるものとする．

2）家族の状態のアセスメント

家族の状態をアセスメント

家族の定義と特性，理論を踏まえたうえで，家族の状態をアセスメントする（**表5-6**）[4]．アセスメントを行うことで，家族の状態とニードが理解でき，ケア計画を立案できる．

●がんサバイバーの４つの時期と家族のケア

1）急性期の生存の時期の家族のケア

がんの診断を受けてから最初の治療を受けている段階であり，家族はがんが一般に生命を脅かす疾患であると認知していることから，深刻なストレッサーであり，否応なく緊張は高まる．そして，入院や外来での治療を受けるにあたり，家族は生活が変化し，それに対応することが困難となることが多い．家族メンバー間で役割変更がスムーズにいかず，お互いに助け合う関係性がない，家族内で課題の変更に対する柔軟性がない，肯定的なコミュニケーションがなく家族で問題解決できるという認識がないなどの場合には，対処は困難であり，ストレスはさらに累積し，大きな危機的状況に陥る可能性がある．看護師は家族がどのように対処しているかをアセスメントし，対処行動を支援することが必要である．

病名告知や治療方針の意思決定は，患者が自分のことを自分で決めるという自己決定が前提ではあるが，その決定には，家族の意向も大きく影響していることが実際には多い．時には，家族自身が，がんを脅威に思うあまり，患者にがんを伝えることを拒んだり，治療方針においても患者の意向に沿わない治療を押し進めたりすることもある．

感情の表出

分かちあえること

急性期の危機的な状況にある家族のケアとしては，まず家族の感情の表出を促し，家

表 5-6　家族アセスメントの内容（文献 4 より）

1. 家族の構造的側面 1）家族構成（家族成員の性，年齢，同居・別居の有無，居住地） 2）職業 3）家族成員の健康状態（体力，治療中の疾病などの有無） 4）健康問題に対する関心・理解力 5）生活習慣（生活リズム，食生活，余暇や趣味，飲酒，喫煙） 6）経済的状態 7）地域環境（交通の便，保健福祉サービスの発達状況，地域の価値観）
2. 家族の機能的側面 1）家族内の情緒関係（愛着・反発・関心・無関心） 2）家族の価値観（生活信条・信仰） 3）コミュニケーション（会話の量，明瞭性，共感性，スキンシップ，ユーモア） 4）相互理解（患者-家族成員間，家族成員間） 5）役割分担（役割分担の現状，家族内の協力や柔軟性） 6）勢力構造（家族内のルールの存在・柔軟性，キーパーソン） 7）社会性（社会的関心度，情報収集力，外部社会との対話能力）
3. 家族の発達段階（育児，子どもの自立，老後の生活設計など）
4. 過去の対処経験（育児，家族成員の罹患，介護経験，家族成員の死など）
5. 家族の対応状況 1）認識（病状把握，知識，理解） 2）情緒（不安，動揺，ストレス反応など） 3）意欲（主体性，介護参加状況など） 4）対処行動（受容，回避，意見調整，役割分担など） 5）生活上の変化（食生活，睡眠，生活リズム） 6）健康状態への影響（疲労，不眠，ストレスなど） 7）経済的影響

治療の意思決定
家族の生活の変化

族メンバーでつらさを分かちあえることの支援が必要である．そして，家族が治療や今後の経過について理解が得られるように，知識を強化し，正しい知識のもとで治療の意思決定に参加できることが必要である．家族間で治療方針に対する意見が異なるときには，家族での話し合いを促し，お互いの意見を調整できるような支援が必要である．いずれの場合も，あくまでも意思決定の主体は患者自身であるという認識が重要である．

役割の変更
カウンセラー
ソーシャルワーカー
相談ホットライン
家族支援ネットワーク

治療中は，さまざまな治療により患者に身体的苦痛も生じ，家族も動揺する．患者とともに家族にも，身体的苦痛の緩和に対する教育が必要となる場合がある．また，患者の治療によって生じる家族の生活の変化，役割の変更に適応できるように家族の生活全般を見直し，家族がうまく機能するように支援を行う．必要に応じて，カウンセラーやソーシャルワーカーの介入を調整したり，家族がアクセスできる相談ホットライン，家族支援ネットワークなどを紹介したり，家族で危機を乗り越えられるような支援が必要である[5)]．

2）延長された生存の時期における家族のケア

がんが治療によって一区切りした時点から，維持療法中の人も含め，延長された生存の時期へと移行する．外来受診の間隔が延びて減ってくるために，医療者や周囲の人々からのサポートを受ける機会が減少するのがこの時期の特徴である[5)]．この時期に患者は治療を終え，あるいは外来での通院治療を行いながら，仕事への復帰を図ろうとするが，体力の低下や体調不良，ハンディを抱えたまま，以前のような労働は困難となり，職場での差別を経験し，家族も患者と同様に以前の生活には戻れないことを実感し，苦悩を経験する．さらに，維持療法など治療が継続すれば，家族は患者の健康を支えたいと思いつつ，治療に伴う経済的負担に困窮する場合もある．また，急性期を乗り越えたとしても，患者・家族ともに再発・転移への不安は大きなストレスである．家族の機能や生活は大きく変化し，おのずと将来に対して不安を感じる時期でもあり，再び危機的な状況に陥る可能性も考えられる．家族は日常のストレスに対処しつつ，新たな家族の機能に適応していくことが課題となる．

異常の早期発見と対処法についての指導

新たな役割にうまく適応できるような話し合い

がん患者のネットワーク

延長された生存の時期にある家族のケアとしては，患者の体調管理や症状管理についての情報を提供し，家族が今後おこりうることに対処できるように，異常の早期発見と対処法についての指導が必要である．また，身体的な問題のみではなく，心理・社会面においても家族が問題を抱えていないかをアセスメントし，ストレスの蓄積によって再び家族が危機的な状況に陥ることがないように，家族メンバーそれぞれが，新たな役割にうまく適応できるような話し合いを進める調整も必要となる．そして，家族が自らの資源を利用し，がん患者のネットワークなどから情報を得て，日常の不安や悩みが軽減するような対処法を見出すことも重要である．家族も患者とともに，がんサバイバーとしての生き方を模索し，新たな生活と意味を見出そうとしており，支援していく必要がある．

3）長期的に安定した生存の時期における家族のケア

治療を経て慢性期へ移行したがんサバイバーは，自覚症状が減少して検査結果は正常となる．普通の生活を取り戻し，がんであることをあまり考えなくなる時期でもある．家族も普通に生活を送り，医療機関からの支援も必要としない状況となる[5]．患者の闘病を中心に生活を送ってきた家族も，それぞれが自分の元の生活に戻り，新たな人生を歩んでいく．しかし，発症から何年かの経過を経ても再発の可能性はないとはいえない．長期に安定した時期であっても定期的に医療機関とつながりをもち，患者の病状の経過に関しての必要な知識をもっておく必要がある．再発したがんサバイバーであっても，乳がんなどでは，進行を遅らせたり，症状緩和のための治療を続けたりしながら長期の生存が可能となってきている．

長期的に安定した生存の時期にある家族へのケアは，家族が積極的に医療機関からの支援を求めない状況であれば，つながりをもちにくいが，患者の定期的な受診を機会として，家族が患者の病状をどのように捉え，支えているか，家族としてうまく機能しているかについて情報を得ることができる．受診時に得た情報から，家族の状態をアセスメントし，必要な家族の問題に対処できるような調整が必要である．再発によって引き続き治療が必要となった患者には，急性期と同様に家族の不安と緊張は高まっている可能性もある．患者の闘病が長期であれば，家族自身も心身ともに健康な状況で患者を支えられるよう，家族のケアの方法を再検討する必要がある．

表 5-7　終末期における家族の精神的問題 (102 名)[6]

不安	30%
いらだち	14%
怒り	11%
恐れ	8%
パニック	4%
抑うつ	3%
特になし	59%

表 5-8　終末期における家族全体の問題 (102 名)[6]

1. 看病疲れ	27%
2. 患者を取り巻く人間関係	16%
3. 経済的問題	16%
4. 気持ちの葛藤	10%
5. 予期悲嘆の問題	9%
6. 病名告知	8%
7. 患者の死がもたらす変化	7%
8. 身辺整理	6%
9. 葬儀	6%
10. 患者の死が受け入れられない	5%
11. 説明不足による不安	1%
12. その他	16%
13. 特になし	44%

4) 終末期の生存の時期における家族のケア

精神的な問題

ホスピス・緩和ケア病棟

在宅でのケア

がんサバイバーシップの観点からは，死の直前までがんとともに“生きる”過程であり，身体的な機能は失われていても，その人であることは失われない[5]．しかし，医師から終末期の状態にあることを告げられた家族は，死の直前まで積極的に“生きる”ことを支えるという視点よりも，終末期であることに衝撃を受け，さまざまな症状の出現によって，患者が死にゆくことに悲嘆し，精神的な問題を抱える（**表 5-7**）[6]．また，家族全体もさまざまに問題を抱えるようになり（**表 5-8**）[6]，機能不全に陥る可能性がある．さらに，家族は患者とともに，最後をどのように過ごすか，ホスピス・緩和ケア病棟で過ごすのか，在宅でのケアを受けるのか意思決定が迫られる．また，最後まで新たな治療を希望する患者・家族も多い．最後の過ごし方は，今までの人生，闘病生活，それを支えてきた家族との関係が大きく影響する．

家族の感情の行き違い

介護負担

未解決な問題

死別に対しての心の準備

介護に対しての心残り

終末期の生存の時期における家族のケアは，家族の精神的な問題への対応，家族全体の問題にも視点を向け，患者の死を受け止めつつ，患者との時間を有意義に過ごせることへの支援に集約される．長期生存期にはそれぞれの人生を歩んでいた家族が，再び集結し，患者の看取りに向けて，それぞれの役割を調整していくことになる．その途中には，家族の感情の行き違いや，介護負担によるストレス，未解決な問題の浮上など，さまざまな問題が生じる．家族がどのように患者を捉えているか，どのように介護をしたいと思っているかなど，家族と十分にコミュニケーションをとりながらケアを計画していく必要がある．看取り間近の家族のケアとしては，患者の身体的な苦痛には対応すること，死が近づくにつれての患者の身体的な変化を伝えること，家族にもできるケアを取り入れることなど，家族が死別に対しての心の準備と，介護に対しての心残りがないようにしていく．

●死別後の家族のケア

家族との死別は，人が人生のなかで直面する最も精神的に打撃の大きい出来事のひと

表5-9　日本のホスピス・緩和ケア病棟で行われている遺族ケアプログラム[11]

内容	施設全体数に対する割合
手紙送付	89%
追悼会	75%
電話相談	64%
個別カウンセリング	40%
葬儀参列	39%
知識や情報の提供	38%
家族カウンセリング	31%
家庭訪問	27%
サポートグループ	19%

つである．遺族は大切な人を失ったことにより一連の悲嘆の心理をたどるとともに，死別によって引きおこされた生活上の変化（家族内の役割や人間関係，経済状況の変化など）にも適応することを余儀なくされており[7]，WHOの緩和ケアの定義においても「その家族に対して，患者の闘病期間中，またその患者との死別後，家族が悲嘆を乗り越えていけるようにサポートを提供する」[8]と死別後の悲嘆のケアに対する重要性を述べている．

死別後の悲嘆

通常の悲嘆

複雑性悲嘆

死別後の悲嘆とは，大切な人の死に伴っておこってくる一連のストレス反応で，①睡眠障害や食欲減退，疲労感などの身体的反応，②悲しみ，怒り，抑うつ，不安，無気力，罪責感，自尊感情の低下，孤独感などの情緒的反応，③非現実的，幻覚，侵入的想起などの知覚的反応，④混乱・動揺，集中力低下，探索行動など行動的反応に分類できる[9]．通常の悲嘆は，さまざまなストレス反応を引きおこすが，誰もが体験する正常な反応であり，疾患とはいえない．反応の現れ方や持続時間には個人差があるが，多くの場合は，反応の強さや頻度は時間の経過とともに減少していく．一方，複雑性悲嘆は，通常の悲嘆と明確な違いを示す定義はないが，①死別後6カ月以上の期間を経ても重い症状が持続している，②故人への強い思慕やとらわれなど複雑性悲嘆の特有の症状が非常に苦痛で圧倒されるほど強度に激しい，③日常生活に支障をきたしている[10]という点において区別される．複雑性悲嘆は，精神的な治療を要する場合もあり，通常の悲嘆との違いをアセスメントすることが重要である．

サポートグループ

ホスピス・緩和ケア病棟においては遺族ケアの取り組みがなされ，その内容は主に「手紙の送付」「追悼会」「電話相談」などである．「サポートグループ」は，死別体験者同士のグループであり，専門家によって運営され，一部のホスピス・緩和ケア病棟で実施されている（**表5-9**）[11]．体験者同士の分かちあいは，死別のつらさが「自分だけではない」「このままでよいのだ」と感じさせ，継続して参加することで新しい日常生活に踏み出すことを可能とする[12]．

遺族外来

悲嘆外来

セルフヘルプグループ

また近年では，遺族外来，悲嘆外来を開設している施設もみられる．医療現場以外は，地域の葬儀社によるサポートグループ，当事者間で運営されているセルフヘルプグルー

遺族ケアプログラム

プなどが実施されている．各施設や地域で行われている遺族ケアプログラムの情報を集め，必要に応じて家族に紹介できる準備をしておくことが重要である．

（市　原　香　織）

《文　献》

〈1．ホスピス・緩和ケア　2．がんサバイバーシップ〉

1）日本ホスピス緩和ケア協会，緩和ケア病棟届出受理施設　http://www.hpcj.org/

2）WHO 編／武田文和訳：がんの痛みからの解放とパリアティブケア―がん患者の生命へのよき支援のために．p.5，金原出版，1993.

3）WHO Definition of Palliative Care
http://www.who.int/cancer/palliative/definition/en/

4）The National Coalition for Cancer Survivorship
http://www.canceradvocacy.org/

5）Leigh, S.：がんサバイバーシップ―個人的，専門家的，米国的な視点から．第15日本がん看護学会学術集会サテライト講演会資料，2001.

6）Leigh, S.：The culture of cancer survivorship. Semin in Oncol Nurs, **17**：234-245, 2001.

7）近藤まゆみ，嶺岸秀子編著：がんサバイバーシップ　がんとともに生きる人びとへの看護ケア．医歯薬出版，2006.

8）山口　健：がん生存者の社会的適応に関する研究．厚生労働省がん研究助成金による研究報告集 平成12年度.

9）厚生労働省がん研究助成金「地域がん登録」研究班（1975～1999年）及び厚生労働省科学研究費補助金第3次対がん総合戦略研究事業「がん罹患・死亡動向の実態把握の研究」班（2000年～）
＊最新のがん統計は，がん情報サービス　がん登録・統計最新がん統計 http://ganjoho.jp/reg_stat/statistics/stat/summary.html にてみることができる.

10）第1回がん患者大集会
http://www.daishukai.net/html/sympo2005/outline.htm

11）がん対策基本法
http://law.e-gov.go.jp/announce/H18HO098.html

12）がん診療連携拠点病院の整備について（厚生労働省健康局）
http://www.mhlw.go.jp/topics/2006/02/tp0201-2.html

〈3．がんサバイバーの心理とケア〉

1）近藤まゆみ，嶺岸秀子編著：がんサバイバーシップ　がんとともに生きる人びとへの看護ケア．医歯薬出版，2006.

2）（財）日本ホスピス・緩和ケア研究振興財団：ホスピス・緩和ケアに関する意識調査2012．2012．http://www.hospat.org/research-top.html

3）恒藤　暁：緩和医療学．最新医学社，1999.

4）Buckman, R. 著／恒藤　暁監訳：真実を伝える―コミュニケーション技術と精神的援助の指針．診断と治療社，2000.

5）小川朝生，内富庸介・編：ポケット精神腫瘍学　医療者が知っておきたいがん患者さんの心のケア　p10，創造出版，2014.

6）Kübler-Ross, E. 著／鈴木　晶訳：死ぬ瞬間―死とその過程について．読売新聞社，1998.

7）淀川キリスト教病院：緩和ケアマニュアル．pp.38-39，最新医学社，2007.

8）季羽倭文子：ナースのためのホスピス・緩和ケア入門．ターミナルケア，12（増刊），2002.

9）小松浩子・他：がん看護学．系統看護学講座，医学書院，2013.

10）Leigh, S.：がんサバイバーシップ―個人的，専門家的，米国的な視点から．第15回日本がん看護学会学術集会サテライト講演会資料，2001.

11）Jimmie, C. Holland，内富庸介共著：自分らしくがんと向き合う．ネコ・パブリッシング，2003.

12）明智龍男：がんとこころのケア．NHK ブックス，2003.

〈4．がんサバイバーを支援する家族のケア〉

1）大場正巳，遠藤惠美子・他：新しいがん看護．pp.104-195，ブレーン出版，1999.

2）近藤まゆみ，嶺岸秀子編著：がんサバイバーシップ　がんとともに生きる人々への看護ケア．pp.3-5，医歯薬出版，2006.

3）鈴木和子，渡辺裕子：家族看護学　理論と実践．第4版，pp.28-30，日本看護協会出版会，2012.

4）前掲書3），pp.76-105.

5）前掲書2），pp.3-5.

6) 淀川キリスト教病院：緩和ケアマニュアル．第5版，pp.216-217，最新医学社，2007.
7) 鈴木志津枝：遺族ケアの基本と実際．ターミナルケア．**11**(**1**)：12-17，2001.
8) 世界保健機関編／武田文和訳：がんの痛みからの解放とパリアティブ・ケア―がん患者の生命へのよき支援のために―．金原出版，1993.
9) 坂口幸弘：グリーフケアの考え方をめぐって．緩和ケア，**15**(**4**)：276-279，2005.
10) 瀬藤乃理子，丸山総一郎：複雑性悲嘆の理解と早期援助．緩和ケア，**20**(**4**)：338-342，2010.
11) 稗田朋子，西出芙美・他：遺族のサポートグループの効果に関する研究～悲嘆から回復に『すずらんの会』が与える影響の検討～．第25回日本がん看護学会学術集会講演集：219，2011.
12) 坂口幸弘：悲嘆学入門．pp.124-128，昭和堂，2010.

第 6 章

災害後の精神保健活動：看護職とこころのケア

こころのケア

大災害が発生して数日経つと，被災者に対する「こころのケア」の必要性がメディアで喧伝されるようになる．医学や看護領域では，ターミナルケア，プライマリケア，在宅ケア，褥瘡ケア，ストマケアなど「ケア」が付く用語が多く用いられており，何らかの問題を抱えた他者あるいは身体の一部に気を配り，サポートをするという意味で，多くの場合使われている．では，「こころのケア」とは一体，何をするのだろうか．

心的外傷

この言葉は，1995 年の阪神・淡路大震災後から使われており，もっぱら心的外傷（トラウマ）を受けた人へのケアという意味で用いられてきた．しかも，精神医学的あるいは心理学的な治療だけでなく，対象が必要とする支援を，時に本来の役割を踏み越えながら提供していくことを意味しており，担い手は，精神科医からボランティアまで広範である．看護職が被災地で行うさまざまな活動も，被災者を心理的に支えるという意味において，こころのケアの重要な要素であり，その留意点について知っておくことが必要である．

1 災害の及ぼす心理的影響

●正常な心理的反応

突然身に降りかかる災害や大事件を経験した場合は，誰もが正常な反応として，通常とは異なる精神状態となりうる．まず，危険から身を守る本能的な変化として，交感神経が亢進し過覚醒状態となる．ささいな刺激に過敏になり，眠りが浅くなり，新たな危険に備えるのである．また，家族を失った場合には，悲嘆にくれ，うつ状態になるのも当たり前の反応である．こうした正常な反応としての心身の変化は，時間の経過のなかで軽減していくのが通常であるが，さまざまな要因が影響して反応が遷延し，社会機能に障害をきたすようになれば，病的状態あるいは精神障害として捉えられることとなる（**図 6-1**）．

個人レベルの正常な反応と同じように，災害に見舞われた地域コミュニティも特徴的な経過をたどることがある（**表 6-1**）．まず，惨事を経験した直後はそれを乗り越えるために，英雄的な目覚しい活躍をする人が現れたり，奇妙な連帯感が芽生えたりするこ

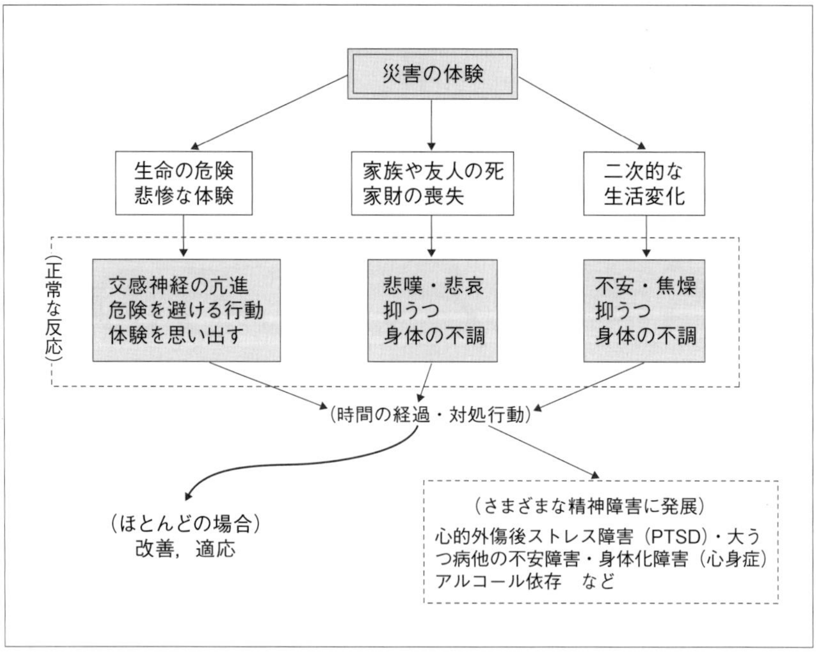

図6-1　災害のもたらす心理的反応

表6-1　災害に対するコミュニティの反応と経過

時　期	特　徴	現　象
衝撃期 （直後から数週）	衝撃と混乱の時期	英雄的働きをする者の出現 奇妙な連帯感（災害ユートピア，ハネムーン）
幻滅期 （数週から数カ月）	落ち着きを取り戻す時期	現実に直面 失望と幻滅
復興期 （数カ月から数年）	生活再建の時期	インフラの整備が優先 個人の問題は後回しにされる 格差が広がる（ハサミ状格差） さまざまな問題がみえなくなる

とがある．こうした現象は「災害ユートピア」あるいは「ハネムーン」と呼ばれている[1)]．例えば，東日本大震災後の避難所では，お互いを助けあう雰囲気が支配し，争いごともおこらず，それは日本人の美徳であると伝えられていたのは，実はこうしたコミュニティの反応として認識できる．

しかし，この時期は長くは続かない．次第に実際の影響の大きさに直面し，遅々として進まない復興や，煩雑な手続きにいらだち，当初に芽生えた一体感は失われていく．こうした時期は「幻滅期」と呼ばれている．その後，個人生活あるいは地域コミュニティの再建と復興が進められるが，災害によっては長い期間を要することになる．この復興の時期には，個人の格差が問題となる．順調に生活を再建し，災害の影響を克服できる人たちがいる一方で，経済的事情から自力での復興が不可能のまま，喪失したものの大きさに打ちひしがれたままの人たちもいるのである．こうした格差は，あたかもハサミの刃先が広がるように，時間の経過とともに拡大していくので「ハサミ状格差」と呼ばれることがある[2]．そして，格差が広がるにつれて，社会は克服できない人たちの存在を忘れ去ってしまうのである．

●トラウマ体験と PTSD

心的外傷後ストレス障害

災害など突然の衝撃的事態を経験することによって生じる精神障害として，最も注目され，特徴的なのは心的外傷後ストレス障害（posttraumatic stress disorder：PTSD）である．PTSD がもつ他の精神障害にない特徴は，明らかな原因の存在が規定されているという点である．すなわち，PTSD の診断のためには，災害，戦争，犯罪被害など，強い恐怖感を伴う体験があるということが，必要条件となるのである．

1）PTSD の歴史的変遷

PTSD は，1980 年に米国精神医学会の診断マニュアル（DSM-Ⅲ）に初めて記載されたが，同様の病態はそれまでにも違う名前で歴史のなかに登場していた．例えば，鉄道事故の多発した 19 世紀の英国では，被害者の示した精神症状は「鉄道脊髄症（railway spine)」と呼ばれた．また 2 つの世界大戦では，悲惨な戦闘体験をした兵士が示した精神症状に対して，「砲弾ショック」「戦争神経症」などという呼称が与えられていた．しかし，概念が定着するには至らず，こうした病態の存在を歴史は繰り返し忘れてきた[3]．

1960 年代末から 70 年代にかけて米国が経験したベトナム戦争は，改めてこの問題に光をあてる契機となった．というのも，戦場から帰還した兵士たちの多くが，共通した精神症状に悩み，社会からドロップアウトしていくことが，大きな社会的問題となったからである．その結果，1980 年における PTSD 概念の確立につながったが，その最大の意義は，ベトナム帰還兵を保障する根拠ができたという，非常に政治的なものだといわれている．その後，犯罪被害者とりわけレイプ被害者の女性たちも，同じような症状を示すことが，女性解放運動の気運のなかで注目され，PTSD という概念は米国社会にすっかり定着することとなった．日本では 1995 年の阪神・淡路大震災で大きく注目され，同じ年におきた地下鉄サリン事件などによって広く知られるようになった．

2）PTSD の主症状

PTSD は原因となるトラウマ体験の中身によって発症率が大きく異なることが知られている．最も高い割合で発症するのはレイプなどの性犯罪被害であり，被害者の半数以上が PTSD と診断される可能性があるといわれている．自然災害の被災者の場合は，およそ 10％未満の有病率といわれており，さまざまなトラウマ体験のなかでは少ない割合であるが，地域社会に大きなダメージを与える大災害では被災者が膨大な数になるのに比例して，PTSD に苦しむ人も数多く存在し，公衆衛生上の大きな問題となる．

PTSD の主要症状は，疾患概念がつくられて以来，再体験，回避，過覚醒の 3 つとされてきたが，最近は回避のなかに含まれていた精神麻痺を分けて 4 症状とした診断基準が使われるようになった[4]．再体験とは，原因となった外傷的な体験が，意図しないのに繰り返し思い出されたり，夢に登場したりということを指す．回避とは，体験を思い出すような状況や場面を，意識的あるいは無意識的に避けることである．例えば，列車事故の被害者が列車に乗れなくなるなどが典型的な症状である．また，精神麻痺とは喜

表6-2　PTSDの診断基準（文献4より抜粋）

A. 実際にまたは危うく死ぬ，重傷を負う，性的暴力を受ける出来事への曝露
B. トラウマに関連した侵入症状（1個以上）
　1. 出来事の反復的な想起
　2. 反復的で苦痛な夢
　3. フラッシュバック
　4. 類似した刺激による強い心理的苦痛
　5. 類似した刺激による強い生理学的反応
C. 回避症状（3個以上必要）
　1. 関連した思考，感情，会話を避ける
　2. 想起させる刺激や状況，活動などを避ける
D. 精神麻痺，否定的認知（2個以上）
　1. 重要な場面を想起できない
　2. 持続的で過剰な否定的な信念や予想
　3. 自己や他者への持続的でゆがんだ認識
　4. 持続的な陰性の感情状態（恐怖，怒り，恥など）
　5. 活動や関心の著しい減退
　6. 孤立感，疎隔感
　7. 陽性の情動を体験することができない
E. 過覚醒症状（2個以上）
　1. いらだたしさと激しい怒り
　2. 自己破壊的な行動
　3. 過度の警戒心
　4. 過剰な驚愕反応
　5. 集中困難
　6. 睡眠障害

びや愛情といったポジティブな感情を感じられなくなったり，他人とのあいだに距離を感じ疎外感を抱いたりすることなどが含まれる．過覚醒とは，交感神経系の亢進状態が続いていることで，不眠やいらいらなどを指している．これらが1カ月以上続き，自覚的な苦悩か社会機能の低下が明らかな場合にPTSDという診断がつけられる（**表6-2**）[4]．

■事例1　PTSD

阪神・淡路大震災を経験した41歳の男性．自宅は全壊したが，身体的な外傷はなかった．震災直後は，近隣の倒壊家屋に生き埋めになった人の救援活動にかり出され，悲惨な遺体をたくさん見た．その後，避難所ではリーダー的役割を担い，エネルギッシュに活動していた．数カ月後，何とか落ち着き先を見つけ避難所を出たが，不眠が続き，夜間に恐ろしい夢を見るようになった．それは，自分が生き埋めになり，もがき苦しむ夢であった．起きているあいだも，考えたくもないのに，掘り出した近所の人の顔がふいに思い出された．元の自宅場所に戻る気にならず，仕事さえ手につかなくなった．

注）震災体験，ことに救援活動を通して悲惨な光景に曝露したために生じた典型的なPTSDである．

■事例2　子どものPTSD

11歳女児．震災当時は小学校1年生で，自宅は全焼し，避難所から仮設住宅，そして市営住宅へと移り住んだ．そのあいだは，何ら精神的な問題をみせず，転校した学校にもよく適応していた．震災から3年ほど経ったある日，自宅近くで大きな火事があり，燃えさかるアパート

とごった返す現場を，自宅のベランダから間近に見ていた．そして翌日から，夜間になると落ち着かなくなり，うつろな眼をして部屋の中を歩き回るようになった．火を恐れ，台所に入れなくなり，ささいなことに怯えるようになった．

注）子どもの場合は，このように，まとまりのない言動として現れることが多い．

●死別と悲嘆反応

阪神・淡路大震災では約６千人，東日本大震災では震災関連死を含めて約２万人以上の人命が奪われた．突然の悲惨な死別を経験した遺族が抱える心理的問題も忘れてはならない．死別は誰もが経験し，当初は悲しみに苦しむが，通常は時間の経過や服喪の儀式を通して，徐々に死を受け入れていく．そして，思い出せば悲しいものの，一方で故人に関するポジティブな思い出にも目を向けられるようになっていく．しかし，故人との関係や死の状況によっては，死を受け入れることができず，強い悲しみに長期間苛まれ，生活や人間関係に大きな問題を生じてしまうことがある．

悲嘆反応

災害がもたらす死別は，予期せぬ体験であり，暴力的で悲惨な場合が多い．また，東日本大震災のように遺体が発見されないという事態もおこりうる．こうした場合，死別に伴う悲嘆反応が長期に続くことがある．症状面ではうつ病と重なる部分も多いが，苦痛な感情が長期に前景に立つ，顕著な故人へのとらわれ，日常への興味や関心の減少，強い自責感を伴う，などのうつ病とは異なる点も多い．こうした長期に続く悲嘆反応のことを複雑性悲嘆と呼ぶことがある．

■事例３　子どもの死が受け入れられない母親

震災で，当時５歳の息子が死亡した．息子は自分の隣に寝ていてタンスに押しつぶされた．自分も落ちてきた梁の下敷きになったが，かろうじて助け出された．何年たっても子どもが帰ってくるのではないか，どこかで生きているのではないかと思い続けていて，食事は息子の分も用意している．当初は，物音に敏感であるだけでなく，廊下を息子が歩いている気配を感じたり，声を聞いたりすることがあった．道ばたで同じ年頃の少年を見ると，息子ではないかと確認したくなる．すべてにやる気がなく，何をしても面白くない．自分だけが生き残ってしまった，自分が身代わりになればよかった，自分の残りの人生には何の意味があるのだろうと思って自殺を考えたことも何度かある．夫は，最初は共感してくれたが，最近は「いつまで悲しんでいるのか」と言うことがある．

●二次的ストレスがもたらす影響

災害によって生じる生活の変化は，心理的ストレスを被災者に与え続ける．例えば，家を失い転居を強いられた場合には，住居環境，生活パターンなどが激変するだろうし，失業，財産の喪失などによる経済的打撃によって，将来設計を変更せざるを得ない場合もあるだろう．また，生活再建がなかなか進まないと，家族や近隣との人間関係にも，さまざまな軋轢が生まれることになる．こうしたストレス要因は，災害の衝撃から生じる直接的なものではなく，二次的なものといえるが，心身の健康に持続的な影響を及ぼし続ける．その結果，うつ状態，心身症，アルコール依存などの，多彩な精神状態が引きおこされるのである．

■事例4　仮設住宅での「孤独死」とアルコール依存

58歳男性．阪神・淡路大震災までは港湾荷役の仕事をしていた．震災ではアパートが全壊し，また港湾施設も大きなダメージを受けたため，ほどなくして失業した．数カ月後，仮設住宅に移り住み，生活保護を受けるようになった．もともと大酒家であったが，仮設住宅に入ってからは，朝から酒を飲むようになった．近所付き合いを避け，ほとんど家から出ようとせず，訪問してくる保健師やケースワーカーと会うのも拒みがちであった．1年後，吐血し死んでいるのを発見されたが，死後1週間経過していた．死因は肝硬変であった．

注）阪神・淡路大震災後には年間100件前後以上の「孤独死」が報告された．その3～4割は，アルコールに関連した中高年男性の死であった．

■事例5　心気的訴えを繰り返す女性

72歳女性．震災で家は全壊し，しばらく息子家族と同居した．何となく居心地が悪く，迷惑になってはいけないと，自ら仮設住宅に移り住んだ．もともと神経質な性格だったが，震災までは風邪ひとつ引かないほど健康であった．仮設住宅に入ってしばらくしてから，全身がだるく，頭が重たい，息苦しいなどの症状を自覚するようになった．いろいろな医者に診てもらったが，どこでも異常なしと言われるだけで，症状は一向に改善しない．精神的にも不安で，夜も眠れず，何となく憂うつな気分が続いたまま，もう3年経過している．

注）こうした不定愁訴の背景にPTSDが存在していることも少なくない．

2　被災者・被害者に対する心理的ケア

●こころのケアの必要性と基本となること

被災者に対する心理的ケアは，さまざまなレベルで必要である．災害や事故で，病院に運ばれてきた直後から，病院スタッフの配慮が求められるし，被災した地域住民に対しては，保健師を中心とした地域保健上の対応が重要となる．阪神・淡路大震災をきっかけに，この必要性が認識され，その後の自然災害や大事件では，「被災（害）者に対するこころのケアが必要」と，必ずといっていいほど報道されるようになった．しかし，交通事故や火災など，より日常的な災害に対しての，メンタルヘルスケアに対して正当な関心が払われているとはいえない．この項では，被災者・被害者に対するメンタルヘルスケアの方法について，阪神・淡路大震災での活動をもとに概説する．

被災者へのこころのケアを考えるうえで，基本となる点は，①被災者側は，自ら進んで受け入れようとはしない，②精神的問題があるのかどうか，またそれが何なのかわかりにくい，という2つの点である．

すでに述べたように，災害や事件を経験することで生じる精神的変化は，基本的には正常な反応である．したがって，「こんな経験をしたのだから，苦しいのは当たり前」と本人も周囲も考えがちである．また，被災者は周囲からの援助を甘んじて受けなくてはならないうえに，カウンセリングや治療が必要と言われると，二重の意味で自尊心を傷つけられることになる．このような背景から，被災者は客観的には明らかに精神的問題を抱えていようと，自らサービスを受けに行こうとはしないのである．

また，被災者は自分の経験に直面することを，避けがちである．これが発展するとPTSDの回避症状と呼べるようになるが，そこまでいかなくとも「早く忘れたい．もう

表 6-3　災害時のメンタルヘルスケアに必要な戦略

- 現場に出かけていく（アウトリーチ outreach）.
- 「精神保健」あるいは「こころ」という看板を掲げすぎない.
- 生活全体の支援を考え，求められていることを行う.
- 被災者の心理に関する正しい知識をもつ.
- 精神症状をスクリーニングする.
- 関係する諸機関が相互の連携を図る.
- 救援者のメンタルヘルスの維持に努める.

考えたくない」と思いやすい．したがって，たとえ医師や看護者の前に現れても，自らの苦悩を進んで話すことは少ないのである．出来事から時間が経てば経つほど，その傾向が強まってくる．

●必要な戦略

効率的にメンタルヘルスケアを提供するためには，表のような戦略が必要になってくる（**表 6-3**）.

1）積極的に被災者のもとに出向く（アウトリーチ）

アウトリーチ

すでに述べたように，被災者・被害者は自ら進んで援助者の前に現れることはないので，援助者のほうから出向くことが重要になる．これをアウトリーチ（outreach）といい，地域保健・地域看護の場を担う保健師や訪問看護師にとっては，馴染みのある方法であろう．しかし通常の場合，医療関係者は病院や施設で患者が来談するのを待ち，契約関係のなかでサービスを提供している．したがって，援助者のほうから被災者のもとに足を運ぶことには，慣れていない．しかし，この方法なしには，衝撃的事態に打ちのめされていたり，生活再建のために奔走していたりする被災者に接触する機会は，著しく制限されてしまうのである．

2）精神的な支援活動であると強調しすぎず，求められていることを行う

一般的に，精神科医療に対する抵抗感や偏見は，まだまだ強いものがある．これに被災者の心理的影響に関する否認と回避が加わるので，精神的援助を受けることには，強い抵抗感をもたれやすい．したがって，心理的支援を前面に出したサービスはなかなか受け入れられないことが多い．また，支援者が指向する方法と，被災者が求めるものとは，大きくずれていることも多い．例えば，専門的なカウンセリング技法によって，喪失体験を扱おうとカウンセラーが望んでも，被災者側は喪失体験と向き合う準備ができていないといった状況である．したがって，被災者が求めているものを，求められている方法で提供することが，関係を築くうえで重要となる．その意味では，看護職は最も柔軟に活動できる職種であろう．血圧測定など，受け入れやすい健康管理を通して，被災者と関係をつくることが，比較的容易にできるからである．

3）正しい知識をもつ

被災者の心理とその対応について，正しい知識をもつことも重要である．時として，

支援者の無知に基づく発言で，被災者は二重に傷つけられることがあるので，注意が必要である．このことを示す端的な例として，阪神・淡路大震災の際，県外に避難した被災者の状況をあげておきたい．ある被災者が心身の不調を訴えて，避難先の関東地方で相談機関を訪れた．被災時の状況を話したところ，「震災は済んでしまったことでしょう．今あなたは，こうして安全なところに来ているのだから，震災のことなど早く忘れてしまいなさい」とアドバイスされたのだという．これは，悪気のない発言なのだろうが，忘れることのできない体験を引きずっている被災者にとっては，拒絶されたように感じられる言葉である．また，犯罪被害者が警察官や検察官などの事情聴取の過程で，心ない言葉に繰り返し傷つけられることが，報告されている．こうした状況は少しの知識と配慮があれば，避けられることといえよう．

4）精神症状をスクリーニングする

被災者の精神的問題は，一見了解しやすいようで，実のところ見落としやすい．これは，支援者側のメンタルヘルスに関する知識やトレーニングの不足のためだけでなく，被災者側の回避（体験を思い出したり話したりすることを避ける）傾向も，強く影響するからである．したがって，PTSD症状やうつ症状を被災者がもっている可能性を考えて，きちんと精神症状をスクリーニングすることが必要である．**表6-4**に筆者らが用いているスクリーニング質問票を示す．健康相談や訪問時に，このような簡単な質問を行うだけでも，被災者の苦悩の一端をうかがい知ることが可能になる．

また，全般的な精神状態の指標となるK6質問票，PTSD症状の尺度として改訂出来事インパクト尺度日本語版（Impact of Event Scale-Revised：IES-R）などの標準化されている尺度を，スクリーニングのために使用することも推奨されている．

5）多職種が連携する

大規模災害の被災者に対するメンタルヘルスケアには，さまざまな職種が参加することが多い．その中核に置かれるのは，保健師活動を主体とした保健所であり，これに精神科医，心理士，ケースワーカーなどが加わる．また，地域の開業医，あるいは教師などが大きな役割を担うこともある．したがって，所属する組織の異なる多職種がいかに連携するかが，活動の正否を握ることになる．例えば，保健師は地域活動に慣れているので，被災住民から受け入れられやすい存在であるし，スクリーニングしたケースの精神医学的診断を行い，治療やかかわりについて助言するのは精神科医の役割となる．また，被災児童へのケアは学校という場を使うことが効率的であり，その際には教師に協力してもらうべきである．活動に参加する多職種のスタッフが，基本的な知識やケースについての情報を共有しながら，それぞれの役割を果たすことが重要となる．

●災害後のメンタルヘルスケアの実際—阪神・淡路大震災後の活動

わが国で災害被災者へのメンタルヘルスケアの必要性が注目されたのは，1995年の阪神・淡路大震災後である．それ以前にも，雲仙普賢岳噴火災害や奥尻島津波災害など，1990年代に入ってからの災害では，地元保健所を中心とした地域保健活動のなかで，メンタルヘルスケアについて組織的な取り組みがなされていた[5)]．しかし，大規模な活

表6-4 スクリーニングのための質問票

【質問】 大災害後は生活の変化が大きく，いろいろな負担（ストレス）を感じることが，長く続くものです．最近1カ月間に今からお聞きするようなことはありませんでしたか？

1. 食欲はどうですか．普段と比べて減ったり，増えたりしていますか．	はい いいえ
2. いつも疲れやすく，身体がだるいですか．	はい いいえ
3. 睡眠はどうですか．寝つけなかったり，途中で目が覚めることが多いですか．	はい いいえ
4. 災害に関する不快な夢を，見ることがありますか．	はい いいえ
5. 憂うつで気分が沈みがちですか．	はい いいえ
6. イライラしたり，怒りっぽくなっていますか．	はい いいえ
7. ささいな音や揺れに，過敏に反応してしまうことがありますか．	はい いいえ
8. 災害を思い出させるような場所や，人，話題などを避けてしまうことがありますか．	はい いいえ
9. 思い出したくないのに災害のことを思い出すことはありますか．	はい いいえ
10. 以前は楽しんでいたことが楽しめなくなっていますか．	はい いいえ
11. 何かのきっかけで，災害を思い出して気持ちが動揺することはありますか．	はい いいえ
12. 災害についてはもう考えないようにしたり，忘れようと努力していますか．	はい いいえ

【判定基準】
・PTSD：3, 4, 6, 7, 8, 9, 10, 11, 12のうち5個以上が存在し，そのなかに4, 9, 11のどれかひとつは必ず含まれている．
・うつ状態：1, 2, 3, 5, 6, 10のうち4個以上が存在し，そのなかに5, 10のどちらか一方が必ず含まれる．

動が組織的に長期にわたって行われ，被災者に対するメンタルヘルスケアへの社会的な関心が一挙に高まったのは，阪神・淡路大震災によってであった．

阪神・淡路大震災後のメンタルヘルス活動は，震災直後の数カ月に行われた「精神科救護所」活動[6]と，その後の「こころのケアセンター」を中心とする活動[2]とに大別できる．前者は，被災した精神障害者への医療提供を目指したもので，全国から集まった精神科医療関係者が，激震地の10保健所を拠点として，避難所などへの介入を行った．後者は，震災から約半年後に新たに設置された「こころのケアセンター」が，地元保健所と共同して行った活動で，主に仮設住宅住民を対象とした地域保健活動である．いずれの活動でも，精神科医，精神保健相談員（ケースワーカー），心理士などのメンタルヘルスの専門家が多数参画したが，現場で活動するうえでは，地元保健所との連携が欠かせなかった．

サービスを提供する方法としては，復興期に活動した「こころのケアセンター」の場合，個別相談だけでなく集団を対象とした取り組みが重要であった．例えば，仮設住宅の集会所で行われた健康相談会や茶話会などには，住民間のコミュニケーションを促進させるとともに，スタッフと顔馴染みになることを通して，個人的な相談を持ち込みやすくするという意義もあった．サービスを提供する主な対象が仮設住宅住民に偏っていたという反省はあるが，多くの被災者にサービスを提供できたという点は評価されよう．

●東日本大震災後の活動

東日本大震災では，医療機関や行政機関が被災し機能できなくなったため，さまざまな分野で多数の外部支援が長期に行われた．精神保健活動に関しても，当初から関心が高く，宮城県や岩手県にはそれぞれ30チームを超える外部支援チームが入った．また，精神科病院が被災したことにより，多数の入院患者を転院させなければならない状況も生まれた．一方で，原発事故の影響から，福島県への外部からの支援は限定的で，地元の福島県立医科大学が中心となったチームが長期に支援を続けた．

多数の外部支援チームの活動をコーディネートしたのは，被災地市町村の地域保健担当部署，県保健所，そして精神保健福祉センターなどであり，多くの場合，保健師が中心的役割を担っていた．初期の活動では，精神障害者の状況把握や支援，避難所や被災者宅を訪問するなかで発見される精神科的問題への対応が主体となった．こころのケアチームの活動も，保健師が発見してくる問題への対応が，多くの場合は主な内容となっていた．また，復興期に入ると仮設住宅を中心として，積極的に訪問を行いながら，健康相談や住民同士の交流促進事業などの催しを調整しており，その場合も保健師の役割は大きかった．

復興期の精神保健活動は，保健師などが担ってきた平時の活動と，地域ネットワークの活性化をベースにして，そのなかに新しくつくられた機関が役割を見出し参入し，地域全体の認識が深まり，活動が充実されていくことが重要である．東日本大震災でも専従組織である「心のケアセンター」が各県に設置され，少なくとも震災後10年間は活動する予定となっている．特に，原発事故が発生した福島県では，放射線による健康不安という特殊な問題があるため，さらに長期の活動が必要とされている．

こうした災害後の精神保健活動が発展し，地域が抱える精神保健上の問題に取り組む契機となることが望まれている．東日本大震災の被災地は以前から自殺率の高い地域であり，災害後のこころのケアへの高まりが，自殺予防に向けたプロモーション活動に展開されようとしている．

3　災害救援者の受ける心理的影響とその対策

●災害救援者の心理的影響

災害救援者は，救援活動を通して，大きな精神的影響を受けることが知られている[7)]．特に，通常と異なる状況下で活動した場合は，心理的問題の発生率が長期にわたって高まるとした報告も多い．こうした特殊な状況下で災害救援者が感じる心理的負担は，惨

表 6-5　惨事ストレス（CIS）の生じやすい状況

- 自らの生命の危機を感じながら活動するとき
- 同僚が殉職したり，負傷した場合
- 自分の家族や，知人を救助する場合
- 多数の死者や負傷者が発生する場合
- 任務を十分に遂行できなかった場合
- 音や光景あるいは臭気など，異常な環境下での活動
- 自分の子どもに近い子どもの死に接した場合

事ストレス（Critical Incident Stress：CIS）と呼ばれている（**表 6-5**）．阪神・淡路大震災の救援現場はまさに，このCISをもたらす状況であり，消防隊員や医療スタッフなどが，強い心理的苦悩を感じたことが，体験記などで報告されている[8,9]．

しかし通常は，救援者が受ける心理的影響について正当に認識されていない．なぜなら，救援者は日常的に悲惨な現場に遭遇し慣れており，それを克服するための訓練と心構えを当然もっているべきだと，周囲も救援者自身も認識しているからだろう．そうした背景から，救援者が大きく影響を受けたと思われる事態であっても，救援者にこころのケアが提供されることは，ほとんどないのが実情であろう．

●看護職の受けるストレス状況

看護職が日常業務のなかで経験するストレス状況については，本書第 4 章で詳しく述べられている．看護職のなかでも，救命救急部門やICUで働く者のメンタルヘルスの問題は以前から注目されており，学会などで議論されていた．それは，高度に機械化された環境で働くうちに，患者に対する人間的な感情や配慮を失い，働く意欲さえなくしてしまう「燃え尽き症候群（バーンアウト）」という問題を，どう防ぐかというのが，主な関心であった．

一方，大災害時には，看護職も上述したCISを経験することになる．例えば，機能が止まった病院に多数の負傷者が運び込まれてくる現場，混乱のなかでまったく能力を発揮できない苦悩，自分や家族が被災したにもかかわらず業務につく際の不安と葛藤，悲惨な遺体の処理に追われる状況などを考えると，その心理的負担が想像できるだろう．また，被災者と接するなかで，その体験を間接的に味わうために生じる感情的変化も，大きな問題である．

●災害救援者を守るために（表 6-6）

では，災害救援者のメンタルヘルス対策として，何が必要で可能だろうか．まず，救援者も影響を受けるということを認識し，教育と啓発の機会をつくることが最も重要である．どのような救援者でも，業務を通して大きな心理的影響を受けることがあるが，それは個人の問題ではなく，誰もが経験する可能性があること，その影響は時として長期に健康上の問題を残すこと，などを広く知ることが必要である．

また，個人的に被災したり，現場で強いCISを経験したりしたであろうスタッフを，組織として早い時期から把握しておくことも重要となる．心理的な外傷を体験した場合，

表6-6　救援者のメンタルヘルス対策

A. 日常的な対策
- さまざまなレベルの災害を想定した訓練・演習
- 福利厚生の充実
- チーム内のコミュニケーションを図る
- 適性を把握したうえでの配属
- 相談窓口の整備（組織から切り離したかたちで，家族も利用できるように）
- メンタルヘルスに関する教育：日常のストレスや異常事態ストレスに関して
- 家族への啓蒙

B. 災害現場での対応
- 交代体制の徹底
- 大きく影響を受けた職員の把握と危機介入
　　被災職員への対応：情報の収集，業務の軽減
　　業務内容と，心理的影響を受けた可能性がないかについて確認
- 仲間同士のサポート

C. 活動後の対策

①現場から戻った直後
- 十分な休息をとらせる
- 活動内容，状況について報告する
- 影響を受けたであろう職員の把握
　（注：秘密保持に関しては十分な配慮が必要）
- どのような心理的影響が発生するのか，その対処法，および相談窓口について周知

②その後の対処
- 影響を受けたであろう職員に対する介入：相談窓口の利用勧奨など
- 心理的影響に関する啓蒙：講演会やリーフレットの配布
- 調査

たとえその時点で影響が出なかったとしても，別の似たような機会に体験が蘇り，相乗的な反応が出現することは，よく起こるため，長期的なフォローが必要となる．

そして，秘密が守れ，相談できるようなシステムをつくることも意義がある．なぜなら，一般的に心理的な悩みを相談することには，消極的になりやすいし，特にPTSD症状を呈した場合は，それを回避する傾向が強まるために，ますます苦悩を相談することを控えてしまうからである．したがって，日常からこの問題の知識をもつ専門家を確保し，相談できるシステムをつくっておくことが必要である．

災害救援者に対する組織的な心理的介入法としては，ディブリーフィング（debriefing）という方法が，よく知られている．これは，CISを生み出すような状況を経験してから数日以内に行うグループワークで，経験した状況，そのときの気持ちなどを，一定の流れに沿って話し合うというものである．この介入法は1980年代から，欧米の消防，警察，軍隊などで広く導入されてきたが，最近の研究ではその効果は残念ながら否定されている．また，感情をストレートに表出することを嫌う日本人の心性を考えると，日本の救援者組織に導入される可能性は低いだろう．むしろ，それぞれの組織がもつ自然な方法で，体験を共有し乗り越えていくほうが，馴染みやすいだろう．例えば，ケースカンファレンスのなかで話し合ったり，特に活躍した人を表彰したり，体験記をまとめたりするなどの方法である．

いずれにしても，救援者自身が心身ともに健康でいることの恩恵は，最終的にはサー

ビスを受ける被災者に還元されるのであり，その対策は重視されるべきである．

被災者へのメンタルヘルスケアを提供するうえで，看護職は大きな役割を担っている．なぜなら，住民にとって看護職は，最も身近で受け入れやすい存在だからである．身体面や衛生面に対してのケアを行うことによって，他の職種よりはるかに容易に関係を築くことができるので，この関係を土台にして，精神的ケアを提供することが可能となる．また，看護職のうち保健師は，地域保健活動に精通しているので，その技術と知識を活かすことができるだろう．しかし，被災者心理についての知識がなければ，せっかくの利点を活かすことができないことも事実である．

阪神・淡路大震災以降，わが国では「日本災害看護学会」が設立されるなど，災害時の看護師の役割を見直そうとする動きが活発である．こうした動きを通して，大災害のみならず，交通事故や犯罪被害など日常的に生じている個人的な危機に対する，看護職の役割の大きさを，再確認することが望まれる．

（加　藤　　寛）

《文　献》

1）Raphael, B.：When Disaster Strikes-How Individual and Communities Cope with Catastrophe. Basic Books, New York, 1986／石丸　正訳：災害の襲うとき－カタストロフィの精神医学．みすず書房，1988．
2）こころのケアセンター編：災害とトラウマ．みすず書房，1999．
3）Herman, J. L.：Trauma and Recovery. Basic Books, New York, 1992／中井久夫訳：心的外傷と回復．みすず書房，1997．
4）日本精神神経医学会監修，高橋三郎，大野　裕監訳：DSM-5 精神疾患の診断・統計マニュアル，医学書院，2014．
5）太田保之編：災害ストレスと心のケア－雲仙・普賢岳噴火災害を起点に．医歯薬出版，1996．
6）加藤　寛，麻生克郎：阪神・淡路大震災後に行われた精神科救護諸活動と PTSD．臨床精神医学講座 S6 巻，外傷後ストレス障害（PTSD）（飛鳥井望編），pp.131-138，中山書店，2000．
7）加藤　寛：消防士を救え．東京法規出版，2009．
8）神戸市消防局「雪」編集部・川井龍介：阪神大震災－消防隊員死闘の記．労働旬報社，1995．
9）南　裕子編：阪神・淡路大震災－その時看護は．日本看護協会出版会，1995．

第 7 章
アディクションと精神保健

アディクションとは，従来のアルコールや薬物といった精神作用物質の依存症（＝物質依存症）に加え，最近では，ギャンブルやインターネット，ゲームなどの非物質依存症（嗜癖行動）の双方をカバーした概念である．

本章では，物質依存症を中心に，物質使用がもたらすさまざまな弊害，物質依存症という障害の特徴と治療を概説し，最後に補足的に非物質依存症を取り上げる．

1 物質関連問題の動向

物質のアディクションを論じる際には，物質依存症だけではなく，アルコールのような社会的に許容されている物質そのものがもたらす健康被害，ならびにコミュニティにおよぼす弊害についても視野に入れた対策が必要である．

このような依存症未満の病態も含めた，物質使用が引き起こすさまざまな健康被害や社会的な弊害のことを物質関連問題という．

物質関連問題

●アルコール関連問題の実態と対策

1）疫学

欧米人と異なり，日本人の約半数は，ALDH2（アセトアルデヒド脱水素酵素：アルコールの代謝に関与する酵素）が欠損し，少量のアルコール摂取でも顔面が紅潮してしまう，アルコール耐性の低い体質をもっている．しかし，それにもかかわらず，欧米諸国と比べて国民１人当たりのアルコール消費量はけっして低くない．むしろわが国は飲酒に寛容な文化をもち，安価かつ容易にアルコール飲料が入手できる国である．

2003 年に厚生労働省研究班で実施された全国調査によれば，１日平均６単位（1 単位＝純アルコール 10 g）以上飲む多量飲酒者は男性 12.7%，女性 3.4%であった．また，この調査結果にもとづいて，国内におけるアルコール依存症罹患者数を推定すると，その数は 80 万人であった．しかし，実際にアルコール依存症の治療のために医療機関を受診している患者の数は 4.3 万人（5.4%）にすぎず，未治療のアルコール依存症罹患者の裾野はあまりにも大きいのが現状である．

2）疾病負荷量

アルコールがもたらす心身に対する健康被害は深刻である．WHOの推計によると，世界における早期死亡に関連する主要な19の危険因子のうち，アルコールは8番目の危険因子と位置づけられている（2004年の年間寄与死亡数230万人）．しかし，死亡以外の疾病や障害への罹患なども加味した指標であるDALY（disability-adjusted life-years；障害調整生命年）に換算すると，アルコールは3番目に大きな健康被害の危険因子となり（2004年の年間推計DALYは6,900万），なかでも中等度収入国に限れば，第1位の危険因子である．

このことはわが国にも当てはまる．わが国においてアルコールを原因とする疾患が全疾病負荷量に占める割合は，男性6.7%，女性1.3%と推計されており，アルコールの寄与割合の高い疾患としては，肝硬変，外傷，がん，精神神経障害などがあげられている．

3）社会的損失

アルコールには，人間関係の潤滑油やストレス解消手段としての側面もある反面，それがもたらす社会的損失は甚大である．たとえば，長期飲用による依存症やさまざまな精神疾患あるいは身体疾患，医療費の上昇，生産性の低下，家族をはじめとする周囲の者への精神的苦痛，飲酒運転による交通事故や暴力犯罪などの社会安全の問題といった負の側面がある．このようなアルコールが引き起こす医学的・心理的ならびに社会的問題のすべてを総称して，アルコール関連問題と呼ぶ．

アルコール関連問題

アルコールが引き起こす社会的・経済的損失もまた甚大である．わが国のアルコール関連問題による社会的費用として，アルコール関連問題による医療費は国民総医療費の6.9%に相当し，アルコールに関連した死亡や疾病による経済的損失は国内総生産（GDP）の約1.9%にあたるという推定値が報告されている[1)]．

以下に，アルコール関連問題のなかで地域精神保健福祉的な観点から重要と思われるトピックを取り上げる．

(1) 飲酒運転

飲酒運転

2002（平成14）年から道路交通法の改正により飲酒運転は減少に至ったが，その効果は限定的なものと言わざるをえない．というのも，その対策のなかにアルコール依存症にかかわる予防・治療的介入が欠けているからである．米国では飲酒運転で検挙された者の60%前後がアルコール依存症であるといわれており，わが国でも飲酒運転検挙経験者の男性47.2%，女性38.9%にアルコール依存症が強く疑われるという報告がある[2)]．さらに長らの調査[3)]によれば，アルコール依存症者は飲酒運転のリスクが高く，アルコール依存症者では，飲酒運転に対する厳罰化による飲酒運転の減少効果は限定的なものであったという．

飲酒運転を減らすには，アルコール依存症の予防と治療的介入を含んだ対策が必要である．すでに米国では，行政・司法・医療が連携した飲酒運転対策制度を整備しており，裁判所が中心となって飲酒運転をした被告人に対して，アルコール依存症の評価と治療を実施している．そうした対策の導入後，飲酒運転は約8～9%減少しており，再犯率が約30%減少したという報告がある[4]．このシステムは，受診率の低いアルコール依存症者を治療につなげる制度としても効果を発揮している．

わが国でも，行政・司法・医療が連携して飲酒運転の対策制度を樹立していくことが求められている．それには，「アルコール依存症は病気であり，治療・回復が可能な病気である」ため，アルコール依存症者は治療が成功すれば断酒が続くことになり，最も飲酒運転をしない者となる，という理解を広く啓発していくべきであろう．

(2) 児童虐待とドメスティックバイオレンス

アルコール問題が家族に与える影響は大きいが，そのなかでも最も深刻なのは，アルコール問題と関連する家庭内での暴力行動や養育放棄である．代表的なものとしては，ドメスティックバイオレンス（domestic violence；DV）と呼ばれる配偶者に対する暴力，あるいは子どもに対する暴力としての児童虐待があり，いずれにおいてもその背景にアルコール問題が認められることが少なくない．こうした行動は単に身体的な暴力だけにとどまらず，性的虐待，心理的虐待，ネグレクト（neglect，養育放棄），さらには，自分が直接暴力を受けなくとも，家庭内における暴力場面に子どもが繰り返し曝露される体験も含まれる．

ドメスティックバイオレンス

児童虐待

アルコール問題と家庭内のさまざまな暴力が同時に認められやすいのには，いくつかの理由がある．まず，アルコール自体の薬理作用が直接的に暴力に影響を与える可能性がある．すなわち，酩酊による抑制力や判断力の低下，飲酒欲求で頭がいっぱいになるために周囲に対する配慮ができなくなってしまうこと，あるいは，アルコール離脱症状による激しい焦躁感などが暴力行動に影響を与える可能性がある．また，長期的なアルコールの影響として，アルコール乱用・依存の進行とともに，本人の自尊心が低下し，失職やさまざまな職業上の失敗から家族に対する劣等感や被害感が高まり，感情調節が困難となったり，家族の疲弊により本人に対して攻撃的，挑発的な態度をとりやすくなったりするといった，いわばアルコールの間接的な影響も無視できない．

もうひとつ忘れてはならないのは，暴力被害者におけるアルコール問題である．DV被害者の女性のなかには，アルコール乱用を呈する者が珍しくない．暴力の被害者がその苦痛を緩和するためにアルコール酩酊を必要とするが，同時にそのことが，加害者をいっそう刺激し，夫婦間の葛藤を強化，複雑化させてしまうことがある．

いずれにしても，家族内のアルコール問題において最も深刻なダメージを受けるのが，その家庭で育つ子どもである．たとえ子どもに対する直接的な暴力がない場合でも，子どもには深刻な心理的ダメージを残す．アルコール問題をかかえる家族で育った子どもの心理的問題については，ACOA（adult children of alcoholics）という概念のもとに多数の研究や家族介入の実践が行われてきた．その結果，アルコール問題をかかえる家庭で育った子どもは，青年期や成人後に，今度は自らがアルコール問題を呈するリスクが高いだけでなく，気分障害やパーソナリティ障害，摂食障害などの精神障害，学校不適応，非行・犯罪，自傷・自殺，自尊心の低下など，きわめて広範な精神保健的問題を呈することが多い．さらに成人後に，今度は自らが児童虐待やDVの加害者となってしまうこともある．

ACOA（adult children of alcoholics）

児童虐待やDVについては，かねてより世代間連鎖がみられるという指摘がなされているが，アルコール問題はそのような暴力の世代間連鎖の促進因子となっているといえるであろう．そのような深刻かつ悲劇的な悪循環を解決するためにも，アルコール問題の援助機関は，児童相談所，婦人相談所といった児童虐待やDVの対応機関と連携して援助や介入を行うことが必要である．

(3) アルコールと自殺

自殺

海外では，かねてよりアルコール依存症は，うつ病と並んで自殺に関連する重要な精神疾患としてみなされてきた．事実，アルコール依存症への罹患は将来における自殺のリスクを著しく高め，自殺既遂者の2～4割にアルコール依存症への罹患が推測されており，なかでも成人男性の自殺においてアルコール問題の影響が無視できない可能性が指摘されてきた．

ところが，わが国の場合，1998（平成10）年に中高年男性を中心に自殺が急増し，以後14年間にわたって高止まりのまま推移している状況にあったにもかかわらず，その対策はあまりにもうつ病の早期発見・早期治療だけに偏ったものであった．しかし，近年わが国でも，仕事をもつ中高年男性の自殺予防にはアルコールという視点からの対策が不可欠であることが指摘されるようになった．そのようななかで，2008（平成20）年10月に閣議決定された，自殺総合対策大綱の一部改正（「自殺対策加速化プラン」）では，自殺のリスクを高める精神疾患としてアルコール依存症対策の強化が明記されるに至った．

アルコール依存症は，それが存在することでもともとあるうつ病の悪化をもたらし，また，アルコール関連問題に由来する失職や離婚によって人を社会的に孤立させてしまう．しかし，ここで重要なのは，自殺に関連するのは必ずしも依存症水準の飲酒だけではない，ということである．つまり，「アルコールを使用すること（＝飲むこと）」自体も自殺と関連しており，多くの国で国内アルコール消費量と男性の自殺死亡率とは正の相関関係にあることが明らかにされている．アルコール酩酊は衝動性を亢進させ，心理的視野狭窄（「問題解決には死ぬしかない」という思い込み）を悪化させる性質がある．その意味では，「飲み過ぎないこと」，「悩みをかかえたとき，あるいは，追い詰められたときには，飲みながらものを考えないこと」，「うつ病などで精神科治療中の人は原則として禁酒すること」を啓発していくことは，自殺予防の観点からきわめて重要である．

4) アルコール健康障害対策基本法

WHOの「世界戦略」で提唱された対策を実施するためには，国としての基本路線を定めた法律が必要である．しかし，それまでのわが国には，「未成年者飲酒禁止法」「酒に酔って公衆に迷惑をかける行為の防止等に関する法律」など，飲酒の規制や酩酊者の保護に関する法律こそあったものの，多岐にわたるアルコール関連問題に対する包括的な施策を定めた法律は存在しなかった．このような状況のなかで，専門家・当事者・家族・市民団体の働きかけを受けて超党派「アルコール問題議員連盟」が設立され，議員立法により，2013年12月にアルコール健康障害対策基本法が成立し，2014年6月に施行された．

アルコール健康障害対策基本法

本基本法の目的は，不適切な飲酒への対策を総合的かつ計画的に推進することで，障害の発生・進行および再発の防止を図り，あわせて健康障害を有する者に対する支援の充実ならびに国民の健康を保護し，社会の安心の実現に寄与することにある．なお，この法律でいう「アルコール健康障害」とは，アルコール依存症や多量の飲酒だけでなく，未成年者や妊婦の飲酒など，さまざまな不適切な飲酒の影響による心身の健康障害を指す．

本基本法は，国にアルコール健康障害対策推進基本計画の策定を義務づけており，都道府県は，国の定めた基本計画に基づいて，当該都道府県の実情に即したアルコール健康障害対策の推進に関する計画を策定するよう，努力義務を課している．また，個別的な政策としては，国および地方自治体に対して，①毎年11月10～16日をアルコール関連問題啓発週間として，アルコール関連問題についての広報・教育に努めること，②アルコール依存症患者およびその家族に対しての相談・支援体制の充実を図ること，そして③民間のアルコール依存症患者団体，自助グループを支援することも定めている．

●わが国における薬物乱用の推移と近年乱用されている薬物

1）覚せい剤

覚せい剤

ヒロポン

わが国における薬物乱用の歴史は，そのまま覚せい剤乱用の歴史といっても過言ではない．もともと覚せい剤（メタンフェタミン）は，19世紀の終わりにわが国において喘息の治療薬として開発され，戦前においては「ヒロポン®」という商品名でうつ病の治療薬として用いられていた時期もあった．第二次世界大戦中においては，眠気除去剤ないしは一種の強壮剤として夜間行軍や軍需工場での夜間労働のための軍需品として用いられるようになった．

しかし，終戦とともに市中に流出し，文化人や学生を中心に急激に乱用が増大した結果，第一次覚せい剤乱用期が勃発したわけである．この乱用期は，1951年に覚せい剤取締法が制定されることで一時的に終息したが，違法化されることで逆に乱用の実態は地下に潜行し，裏社会で流通する事態を招いた面もある．事実，1970年代以降，高度経済成長期後の不況のなかで資金源に苦慮した暴力団が，覚せい剤売買の対象を拡大した結果，第二次覚せい剤乱用期を迎えた．この時期には，精神病状態を呈した乱用者が通り魔殺人などの凶悪な暴力事件を起こし，深刻な社会問題となった．

さらに，第二次覚せい剤乱用期が終息しないまま，1996年頃よりわが国は第三次覚せい剤乱用期に突入している．この乱用期の特徴は，覚せい剤に対する陰鬱なイメージを刷新することで新たな乱用層を獲得し，乱用の裾野を拡大した点にある．その新しいイメージには3つの特徴がある．第1に，販売者（売人）が従来のいかにも暴力団員といった風情の者から不法滞在外国人や一般の若者風の外見の者へと変化したことである．第2に，従来，「シャブ（「骨までしゃぶりつくす」を語源とする俗称）」と呼ばれていた覚せい剤は，「スピード」「エス」といった，ファッショナブルな呼称へと変化したことである．そして第3に，従来の静脈注射による摂取方法に代わって，加熱吸煙による経気道的摂取方法が登場し，使用に際しての心理的抵抗感や罪悪感が軽減したことである．実際には，加熱吸煙で使用したからといって依存症になりにくいわけではなく，依存が進行すれば，より効率的に覚せい剤を体内に摂取できる静脈注射による使用へと移行する者も少なくない．しかし，乱用者の「間口を広げる」という意味で，加熱吸煙法の登場が無視できない影響を与えたといえる．

以上のような変化の結果，乱用者は大幅に若年化し，非行歴・犯罪歴をもたない一般の人たちが覚せい剤にアクセスしやすい状況となった．その後，睡眠薬・抗不安薬や危険ドラッグの登場により，全薬物依存症患者における覚せい剤依存患者の割合は小さくなっているが，実数そのものは横ばいである．その意味では，第三次覚せい剤乱用期は終息しきらないまま，現在も継続しているといえる．

2）睡眠薬・抗不安薬

睡眠薬・抗不安薬

1990年代後半より深刻化してきたのは，ベンゾジアゼピンおよびその近縁の睡眠薬・抗不安薬である．わが国では，これらの薬物は覚せい剤や危険ドラッグに次ぐ乱用薬物として重要である．今日，睡眠薬・抗不安薬乱用者は，依存症専門病院においては，「依存症」として事例化しているだけではなく，救命救急センターにおいて，これらの薬物を自殺の手段として「過量服薬」するという不適切な使用（＝乱用）としても事例化している．

睡眠薬・抗不安薬乱用の拡大は精神科治療の普及と密接な関係がある．1990年代より精神科診療所が急激に増加し，一般の人たちのあいだにおける精神科受診に対する抵抗感が減じ，精神科通院患者が増加するに伴い，睡眠薬・抗不安薬乱用もまた確実に社会問題化してきた．事実，これらの薬物は，医師の処方によらない売買は麻薬及び向精神薬取締法によって規制されているが，乱用・依存患者の約8割は，精神科医師による「処方」という合法的な手続きで，この乱用薬物を入手している．

3）大麻

大麻

わが国では大麻取締法により大麻の所持や栽培が規制されているが，後述する規制強化によって危険ドラッグが入手困難となるなかで，大麻の流通量が逆に増加し，2014年以降，大麻取締法違反による検挙者人数は年々増加傾向にある．その背景には，近年における海外での大麻寛容政策（娯楽的大麻使用の合法化や医療用大麻の認可など）が，人々の大麻に対する心理的抵抗感を減弱させている可能性もある．

大麻の健康被害については信頼できる情報が少ない．大麻使用に関しては，かねてより統合失調症と鑑別困難な大麻精神病や無動機症候群（すべてのことに気力をなくす）などの精神面での健康被害が指摘されてきたが，最近ではこうした健康被害は単にもともとほかの精神疾患が潜在していただけであり，純粋に大麻の影響とはいえないなど疑義を呈する研究者も少なくない．また，大麻，および大麻草より抽出された成分の医学的効用や健康促進的作用も指摘されるようになり，ますます大麻の健康被害に関する議論は混乱を深めている．まずは，大麻の健康被害に関するエビデンスの集積が望まれる．

4）危険ドラッグ

危険ドラッグ

脱法ドラッグ

危険ドラッグとは，巧みに規制をかいくぐりながらも，規制薬物と同様の効果をもつ薬物の総称である．具体的には，規制薬物の化学構造式における，いわば「枝葉」の部分を改造することで，法による規制を逃れる一方で，同様の効果を維持することを目的として人工的に開発された薬物である．この薬物に含まれる成分の多くは未知の物質であり，当然，簡易検査法も確立されていない．その意味では，かつて用いられていた「脱法ドラッグ」という俗称は実に的確な名称であった．

危険ドラッグは「ハーブ系」と「非ハーブ系」に大別される．前者は，乾燥させた植物片に人工的に合成された依存性成分がまぶされた製品であり，後者は，粉状もしくは液状の人工合成成分の製品である．当初，ハーブ系には大麻の依存性成分に類似した合成カンナビノイドが，非ハーブ系には覚せい剤類似の効果をもつカチノン誘導体が含有されているといわれてきた．しかし，度重なる国の規制拡大に対応しているうちに，危険ドラッグに含まれる内容成分はかえってより強力かつ危険なものへと変化し（依存性や精神病を引き起こす危険性は覚せい剤以上である），皮肉にも危険ドラッグ使用下での交通事故や暴力事件の多発を招いたという印象もある．

ともあれ，2015年に入ってから，危険ドラッグ乱用はひとまず鎮静化している．その背景には，2014年末に施行された薬事法改定（販売禁止ならびに自主検査命令の対象拡大）により，店舗がいっせいに撤退したことの影響がある．しかし，これはあくまでも表面上の鎮静化にすぎず，問題が「地下に潜ってしまった」という可能性も否定できず，引き続き警戒が必要であろう．

5）その他の薬物

上述した薬物は，現在のわが国における「4大薬物」である．しかし，これまでにもわが国では，その時代や文化的背景に応じてさまざまな薬物が乱用されてきた．

たとえば1960年代には，「ハイミナール®」のような市販睡眠薬が，1970～80年代にはトルエンやシンナーのような有機溶剤が，さらには1980年代後半には「ブロン®」のような市販鎮咳薬が，1990年代末には幻覚薬成分であるサイロシビンを含有するマジックマッシュルームが，そして2000年代初めには，医療用の中枢刺激薬「リタリン®（メチルフェニデート）」，あるいはトリプタミン系幻覚薬5-Meo-DIPTが社会問題化した．

これらの薬物は，販売停止（ハイミナール®）や成分変更（ブロン®）によって乱用が鎮静化したものもあれば，新たな規制によって乱用者が激減した薬物もある（マジックマッシュルーム，5-Meo-DIPT，リタリン®）．なかには，有機溶剤のように，若者たちのあいだで「格好悪い」というイメージが広がったことで，乱用者が減少していった薬物もある．

近年では，30年あまりに前に，内容成分からコデインやメチルエフェドリンといった依存性のある成分が除去されることで鎮静化したブロン®が，再び10歳代を中心に乱用者を増やしている．かつては，同薬の液剤が乱用されていたが，近年の場合には，依然としてコデインとメチルエフェドリンを含有する錠剤が多く乱用されているという特徴がある．

ほかにも，カセットコンロのボンベやライターガスに含まれるブタンガス（通称「ガスパン」）や，制汗剤やOA機器洗浄剤に含まれるフロンガスは，少数とはいえ，臨床現場では継続して散見される乱用薬物である．

このようにみてみると，薬物乱用問題そのものがある種の「イタチごっこ」であることがわかる．つまり，新たな規制によってある薬物の乱用が鎮まっても，また別の薬物の乱用が社会問題化する．その意味では，今後もまだまだ新たな依存性薬物が登場し，乱用される可能性は十分にある.

2 物質依存症とはどのような病気か

「依存症」という病気の歴史

1) 道徳的問題と見なされていた時代

物質依存症の問題は社会の発展と無縁ではない. 依存性物質の多くは, 人類に発見された. 当初は宗教的儀式のときにシャーマンが用いる神聖なもの, 医薬品, 祝祭の日だけ楽しむ珍重品であった. しかし, 人々の生活が豊かになるに従い, 日常的な嗜好品となった. そして, 日常的に繰り返し使用されるなかでさまざまな弊害が明るみになると, 今度は一転して社会の敵となり, それに溺れることは不道徳で節操のないふるまいと見なされ, 侮蔑と嘲笑の対象となった.

禁酒法

19世紀初頭, 米国ではまさにそうしたことが起こっていた. 1776年に独立宣言をしてからおよそ100年あまり, 米国民は, 飲酒すること, あるいは, 酩酊することにきわめて寛容であり, 家庭でも居酒屋でも仕事場でも, ワイン, ビール, ラム酒, リンゴ酒, ブランデー, ウィスキーといったアルコール飲料を昼夜の別なく飲んでいたという. ところが, 19世紀初頭になり, そうした生活による社会的・医学的弊害が明らかになってくると, 医師, 裕福な商人, 大農場主といった上流階級を中心に禁酒運動が起こった. やがて, それが中流階級へと飛び火して各地で禁酒同盟が創設され, 1919～1933年に施行された禁酒法へと発展したのである.

アルコホリクス・アノニマス

しかし, 禁酒法の制定によってもアルコールによって身持ちを崩す人は後が絶えなかった. このことは, アルコール問題を単なる道徳的な問題として処罰の対象とすることには限界があることを, 社会全体に痛感させるできごととなった. このような状況のなかで, アルコホリクス・アノニマス (A.A.) が誕生することになるわけである.

2) 2人の「アル中」の出会いと自助グループの誕生

ナルコティクス・アノニマス

A.A.の運動は, 1935年にオハイオ州アクロンで, 株式仲売人のビル (Wilson,Bill) と外科医のボブ (Smith,Bob) という, 精神科医療から「匙を投げられた」2人のアルコホリックスが出会ったことから始まった. 最初に断酒に成功したのはビルであり, 続いて, ビルによる「アルコホリックは病気である」という説得が功を奏して, ボブも断酒に成功した. やがて2人は自分たちの体験を, アルコールに悩んでいる人たちに伝えようと活動を開始したのが, 最初のA.A.としての活動であった. その後, その運動はこれまでさまざまな医学的治療ではどうにもならなかった人たちを断酒へと導くことに成功し, 世界各地に広がっていった. さらに, その回復支援の手法は, アルコール依存症だけでなく, 薬物依存症の回復にも援用されることとなり, 薬物依存症者のための自助グループ, ナルコティクス・アノニマス (N.A.) を誕生させることとなった.

アルコホリズム

興味深いのは, A.A.では発足以来一貫して, 「アルコホリックは, アルコホリズムという進行性の病気に罹患している」という疾病モデルを採用しているという点である.

たとえば，A.A.の中心的信念をまとめた「12ステップ」は，「わたしたちはアルコールに対して無力であり，思い通りに生きていけなくなったことを認めた」という第1ステップで始まる．この考え方は，当然，「アルコホリックはひとたび飲酒すればコントロールを喪失してしまう．ゆえに，唯一の解決方法は最初の一杯に口をつけず，アルコールを一生涯断つことである」という治療論へとつながっている．

3）依存症概念の成立

とはいえ，A.A.のメンバーが「アルコホリズム」と唱えた疾病概念は，あくまでも自分たちの経験を通じてとらえた，いわば民間信仰のようなものでしかなかった．そのような非公式の疾病概念を明確な医学的疾患として承認されるうえで大きな貢献をしたのが，生理学者Jelinek, E. Mortonである．Jelinekは，2,000名のA.A.メンバーを対象として行った質問紙調査に基づいて，アルコホリズムを，アルファ，ベータ，ガンマ，デルタ，イプシロンという5つの臨床類型に分類し，そのなかでガンマ・アルコホリズムをアルコホリズムの中核群として抽出した．ガンマ・アルコホリズムは，①アルコールに対する耐性上昇，②離脱症状と病的な渇望によって証明される生理的依存，③飲酒コントロール喪失（「一杯飲んだらとまらない」）を呈する病態と定義され，こうした特徴はA.A.メンバーの85～87％に認められたという．

アルコール依存症症候群

このガンマ・アルコホリズムの概念には，現在のICD-10の「アルコール依存症症候群」の主要症候がすべて現われている．事実，1977年にWHO専門部会が「アルコール依存症症候群（＝依存症）」の疾患概念を定義した際にも，Jelinekのアルコホリズム概念がその核をなすこととなった．そして，薬物依存症（症候群）の疾患概念もそれをそのまま援用するかたちでつくられ，ここに医学的疾患としての物質依存症という概念が公式に成立し，処罰の対象ではなく，保健医療的な支援の対象となったわけである．

●物質依存症の特徴

1）原発性の病

原発性

ここでいう「原発性」の意味は，「依存症の原因はアルコールや薬物を使用したこと自体にある」というものである．けっして性格の問題ではないし，意志が弱い，あるいは親の育て方が悪かったからではない．もちろん，幼少期のトラウマでもない．たとえ性格や意志，生育歴に深刻な問題があっても，アルコールを飲んだことのない者はアルコール依存症にならないし，薬物を使わないかぎり薬物依存症にもならない．

事実，日本人男性であれば，毎日日本酒換算で3～4合のアルコールを10年間摂取し続ければ，多くの人はアルコール依存症の状態を呈するといわれている．

2）慢性・進行性・非可逆性の病

最初の一杯

依存症は治癒しない病気である．たとえば，ひとたびアルコール依存症の状態を呈した者は，たとえその後10年間完全に断酒し続けたとしても，10年後に最初の一杯に手を出してしまえば，10年前，最後に飲んだときの飲酒パターンから飲酒が再開し，さらに病気は進行していく．つまり，断酒したからといって，体質がアルコール依存症に罹患する前の状態，つまり「品のよい酒飲み」に戻るわけではない．したがって，今後の人生にわたって，「最初の一杯に手をつけない（＝断酒）」という習慣生活を維持しなければならない．こうした特徴を「慢性・進行性・非可逆性」と呼ぶ．

慢性・進行性・非可逆性

しかし，このことは裏を返せば，「最初の一杯」「最初の１回」に手をつけない生活を続ければ，アルコールや薬物で失ったもの−仕事や健康，信頼−を取り戻すことができるという意味でもある．つまり，「依存症は，治癒はしないものの，回復できる病気」なのである．

3）否認の病

依存症はなかなか自覚しにくい病気である．そもそもわが国ではいまだこの病気に関する啓発は十分とはいえず，また，周囲から「意志が弱い」「根性が足りない」と繰り返し叱責されているうちに，問題を抱えている本人自身もそう考えるようになっている．

たとえば，アルコール依存症に罹患する者は，自分の飲酒行動をコントロールしようとすればするほど，ますます自分のほうがアルコールにコントロールされるという皮肉な事態に陥ってしまう．その事態を受け入れられず，かえって意固地になって「意志」や「根性」に執着する傾向がある．こうした努力のなかで，いわば空威張りのような具合で，「その気になればいつでも酒はやめられる」「俺は依存症ではない」といった事態を過小評価する態度が強まっていく．たとえ自分が依存症であることを認めた場合でさえも，「しかし軽症の依存症だ」とうそぶく．これが依存症患者の特徴である「否認」である．

過小評価

否認

依存症からの回復には，治療過程のどこかで，自らの「否認」を克服し，自分の見たくない現実と向き合うことが必要となってくる．

4）死に至る病

依存症は死亡率の高い疾患である．たとえば，未治療のアルコール依存症罹患者の平均寿命は52歳といわれている．また，アルコール依存症専門病院で入院治療を受けた患者は，退院５年後には約３割が，10年後には約半数が死亡しており，その死亡事例の大半が飲酒を再開しているといわれている．アルコール依存症に罹患した者は，断酒しないかぎり死亡する者が少なくないのである．同じことは薬物依存症にも当てはまり，薬物依存症者のなかには事故や自殺によって死亡する者も少なくなく，その多くは薬物使用が続く状況のなかで命を失っている．

5）交代性・「伝染」性の病

交代性

交代性とは，依存症からの回復の過程でしばしば患者が依存対象を変えていく現象を示している．たとえば，覚せい剤依存患者が覚せい剤をやめた代わりに，今度は大量に飲酒するようになったり，アルコール依存症患者が断酒後に睡眠薬を乱用するようになったりする現象である．依存対象は必ずしも物質だけ限らず，依存症的な性質をもつ行動−ギャンブルや買い物，セックス，インターネット，食行動異常などの嗜癖行動−のこともある．回復過程で別の依存対象へと嗜癖する者のなかには，本来自分がやめようとしていたアルコールや薬物に再び手を出す結果となるものが多い．その意味では，回復の過程では，依存対象の移行に注意し，「何かに依存して気を紛らわす」という基底の問題に意識を向ける必要がある．

「伝染」性

それから，「伝染」性とは，けっして感染性のことを指すのではなく，依存症が家族や恋人，友人といった身近な人たちを巻き込む病気であることを意味している．実際，周囲の者が何とか本人の行動を管理しようと躍起になるなかで，逆に悪循環のコミュニケーションとなって本人の飲酒行動を増強してしまうだけでなく，周囲の者まで心身の健康を損なってしまうことが少なくない．

また，この「伝染」性には，世代を超えた問題の広がりも含意されている．親がアルコール依存症であった子どもの場合，成人後にアルコール依存症に罹患するリスクは一般の人の4～5倍高いといわれている．また，「自分は親のようにはならない」と固く決意してアルコールをいっさい飲まない生活を選択した場合でも，薬物依存症になったり，摂食障害やリストカット，うつ病といった他の精神保健的問題を呈したりするリスクが高い．あるいは，自分は問題を抱えていなくとも，ギャンブルや暴力など，なぜか問題を抱えたパートナーを選択する傾向があったり，どんなに社会的な成功をおさめても，内面の空虚感や低い自己評価など，ある種の「生きづらさ」を抱えたりする場合もある．

3 物質依存症の治療と回復

●治療の歴史

1）隔離や罰の限界

歴史上，最も有名な精神医学の教科書のひとつとして，Kolle, Kurt著『Psychiatrie 第5版』という書物がある．もしも物質依存症の当事者が，その書物の「嗜癖Süchte（＝依存症，アディクションと同義）」と名づけられた章を読んだら，その辛辣な内容に絶望的な気分に襲われるであろう．いわく，「酒癖者Trunksucht（アルコール依存症）患者には禁治産の宣告を下し，施設に入院せしめ，少なくとも1～2年は入院させておかなければならぬ．退院後も彼はなお長期間，禁治産者として置くべきであろう」．ここに書かれているのは，もはや医学的治療ではなく，刑罰と変わらない処遇である．

酒癖者

だが，そのように長期にわたって拘束，幽閉したからと行って事態が改善に向かうわけではない．これまで多くの援助者が，アルコール依存症患者の「もう絶対に飲みません」という言葉を信じて退院させ，それに裏切られるという体験をしてきた．それは当然の話である．入院という物理的遮断によって飲酒できなくしても，退院すればいくらでも飲酒できる環境である．その結果，あたかも再飲酒したことへの処罰以上の意味をもたない精神科入院がいたずらに繰り返されることとなる．患者の家族はすっかり疲弊し，絶望するなかで，「一生入院させておいてください」などと言うこともあるが，シラフになった物質依存症患者はどう見ても「ふつうの人」であり，長期間病棟に置いておくことは困難であるし，おそらく深刻な人権侵害となろう．

同じことは覚せい剤依存患者にもいえる．覚せい剤依存患者が最も薬物を再使用する

再犯率

リスクが高いのは，刑務所を出所した直後か，精神科病院退院直後である．このことは，依存症からの回復，つまり物理的に拘束しても，そこから解放した直後がむしろ危険であるわけである．また，覚せい剤取締法事犯は再犯率が非常に高い犯罪として知られているが，それは薬物依存症という病気は何度刑務所に隔離しても治るものではないからである．要するに，物質依存症からの回復には処罰や拘束が役立たないのである．

2) 自助グループの誕生・久里浜方式

自助グループ

ミネソタ・モデル

以上のような経緯から，かつて多くの精神科医が依存症の治療に絶望していた時代がある．しかし，そうした絶望を希望に変えたのは，当事者の活動，つまり，すでに述べたA.A.という自助グループの活動であった．そもそも，A.A.の創始者のビルとボブの2人こそが，あらゆる医者から匙を投げられた元患者であったが，仲間との語り合いのなかで断酒に成功し，さらにA.A.の活動を広めていくなかで，多数の断酒成功者を生み出していった．A.A.のメンバーとその活動に賛同する医療関係者は，ミネソタ州に専門治療センター(ヘーゼルデン・センター）を設立し，「ミネソタ・モデル」という，A.A.と連携した治療モデルを確立した．

1960年代前半，わが国でも同様なことが起こっていた．それまでわが国では依存症とは「治らない病気」であり，精神科病棟への長期隔離しか対応方法がなかった．隔離された依存症患者は酒を使いたい一心で病院からの脱走を繰り返し，あるいは院内でさまざまなトラブルを起こし，医療関係者から厄介な患者と見なされ，忌避されていた．

久里浜医療センター

久里浜方式

そうした状況のなかで，当時の厚生省よりわが国最初のアルコール依存症専門病棟の立ち上げの命を受けて国立療養所久里浜病院（現在の独立行政法人国立病院機構久里浜医療センター）に赴任した堀内 秀（作家としてのペンネームは「なだいなだ」）は，あえて開放病棟，自由意志による入退院の決定，集団治療プログラム，患者自治会による病棟運営という，当時の感覚からするとあまりにも大胆な治療方法を試みた．その試みは，多くの予想に反して成功を収め，以後，「久里浜方式」としてわが国のアルコール依存症治療の標準モデルとして普及していった．この久里浜方式は，A.A.の影響を受けて結成された，わが国独自の自助グループである断酒会と連携したものであるという点で，ミネソタ・モデルとも多くの共通点をもっていたといえるであろう．

その後，この久里浜方式によるアルコール依存症治療は，薬物依存症治療にも援用されるようになった．たとえば，神奈川県立せりがや園（現在の神奈川県立精神医療センター）や国立肥前療養所（現在の独立行政法人国立病院機構肥前精神医療センター），埼玉県立精神医療センターにおける入院薬物依存症治療プログラムは，久里浜方式を修正し，薬物依存症患者に適応したものである．しかし，わが国の場合，薬物依存症に対しては，医療者の多くが「病気ではなく犯罪」ととらえるなど忌避的感情が強く，国内での普及には多くの困難があった．

3) その後の物質依存症治療

その後，アルコール依存症の治療は久里浜方式を範として入院治療中心に，国内各地に広がっていった．しかしそのなかで，久里浜方式にさまざまな修正を加えても，退院後の完全断酒率は3割前後にとどまり，治療成績が頭うちとなっているという現実も

GT-MACK

あった．こうした問題意識に対応するために，久里浜医療センターでは，2000年より久里浜方式を認知行動療法中心の新久里浜方式に改変し，さらに2013年からは，後述するMatrix modelやSMARPPの要素も取り入れた，新たなアルコール依存症に対する集団治療プログラムGT-MACK（Group Treatment Model for Alcohol Dependence, based on Cognitive Behavioral Therapy, Kurihama Version）を開発している．

しかし，久里浜方式，ならびにその後継的プログラムに共通しているのは，いずれも入院治療を前提としているという点である．現在，各地のアルコール依存症専門病棟で問題となっているのは，久里浜方式が重視してきた集団プログラムに適応できない患者の増加である．そのような事態の背景には，精神科医療全体が入院中心から外来中心へと移行し，外来デイケアによる治療を主体としたアルコール依存症専門クリニックが増えてくるなかで，あえて専門病院での入院を必要とするアルコール依存症患者というと，重複障害患者（ほかの精神障害を併存する患者）や，認知症や身体合併症を伴う高齢者が多くなるという事情がある．その意味では，今後，外来治療を想定した治療プログラムの開発，ならびに外来中心の依存症治療における入院治療の位置づけを再考する必要があるかもしれない．

ダルク

一方，薬物依存症に対する治療体制については，依然として国内では広がらず，国内数箇所の薬物依存症専門病院が偏在するだけであった．さらに，そうした専門病院の治療プログラムはいずれも入院を前提とし，構造化された外来治療プログラムは皆無であった．したがって，専門病院を退院した薬物依存症患者，あるいは入院治療に抵抗がある薬物依存症者は，ダルク（DARC；Drug Addiction Rehabilitation Center）などの民間リハビリテーション施設に入所するか，N.A.に参加する以外，選択肢がない状態であった．

依存症集団療法

そのようななかで，2006年より筆者らは，ワークブックに基づく外来薬物再乱用防止プログラムSMARPP（Serigaya Methamphetamine Relapse Prevention Program）を開発し，各地への普及を進めている．このプログラムは，米国西海岸を中心に広く行われている，コカイン・覚せい剤依存を標的とする統合的外来治療プログラム，Matrix Modelを参考にし，わが国の実情にあった内容にアレンジしたものである．なお，SMARPPは2016（平成28）年の診療報酬改定で「依存症集団療法」として診療報酬加算項目に追加され，覚せい剤・大麻・危険ドラッグの依存症患者に実施した場合には医療保険給付の対象となっている．

●物質依存症治療の現在

1）「慢性疾患」としての物質依存症

慢性疾患

現在，国際的には物質依存症は慢性疾患と見なされるようになっている．この場合の慢性疾患という表現には2つの意味がある．

ひとつは，「生涯にわたってケアを要する，完治しない病気」という意味である．これは，従来いわれてきた「依存症は治らない」という，多くの患者や家族を絶望させてきた言葉と同義ではあるが，ニュアンスにおいてそのような暗い響きの言葉ではない．慢性疾患の代表である糖尿病をイメージするとよい．なるほど，糖尿病は完治しない病気ではある．食事療法や運動療法，あるいは薬物療法によって血糖値を安定させ，さまざまな深刻な合併症を防ぐことはできるし，糖尿病を抱えながらも社会的に活躍している人は数多くいる．とはいえ，だからといって，たとえばケーキを好きなだけ食べても血糖値が上がらない体質を手に入れるわけではない．その意味で，糖尿病は生涯にわたって健康への配慮とケアを要する慢性疾患である．

しかし，慢性疾患にはもうひとつの意味がある．それは再発と寛解を繰り返す病気であるという意味である．かなり厳格に構造化された入院治療プログラムを最後まで終了した物質依存症患者でも，安定した断酒・断薬に至るまでには平均7～8回程度の再発（再使用ではなく，深刻な乱用状態をぶり返すこと）を呈することがわかっている．このことは，物質依存症からの回復において再発は最初から織り込み済みの治療経過と理解しなければならないことを意味している．糖尿病患者が血糖コントロールに失敗したからといって，非難・叱責する医療者はどう考えても非常識であり，失敗を理由に退院や通院をお断りするのは道義的に問題がある．むしろその際に必要なのは，医療者からの助言と励ましであろう．再飲酒や薬物再使用を呈した患者に対して医療者がすべきことも同じである．再発した物質依存症患者に対して医療者がすべきなのは，再発状況を協働的に振り返り，今後どうしたらよいのかについて助言と励ましを与えることである．再飲酒や再使用を理由に治療を中止するのは，慢性疾患への対応とはいえない．

2）回復のための選択肢と治療継続性

物質依存症からの回復のためには，さまざまな治療法がある．医療機関であれば，久里浜方式のような構造化された入院治療プログラムや外来における認知行動療法，あるいは動機づけ面接などの選択肢がある．非医療的な社会資源としては，A.A.やN.A.，断酒会といった自助グループに毎日参加する方法もあるし，民間リハビリテーション施設に入所するという方法もある．

それでは，これらの治療法のうち，最も効果的な方法はどれであろうか？　米国で行われた大規模介入研究「project MATCH」の結果では，いずれの方法も治療成績において差がないことが明らかにされている．しかし同時に，患者自身が「これならばやってもよい」と自ら選択した治療を受けた場合に，最も優れた効果が得られることもわかっている．このことが意味しているのは，「複数の選択肢があること」である．言い換えれば，さまざまに異なる治療プログラムをもつ医療機関があり，自助グループがあり，民間リハビリテーション施設が並列的に存在する状況こそが最も好ましいということである．

もうひとつ重要なのは，どの治療法を選択するかではなく，いかに長く治療を継続するかである．地域において治療関係，援助関係のなかに長くとどまればとどまるほど，物質依存症の治療転帰は良好なものとなる．その意味でも，援助者側は患者を治療プログラムから離脱させない工夫をする必要がある．

3）底つき体験・否認打破から動機づけ面接へ

米国においてA.A.と連動したアルコール依存症治療モデルとして知られるミネソタ・モデルでは，「タフ・ラブ tough love」の名の下に，周囲は本人に対する余計な世

底つき体験

話焼きや尻ぬぐい行動を控え，「底つき体験」―「アルコールを飲んでいてはどうにもならない，生きることも死ぬこともできない」という実感―をさせる必要があると強調してきた．そして，その体験を通じて，「自分はアルコールをコントロールできている」という否認を打破し，A.A.の12ステップにおけるステップ1「自分はアルコールに対して無力であること」を認識させる必要があるとされてきた．

否認打破

しかし，この「底つき体験」「否認打破」という考え方が広まるに従い，援助者が自分の仕事の負担を減らすために乱用されるようになった．つまり，自分の指示に従わない患者や管理に苦慮する患者を「体よく追っ払う」ための方便として用いられたのである．なかには，「断酒・断薬の決意のある患者のみ受け容れる」と断言してはばからない専門医療機関さえ出てきた．その結果，多くの物質依存症患者が治療を受けることを躊躇し，あるいは治療関係から離脱していった．

すでに述べたように，物質依存症治療の転帰に影響するのは治療の継続性である．したがって，患者を治療から遠ざけ，治療を中断させるかかわりが好ましいはずはない．事実，否認打破のために直面化を多用し，対決的な姿勢で物質依存症患者に臨む援助者と，支持的・共感的な姿勢で臨む援助者とでは，後者のほうの治療成績がはるかによいことが明らかにされている．

両価性

そもそも，いかなる物質依存症患者も常に断酒・断薬に対して両価的である．少なくとも治療や援助の場面に登場しているということは，いかに治療意欲に乏しいように見えても，心のどこかで「このままではいけない」という思いがあることを意味する．逆に，どれだけ治療意欲があるように見えても，必ず心のどこかでアルコールや薬物に対する未練をもっているものである．援助者に望まれるのは，その両価性に共感しながら患者のニーズを探り，「よりよく生きたい」という誰もがもっている思いと丁寧にすり合わせていく態度である．こうした手法を構造化したものが動機づけ面接である．

今日的な視点でいえば，物質依存症治療は，患者が断酒・断薬を決意する以前から始まっていると考えるべきである．そして援助者は，否認は「打破すべきもの」ではなく，否認こそが「回復の始まり」，本人が両価性を揺れ動き，内的な葛藤に苛立っている証拠と認識する余裕をもつ必要がある．また，断酒・断薬を決意したとしても，その決意はたえず揺れて止まないものであり，援助者にはけっして教条的にならない柔軟さが必要であろう．

4）家族の支援

家族相談

物質依存症という病気の特徴は，「本人が困るよりも先に周囲が困る」という点にある．周囲は問題を感じ，情緒的に巻き込まれているにもかかわらず，本人は「自分には問題などない」と事態を否認するわけである．そのような事情から，たいていの場合，物質依存症の治療は家族相談から始まる．

家族相談自体が，本人のアルコール・薬物使用を改善させる効果がある．また，継続的な相談を通じて，本人が自分の問題に気づきやすい状況をつくり出し，本人を治療の場に引きずり出すことが可能である．というのも，物質依存症者本人と家族とのあいだにはしばしば悪循環が生じているからである．家族がよかれと思って「転ばぬ先の杖」を出した結果，かえって本人の飲酒・薬物使用を維持することとなってしまう事態もめ

イネイブリング

共依存

ずらしくない．このような家族の行動をイネイブリングと呼び，イネイブリングを伴う関係性のことを共依存と呼ぶ．

従来，物質依存症の家族相談では，共依存関係に陥った家族に対し，「本人を突き放しなさい」「家を出なさい」「離婚しなさい」などといった助言をする援助者も少なくなかった．しかし，こうした助言は適切とはいえない．というのも，家族の側にもさまざまな事情や躊躇があり，わかっていても「突き放す」ことができないからである．たとえば，経済的不安や世間体，子どもの養育に関する心配など，「突き放す」前に解決すべき問題は多い．それにもかかわらず，援助者から無理な要求をされれば，相談自体をやめてしまうリスクがある．

重要なことは，家族との相談関係を継続することである．しばしば家族のほうも1回の相談で解決策を見出したいと願っている．その願いとは，「入院させてほしい」「専門外来を受診させたい」というものであるが，たとえ運よく入院できても，あるいは，外来受診しても，それだけでは何も問題は解決しないことを忘れてはならない．というのも，物質依存症患者の治療意欲が非常に移ろいやすく，あてにならないからである．

たとえば，あるアルコール依存症患者の場合，酒の席での失敗をきっかけにして専門病院受診の予約の申し込みをしたとする．おそらくその瞬間，治療意欲が最高潮となるが，その後，初診までの待機期間中に治療意欲は緩徐に低下し，何とか初診まで漕ぎ着けても，診察直後から治療意欲はさらに急激に低下する．そして，まもなく通院を中断し，再飲酒して何か失敗をすると，再び治療動機が高まり，通院を再開する．こうしたパターンを繰り返しながら少しずつ治療意欲が高いところで安定するようになるのが，通常の治療経過である．

このような物質依存症者本人に比べると，家族の治療意欲は非常に高い水準で安定しているといえる．実際，物質依存症者家族のためのプログラムは，物質依存症者本人向けのプログラムよりもはるかに参加継続率が高い．それは，家族こそが本人の物質依存症による最大の被害者だからである．しかし同時に，家族は，本人に対して最も強い影響力をもっており，家族の支援は本人の治療を維持するうえで欠かせない．

精神保健福祉センター

CRAFT

なお，医療機関ではどうしても本人の治療が中心となり，家族相談を継続的に行うことが難しい場合がある．そのような場合，家族に相談先として紹介すべきなのは，各都道府県・政令指定都市に設置された精神保健福祉センターである．多くの精神保健福祉センターでは依存症者家族を対象とした家族教室や相談窓口を開設している．また，依存症者家族のための自助グループやほかの社会資源に関する情報ももっている．なかには，依存症者家族を対象とした行動分析プログラムCRAFT（Community Reinforcement and Family Training）に準拠した家族教室を実施している精神保健福祉センターもあり，今後さらに国内各地に広がってくことが期待されている．

●薬物問題をめぐる諸問題

1）患者の違法薬物使用を知った医療者の対応に関する法的問題

わが国には，患者の違法薬物の使用を警察等に通報することを医療者に義務づけた法令は存在しない．したがって，患者が規制薬物を使用していることを医療者（公務員の場合には後述する）が知ったとしても，通報しなかったことによる法令義務違反は発生しない．以下にその詳細を述べる．

守秘義務

①守秘義務

医療者が患者の違法薬物使用を告発したとしても，ただちに秘密漏示罪（守秘義務違反）に問われるわけではない．

刑法134条1項では，医師，看護師，保健師などの医療職に就く者が，「正当な理由がないのに，その業務上知り得た秘密を漏らしたときは，6カ月以下の懲役又は10万円以下の罰金に処する」と規定している（秘密漏示罪）．しかしながら，医療者が患者の違法薬物使用を告発したとしても，ただちに秘密漏示罪に問われるわけではないことが実際の判例で示されている．

最高裁判例（最決平成17年7月19日刑集59巻6号600頁）1では，医師が患者の尿検体から検出された覚せい剤反応の情報を警察に伝えたことには，「正当な理由がある」としてその違法性を否定している．これは，けっして医療者に患者の違法薬物の使用を警察に通報することを勧奨する判例ではなく，あくまでも「守秘義務違反にはあたらない」という裁判所の判断を示したものである点に注意すべきである．

②公務員としての義務

犯罪告発義務

公務員には犯罪告発義務があるが，守秘義務を前提とした職務上の裁量が認められる場合がある．

公務員（あるいは，みなし公務員）には，刑事訴訟法239条2項に定められた「公務員の犯罪告発義務」により，犯罪を告発する法律上の義務が課されており，これに違反した場合には懲戒事由になるとされている．しかしながら，この犯罪告発義務はすべての公務員，すべての状況に対して無条件に課せられるものではない．公務員といえども，職務上正当と考えられる程度の裁量は認められており，その本務内容によっては守秘義務を優先できる．

例をあげるならば，捜査機関職員が改悛の情を期待して告発を裁量することは許されないが，医療職の者が患者の違法薬物使用について治療上の見地から告発をしないことは，職務上正当な行為と見なすことができる．

③他者の権利の侵害のおそれや公益上の要請についても考慮する必要がある

前述の法令上の規定に加えて，違法薬物使用者が他者の権利を深刻に侵害する危険性が切迫しているか否か，あるいは犯罪を告発し処罰を求めることについて公益上の強い要請がある場合に該当するか否か，という点についても，十分に考慮する必要がある．

具体的には，他者への切迫した暴力の危険，ならびに他者への違法薬物の譲渡や販売，使用の勧誘などの状況にあるかどうかがそれにあたると考えられる．

④麻薬中毒者届出

麻薬及び向精神薬取締法58条の2は，「医師は，診察の結果受診者が麻薬中毒者であると診断したときは，すみやかに，その者の氏名，住所，年齢，性別その他厚生労働省令で定める事項をその者の居住地（中略）の都道府県知事に届け出なければならない」と定めている．

この制度は，医師に対してのみ義務づけられたものであり，薬物依存症者に対する医療的な対応を促進することを目的として，1960年代初め，わが国で一過性にヘロイン乱用が社会問題となった時期に制定された．麻薬中毒者として届出られた後は，当該患者は，麻薬及び向精神薬取締法（以下，麻向法）による措置入院の要否判断，環境浄化（患者から提供された薬物入手先情報に基づき，薬物入手ルート摘発を行う），ならびに退院後の観察・指導の対象となる．

ここでいう麻薬中毒とは，1966（昭和41）年厚生省薬務局長通知で説明されており，「麻薬，大麻またはあへんの慢性中毒をいうのであって，それらの急性中毒を意味しない」とされている（したがって，覚せい剤の慢性中毒は含まれない）．なお，ヘロイン乱用者がほとんどいないわが国では，近年では本制度による措置入院は皆無といってよい状況が続いており，実質的には形骸化した制度となってしまっている．

2）刑の一部執行猶予制度

再犯率

さまざまな犯罪のなかでも，覚せい剤取締法違反は再犯率の高い犯罪である．しかも，同一の者が繰り返し服役するために，覚せい剤取締法事犯者は刑務所被収容者のなかでかなりの割合を占めており，かねてよりわが国における刑務所の過剰収容の原因のひとつとして指摘されていた．また，米国におけるドラッグコートの成功などからもわかるように，国際的には違法薬物自己使用という犯罪に対しては，刑務所収容ではなく，地域内での処遇が主流となっており，わが国の薬物依存症者支援の現場でも，刑務所出所直後の薬物再使用の多さが問題となっていた．

このような機運のなかで，懲役刑や禁錮刑を一定期間受刑させたのち，残りの刑期の執行を猶予する「薬物使用等の罪を犯した者に対する刑の一部の執行猶予に関する法律」（平成25年法律第50号）が2013年6月に制定され，2016年6月に施行された．この制度の導入により，一定期間施設内処遇（刑務所内での執行）を実施したのち，相応の期間を執行猶予として，保護観察所などで実施する薬物再乱用防止プログラムに参加させることが可能となった．

しかし現状では，この制度には2つの問題点がある．ひとつは，猶予される実刑部分（刑務所内での執行）の期間に比べて，保護観察期間の延長があまりにも長いことである．このため，一部の専門家・識者からは，自由が制限される期間そのものは以前よりも長くなり，「むしろ厳罰化なのではないか」という批判もある．もうひとつは，早くに刑務所から出所してくる者の受け皿となる治療プログラムや居住施設が少なく，地域の受け入れ体制が整っているとは言いがたいことである．本制度に続いて2016年12月に制定された再犯防止推進法でも，刑務所出所者の地域における孤立を防ぐべく，さまざまな社会資源の構築や，地域の関係機関が連携することがうたわれているが，現状では，医療機関における薬物依存症患者に対する忌避的感情など，克服すべき課題は多い．

再犯防止推進法

3）ハームリダクション

国民の薬物使用量を低減させるには，supply reduction（供給低減＝規制強化）とdemand reduction（需要低減＝依存症治療）の双方が，いわば「車の両輪」となって機能する必要があるが，この2つの対策を十分に推進したとしても，薬物問題が解消しないことがわかっている．というのも，過剰な規制強化はブラックマーケットを肥大化させるとともに，依存症治療へのアクセスを抑制し，薬物使用者を社会内で孤立させる．また，治療を受けても薬物使用が止まらない者も必ず存在する．

ハームリダクション

そこで，薬物使用量低減を補完する対策が必要となる．それが，薬物使用による二次被害（健康被害や社会的弊害）を低減する対策，すなわちハームリダクション（harm reduction）である．代表的な手法としては，HIV 感染予防を目的とした無償注射器交換やヘロイン代替薬処方，あるいは，過量摂取死防止を目的とした注射室設置やオピオイド拮抗薬配布，さらには，治療や相談支援へのアクセス向上を目的とした違法薬物所持・使用の非犯罪化などがある．すでにオランダ，スイス，ポルトガルなどのヨーロッパ諸国，カナダやオーストラリア，さらには台湾やマレーシなどのアジア圏諸国で実践され，依存症治療へのアクセスを高め，HIV 新規感染者の減少，薬物につなげ，いずれも有効性が証明されている．

なお，「ダメ．ゼッタイ．」の薬物乱用防止キャンペーンに代表されるように，薬物使用に対する厳罰主義を行っているわが国の場合，一般的な医療者や行政関係者にとっては，ハームリダクションがなかなか受け入れられない考え方になされている現状である．

4）学校における薬物乱用防止教育

薬物乱用防止教育

「ダメ．ゼッタイ．」

文部科学省の指導により，現在，ほとんどの中学校や高等学校では，生徒を対象とした薬物乱用防止教育が実施されている．その際，すべての学校で教育の基調的テーマとなっているのが「ダメ．ゼッタイ．」である．この標語は，1987 年に設立された麻薬・覚せい剤乱用防止センターが予防啓発のスローガンとして用いてきたものであり，「薬物に一回でも手を出したら人生が破滅する」といった現実離れした脅しメッセージと，薬物乱用者を「ゾンビ」や「モンスター」のように描くなど，当事者にとっては恥辱的な表現を多用した内容となっている．

しばしば海外に比べてわが国の薬物生涯経験率が低いのは，この「ダメ．ゼッタイ．」教育が奏功しているからだという説明を耳にするが，実際にはそのような科学的な根拠はどこにもない．現実に，1987 年以降，シンナー乱用者こそ激減したものの，覚せい剤については1990年代に第三次覚せい剤乱用期があり，さまざまな脱法的な薬物が次々に現れ，規制側とのイタチごっこを繰り広げてきた．最近の精神科医療現場では，大麻使用者人口の増加，さらには睡眠薬・抗不安薬や市販薬といった，「逮捕されない薬物」「規制困難な薬物」の乱用が深刻化している．

むしろ，国内各地に存在するダルクの周辺地域で，住民による設立反対運動や立ち退き運動は，そうした乱用防止教育が植え付けた偏見や差別意識が影響しているのではないかという懸念がある．もしも予防啓発が，薬物依存症という障害を抱えた人との共生社会の実現を阻んでいるとするならば，それは深刻な問題である．

さらにいえば，「ダメ．ゼッタイ．」に象徴されるような薬物乱用防止教育がすべての子どもに有効なわけではないことも知っておく必要がある．2009（平成 21）年に内閣府が実施したインターネット調査では，10 歳代・20 歳代の若者のほぼ1割程度が，「（薬物乱用防止教育に）影響を受けていない」と回答し，薬物乱用に対して「1 回くらいであれば身体に害はなさそうなので，いいのではないか」もしくは「他人に迷惑をかけなければ個人の自由である」という肯定的・容認的な認識をもっていることが明らかにされている．しかも，この1割の若者は，「(薬物乱用防止教育に）影響を受けた」と回答した者に比べて，顕著に自尊心が低いことも明らかにされているのである．

同様の知見は別の研究でも確認されている．今日，中高生の約1割にリストカットなどの自傷経験があるが，そのような生徒は早くから飲酒や喫煙を経験し，身近に薬物とアクセスしやすい交友関係ももっているなど，薬物乱用ハイリスク群であるだけでなく，薬物乱用防止教育に対して否定的な態度をとる傾向が顕著だったのである．この結果は，自尊心が低く，自分を傷つけることに抵抗感のない子どもは，早くから薬物使用に高い親和性をもつだけでなく，従来の「ダメ．ゼッタイ．」的な薬物乱用防止教育が有効ではない可能性を示している．言い換えれば，従来の薬物乱用防止教育は，その教育の最も重要なターゲットであるはずの薬物乱用ハイリスク者に対して有効ではない可能性があるのである．

以上のことは，今後，薬物乱用防止教育のあり方を見直す必要があることを示唆するものといえる．将来における薬物乱用防止教育は，「悩みをかかえたとき，つらい気持ちになったとき，誰にどう相談すべきか」といったテーマに焦点づけした，生徒と保護者，教師双方に対するものへと変化すべきかもしれない．特に薬物乱用のリスクの高い子どもは，悩みを親や教師に相談しない傾向があるという事実を踏まえれば，薬物乱用防止教育は，従来の「道徳教育」から，子どもたちの援助希求能力を高める「メンタルヘルス教育」へと変化することが求められているといえるであろう．

4 非物質依存症（嗜癖行動）の概念と対策の現状

●非物質依存症は存在するのか

非物質（プロセス）依存症

嗜癖行動

近年では，依存症の概念が拡張され，強迫的なギャンブルやゲーム，あるいは買い物，過食などの食行動異常などの問題行動は，物質依存症と相似した問題と見なされるようになり，非物質（プロセス）依存症もしくは嗜癖行動と呼ばれるようになった．確かにこれらの嗜癖行動は，物質依存症のような「耐性」や「離脱」といった身体依存こそ欠いているものの，「コントロール喪失」や「その行為への衝動（渇望)」という精神依存に関しては共通した特徴がある．また，ギャンブルや買い物，過食，性的問題行動などについては，早くから物質依存症と同様の12ステップ方式の自助グループが存在し，すでに多くの回復者を輩出しているのも事実である．

しかし，非物質依存症の概念が安易に拡張することを懸念する専門家もいる．そのような専門家は，買い物や食事，性的活動など，多くの人が日常当たり前に行いながら，その大半が依存症にならない強迫的行動を，対象自体に一定の依存性をもつ物質の依存症と同次元に論じることに異を唱えている．その意味では，ある行動を非物質依存症と見なすにあたっては，病態や治療に関する十分なエビデンスに基づいて判断する必要がある．

現段階では，非物質依存症として正式にリストできるのは，ギャンブルとゲームの2つの嗜癖行動であろう．これら2つの問題はすでに十分に深刻な社会問題となっており，保健医療の分野における治療・支援ニーズも大きいことはいうまでもないが，何よりも，国際的な診断基準のなかで正式な診断カテゴリーとして認められたことは無視できない．米国精神医学会の精神障害の分類と診断基準であるDSM-5では，ギャンブルを「ギャンブル障害」として物質依存症と同じ診断カテゴリーに含め，オンラインゲームを「インターネット・ゲーム障害」として「将来研究を要する」ものとして付録的診断カテゴリーに設定した．また，WHOの国際疾病分類ICD-11では，ギャンブル障害（ギャンブル症）とゲーム障害（ゲーム症）を物質依存症と同じ診断カテゴリーに追加している．

ギャンブル障害

インターネット・ゲーム障害

なお，いずれの診断基準でも，「ギャンブル依存症」といった呼称は採用していない点には注意する必要がある．これは，現象や病態，あるいは，支援のあり方に物質依存症との共通点を認めつつも，完全に同一しているわけではないことを意味する．そして，ほかの嗜癖行動については，今後，病態や治療に関する研究の進展によって，慎重に判断がなされていくこととなろう．

●ギャンブル障害

1）ギャンブル障害の実態

非物質依存症のなかで，現時点で最もさまざまなデータが集積され，保健医療政策のなかで明確に位置づけられているのは，ギャンブル障害であろう．久里浜医療センターが実施した全国調査によれば，国民の0.8%が現在ギャンブル障害の診断基準に該当し，人生におけるどこかの時期に一時的にギャンブル障害の状態にあったと推測される者は3.6%にものぼることが明らかにされている．この数値は，海外の先進国と比較すると明らかに高い数値である．わが国でギャンブル障害が多い最大の理由は，海外ではギャンブルは原則として「賭博」，すなわち違法行為であり，それらに及ぶこと自体が犯罪に当たる行動であるのに対し，わが国の場合には，パチンコは「賭博」ではなく「遊技」として合法な行為であることにある．実際，わが国におけるギャンブル問題の8割がパチンコであるといわれている．

2）ギャンブル等依存症対策基本法と治療・相談支援体制の整備

このようなギャンブル障害罹患者の多さに加えて，わが国にはギャンブル障害対策を積極的に推進しなければならない政治的な事情がある．政府は，経済政策としてカジノ解禁を推進しており，2016年12月には，カジノ解禁への第一歩となる「特定複合観光施設区域の整備の推進に関する法律」（いわゆる「IR推進法」）を成立させている．その法案が可決される際に，付帯条件となったのが，政府としてギャンブル依存症対策に力を入れることであった．そして，IR推進法に続いて2018年7月には，「ギャンブル等依存症対策基本法」が成立したのである．

その意味では，皮肉な見方をすれば，わが国のギャンブル対策は「カジノ解禁」の口実に端を発したものであるが，すでにギャンブルが深刻な社会問題を引き起こし，保健医療福祉の観点から治療・支援へのニーズが大きな問題であるのは事実である．ギャンブルは，アルコールや薬物といった物質のように内臓障害や精神障害といった健康被害を直接的にもたらすわけではないが，債務といった経済的問題によって罹患者本人やその家族を追い詰める．実際，ギャンブル等依存症対策基本法にも，ギャンブル等依存症が，本人と家族の生活に支障を及ぼし，「多重債務，貧困，虐待，自殺，犯罪等の重大な社会問題を生じさせている」ことが明記されている．

もっとも，現状では，ギャンブル障害の治療・相談機関は非常に限られており，専門的な医療者や援助者も少ない．2014年より始まった厚生労働省による依存症治療拠点病院事業では，当初よりアルコールと薬物にギャンブルを加えた3つの依存症の治療体制の強化を目指し，国内に5カ所の専門医療機関が設置された．続く2017年度以降は，依存症拠点機関設置事業としてさらに専門医療機関，ならびに相談支援機関を拡大し，国内全域にギャンブル障害の治療・相談体制を整備することを目指している．

（松　本　俊　彦）

《文　献》

1）World Health Organization：Global health risks：mortality and burden of disease attributable to selected major risks. World Health Organization, 2009.

2）中山寿一，樋口　進，神奈川県警察本部交通部交通総務課：飲酒と運転に関する調査．久里浜アルコール症センターと神奈川県警察との共同研究．http://www.kurihama-alcoholism-center.jp/files/report_0808.pdf.

3）長　徹二・他：飲酒運転実態調査．精神医学，**48**：859-867, 2006.

4）Deyoung, D.J.：An evaluation of the effectiveness of alcohol treatment, driver license actions and jail terms in reducing drunk driving recidivism in California. Addiction, **92**：989-997, 1997.

索　引

〈ア〉

アウトリーチ　157
アディクション　164
アパシー・シンドローム　58
アルコール　164
アルコール依存症　164
アルコール関連問題　165
アルコール健康障害対策基本法　167
アルコホリクス・アノニマス　171
愛着段階　12
愛着理論　12
甘えの構造　47
安全配慮義務　77

〈イ〉

インターセックス　25
インターネットの悪質な書き込み　67
インフォームド・コンセント　109, 135
いじめによる自殺　61
いじめ防止対策推進法　61
いのちの電話　85
遺族ケアプログラム　149
育児ノイローゼ　49, 56
育児不安　56
一次予防　79
陰性感情　116
飲酒運転　165

〈ウ〉

うつ症状　92

〈エ〉

エントレインメント　11
円熟型　86

〈カ〉

カウンセリング　91
カムアウト　35
がんサバイバー　131
がんサバイバーシップ　131, 143
がんの痛みからの解放　131
がんの痛みからの解放と緩和ケア　131
がん告知　134
がん対策基本法　133
価値観の変換　107
家族　46, 143
家族アセスメント　145
家族関係　47
家庭　46
家庭内暴力　68
家庭内離婚　48, 55
家父長制　47
過覚醒　154
過重労働　77
介護保険制度　85, 88
回避　153
回復の力動的過程　38
快楽　24
拡大型　86
核家族　47
覚せい剤　168
学習障害　70
空の巣症候群　19, 58
患者 - 医療者間の信頼関係　109
感情の表出　145
感情調節　14
関係性　29
緩和ケアの定義　131, 148
緩和ケア病棟入院料　130

〈キ〉

ギャンブル障害　184
危機モデル　100
危機のプロセス　100, 101
危機の問題解決モデル　100
危機への働きかけ　103
危機　96
危険ドラッグ　169
企業の社会的責任　76
吸綴反射　11
共同注意　13

〈ク〉

クライシス　37
久里浜方式　175

〈ケ〉

ケアマネジメント　87
ゲートキーパー　45
結婚　49
健康寿命　86
原始反射　11
原発事故　160

〈コ〉

コミュニケーション　24, 115, 125, 136, 143
コンサルタント　113
コンサルティ　113
コンサルテーション　113
こころのケア　151
口唇期　27
口唇探索反射　11
交代制勤務　116
抗不安薬　169
肛門期　28
恒常性　37
校内暴力　68
高齢者　86
高齢者の自殺　92

〈サ〉

サポートグループ　127, 148
さなぎの時期　65
再体験　153
災害のもたらす心理的反応　152
災害救援者　160
災害救援者のメンタルヘルス対策　161
酒鬼薔薇聖斗事件　66
三次予防　82
産業保健師　83
惨事ストレス　160

〈シ〉

ジェンダー　21
支持的精神保健活動　84
死の受容のプロセス　138
死別後の悲嘆　148
指示・命令系統　112
嗜癖行動　183
自我の再編成　65
自己確認型　66
自己決定権　135
自己同一性　28
自殺　45, 166
自殺への対応　85
自助グループ　171

自尊感情　64
自閉症スペクトラム障害　70
自律神経　126
児童虐待　56, 166
事例性　80
疾病性　80
社会的危機　42
社会的参照　13
社会的支援ネットワーク　44
社会的微笑　11
若年離婚　54
守秘義務　180
周辺症状　87
集学的医療　110
熟年離婚　54
女性解放運動　51
序列化　61
障害の受容　104
障害受容に影響する要因　105
障害受容のプロセス　104
状況的危機　41
職業性ストレス　73
職場ハラスメント　117
職場適応　118
職場被害　117
職場復帰支援プログラム　82
心的外傷　151
心的外傷後ストレス障害　42, 153
心理・社会的危機　9
信頼に足る存在　67
新オレンジプラン　88
人生周期　9

〈ス〉

スクールカウンセラー　62
スクールソーシャルワーカー　62
スクリーニング　158
スタッフ部門　112
スティグマ　31
ストレス　1, 37
ストレス脆弱説　37
ストレスチェック制度　78
ストレス・バランス・モデル　122
ストレンジ・シチュエーション法　12
睡眠薬　169

〈セ〉

セクシュアリティ　21
セックス　21
セルフケア　77
セント・クリストファー・ホスピス　130
せん妄　141
生殖　24
生理的微笑　11
性の権利宣言　23
性交障害　31
性指向　23
性周期　30
性衝動　57
性染色体　25
性的機能障害　31
性同一性　27
性同一性障害　32
性反応　29
性役割　22
精神の健康　1
精神的危機　37
精神保健　1
精神保健福祉センター　84
精神保健福祉法　84
精神麻痺　153
積極的精神保健活動　84
全人的な苦痛　131, 142

〈ソ〉

ソーシャル・サポート　97
喪失の体験　96
総合的精神保健活動　84

〈タ〉

多様性　30
大麻　169
対処　97
対処機制　98
対象の恒常性　64
体罰　69
第二次性徴　28
脱法ドラッグ　169
試し出勤制度　83
断酒会　85

〈チ〉

チーム医療　110
地域精神保健　84
地域包括ケアシステム　86
地域若者サポートステーション　71
治療的・発達促進的環境　121
父親の役割　51
中核症状　87
注意欠如・多動性障害　70
調整機能　110

〈テ〉

適応障害　139

〈ト〉

トータルヘルスプロモーションプラン　77
ドメスティックバイオレンス　53, 166
同性同輩の仲間体験　64

〈ナ〉

ナラティヴ・アプローチ　125
ナルコティクス・アノニマス　171
内助の功　49

〈ニ〉

二次的ストレス　155
二次予防　80
乳児期　50
認知症　87
認知症高齢者　91
認知発達理論　15

〈ハ〉

ハームリダクション　181
バーンアウト　118
把握反射　11
発達　7
発達危機　41
発達障害者支援法　70
半陰陽　25
阪神・淡路大震災　156, 159

〈ヒ〉

ひきこもり　71
非行　65
非物質依存症　183
悲哀（喪）の作業　45
悲嘆反応　155
東日本大震災　160

〈フ〉

ファシリテーター　127
フィンクの危機モデル　101
フェミニズム　51
プロセスコンサルテーション　114
不安　140
不一致型不和　53
不登校　63
部下の成熟度　114
夫婦間暴力　53

物質依存症　164
物質関連問題　164
複雑性悲嘆　148, 155
分離型不和　53
分離 - 個体化理論　13

〈ホ〉

ホスピス　129
ホスピス・緩和ケア病棟　147
ホスピタリティ　129
ホメオスタシス　37
防衛機制　98
防御因子　38

〈ミ〉

ミニカンファレンス　115
未熟型不和　52

〈ム〉

無知の姿勢　125

〈メ〉

メンタルヘルス不調　73

〈モ〉

燃え尽き症候群　118
問題の外在化　125
問題解決型コンサルテーション　114
問題解決決定要因　100
問題行動患者　121

〈ヤ〉

薬物乱用防止教育　182

〈ヨ〉

養護教諭　72
抑うつ　140

〈ラ〉

ライフイベント　39
ライフサイクル　9
ライン部門　111

〈リ〉

リーダーシップ　114
リエゾン精神看護　119
リハビリ出勤制度　83
リワーク　82
離婚　54

〈レ〉

レジリエンス　37
連帯性　24

〈ロ〉

労働環境　116
論争型不和　52

〈ワ〉

悪い知らせの伝え方　136
悪者探し　65

〈数字・欧文〉

4つのケア　78
5疾病・5事業　75
ADHD　70
ASD　70
Atteention-Deficit/Hyperactivity Disorder　70
Autism Spectrum Disorder　70
caseness　80
corporate social responsibility　76
DV　53, 166
illness　80
LD　70
Lerning Disabilities　70
LGBT　22
PTSD　42, 153
SC　62
SL 理論　114
SOGI　22
SOGIESC　22
SSW　62
St. Christpher's Hospice　130

〈人名〉

エイケンヘッド　Aikenhead, M.　129
エリクソン　Erikson, E.H.　9
キューブラー-ロス　Kübler-Ross, E.　138
ソンダース　Saunders, C.　130, 142
ハーバー　Haber, J.　41
ピアジェ　Piaget, J.　15
フロイト　Freud, S.　9, 27, 51
ブロス　Blos, P.　16
ボウルビィ　Bowlby, J.　12, 51
ホームズ　Holmes, T.H.　39
マーラー Mahler, M.S.　13

精神看護学　精神保健　第５版　ISBN978-4-263-23738-0

1998年８月１日　第１版第１刷発行
2001年８月15日　第２版第１刷発行
2007年８月10日　第３版第１刷発行
2016年12月10日　第４版第１刷発行
2020年２月20日　第５版第１刷発行
2021年１月10日　第５版第２刷発行

編　者　半　澤　節　子
太　田　保　之
藤　田　長太郎
発行者　白　石　泰　夫

発行所　医歯薬出版株式会社

〒113-8612　東京都文京区本駒込1-7-10
TEL.(03)5395-7618(編集)・7616(販売)
FAX.(03)5395-7609(編集)・8563(販売)
https://www.ishiyaku.co.jp/
郵便振替番号　00190-5-13816

乱丁，落丁の際はお取り替えいたします　印刷・教文堂／製本・明光社